주원장의 **8체질** 토크쇼

체질미담

체질미담

© 주석원, 2019

1판 1쇄 인쇄 _ 2019년 08월 20일
1판 1쇄 발행 _ 2019년 08월 25일

지은이 _ 주석원
펴낸이 _ 홍정표

펴낸곳 _ 세림출판
　　　　등록 _ 제 25100-2007-000014호

공급처 _ (주)글로벌콘텐츠출판그룹
　　　　대표 _ 홍정표 이사 _ 김미미 편집 _ 김봄 박주은 권군오 홍명지 기획·마케팅 _ 노경민 이종훈 그림 _ 채소라
　　　　주소 _ 서울특별시 강동구 풍성로 87-6 전화 _ 02-488-3280 팩스 _ 02-488-3281
　　　　홈페이지 _ www.gcbook.co.kr 이메일 _ edit@gcbook.co.kr

값 15,000원
ISBN 978-89-92576-87-1 13510

주원장의 8체질 토크쇼

체질미담

주석원(주원장한의원 원장) 지음

세림출판

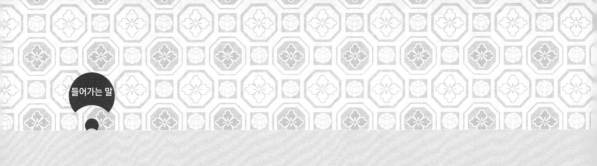

요즘 사람들은 유튜브(Youtube)에 열광한다. 왜 이렇게 우리는 유튜브를 하는가? 당연하다. 이해하기 쉬우니까. 왜 이해하기 쉬운가? 그 역시 당연하다. 말로 설명해주니까.

한의원에서 환자들을 진료하다 보면 이 분들이 자주 물어보는 질문들이 있다. 물어보는 질문들이 대개는 비슷한 것이다. 뒤집어 보면 그런 질문들은 그만큼 사람들이 많이 궁금하게 생각하는 바라고 할 수 있다. 혹은 이해가 잘 되지 않는 부분일 수도 있다.

나는 그동안 일반 대중을 위한 8체질 관련 책들을 꾸준히 내왔다. 모두 전통적인 산문 형식의 책들이었다. 이번엔 그 형식을 획기적으로 바꾸기로 했다. 유튜브처럼 말로 설명해주는 방식으로.

"왜?"

말로 설명해주면 우린 훨씬 더 잘 이해할 수 있으니까.

그래서 대화체로 책을 썼다. 연극이나 영화 대본의 형식을 빌려 가능한 한 현장감 있게 쓰려고 노력했다. 주로 한의원에 오는 환자들이 자주 물어보는 질문이나, 잘 이해하지 못하는 내용이나, 혹은 흔히 오해하기 쉬운 부분을 우리가 평소 쓰는 구어체로 꾸며 본 것이다.

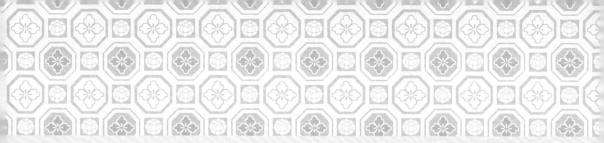

책에 나오는 인터뷰어 헤이연은 나의 딸아이를 모델로 한 것이다. 내 아이폰의 시리(Siri)가 딸의 이름 "Hayeon"을 "헤이연!"이라고 발음하길래 재미 삼아 그걸로 이름했다.

헤이연은 내 한의원에 온 환자들을 대변한다. 그리고 평소 8체질의학에 궁금증을 가졌던 우리 주위의 모든 보통 사람들을 대표한다. 보다 많은 사람들의 이해를 돕기 위해 중·고등학생 정도의 눈높이에 맞춰서 대화를 진행했음을 밝힌다.

무엇보다 이 책은 내 한의원에서 치료를 받은 많은 환자분들 덕에 가능했다. 내가 한의사를 시작했던 초창기부터 지금 이 순간까지 내 한의원에 몸소 내원해주셨던 모든 분들께 깊이 감사드린다. 그리고 평소 8체질의학에 많은 관심을 가져준 다른 모든 이들에게도 역시 깊이 감사드린다.

아내 배지연과 딸 하연에 대한 고마움의 헌사는 사족이리라.

이 책이 많은 사람들에게 8체질의학의 좋은 길잡이가 되길 바란다. 그래서 평생토록 건강과 행복이 충만한 삶을 향유하길.

2019년 8월

BTS

미래의학

Body

體: 체

Typology

質: 질

Science

學: 학

••등장 인물••

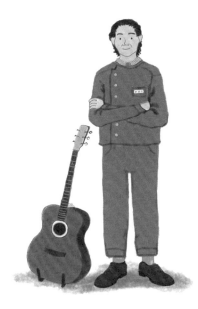

주원장

직업_ 한의사

직장_ 주원장한의원

주특기_ 8체질

취미_ 음악 듣기, 기타 치며 노래하기, 책읽기, 예전에 등산

특기_ 오래 걷기, 계단 오르기

저서_ 『8체질의학의 원리』(2007), 『8체질이야기』(2008),

『나의 체질은 무엇인가』(2009), 『체질식 건강법』(2010),

『8체질다이어트』(2012), 『암컷 그리고 수컷』(2013),

『체질이란 무엇인가』(2016, 8체질이야기 개정판),

『8체질식』(2016, 체질식 건강법 개정판)

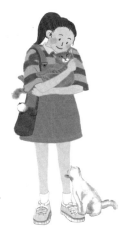

헤이연

등급_ 중학교 2학년

취미_ 유튜브에서 BTS 보기, BTS 듣기, BTS 따라 부르기

봉사활동_ 길냥이 돌봐주기

특기_ 그림 그리기, 남 잘 못 보는 것 발견하기

꿈_ 디자이너 또는 일러스트레이터 또는 만화가 또는 화가 또는…

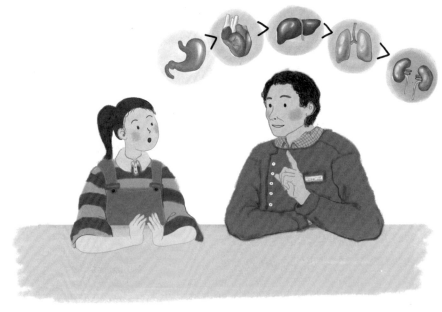

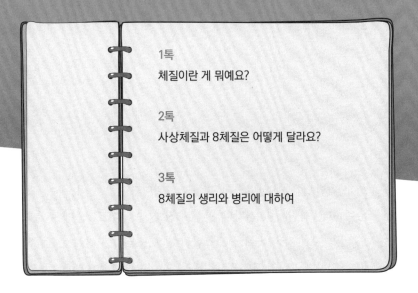
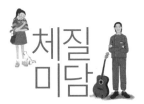

체질
미담

체질이란 게 뭐예요?

헤이연 (발랄하게) 안녕하세요? 헤이연입니다!

요즘 많은 사람들이 건강에 관심이 참 많습니다. 그 중에서 특히 관심 많은 분야가 바로 이 체질이 아닌가 생각합니다. 오늘부터 시리즈로 8체질의학의 전문가이신 주원장한의원의 주석원 원장님을 모시고 8체질에 대해 심도 있게 알아볼까 합니다. 안녕하세요, 주원장님?

주원장 (친근하게) 안녕하세요, 헤이연님!

● 거두절미(去頭截尾) 去 갈 거, 頭 머리 두, 截 끊을 절, 尾 꼬리 미: 머리와 꼬리를 싹둑 잘라버린다. 앞뒤를 생략하고 곧바로 본론으로 들어감을 말한다.

헤이연 (바로 토론모드로 태세전환) 거두절미(去頭截尾)●하고, 묻겠습니다. 체질이란 뭐죠?

주원장 (약간 움찔하며) 아, 이거, 초장부터 단도직입(單刀直入)●적으로 "훅" 들어오시는군요! 저도 그럼 곧바로 핵심으로 들어가겠습니다.
(큰 소리로) 체질이란 내 몸 속에 존재하는 장부들의 대소구조입니다!

● **단도직입(單刀直入)** 單 홑 단, 刀 칼 도, 直 곧을 직, 入 들 입: 혼자서 칼을 휘두르고 바로 적진에 들어간다. 문장이나 말이 군더더기 없이 바로 요점으로 들어감을 뜻한다.

헤이연 (눈을 크게 뜨고) 장부들의 대소구조?
분명 한국말인데 무슨 말인지 도무지 알아들을 수가 없네요. 무슨 말이죠?

주원장 (강의 모드로) 장부란 오장육부(五臟六腑)●를 줄인 말입니다. 우리 몸에 장(臟)이 다섯 개 있고, 부(腑)가 여섯 개 있다, 이런 말이죠. 그리고 대소구조란 이 장부들 중에 어떤 장기는 크고 어떤 장기는 작다는 말입니다.

● **오장육부(五臟六腑)** 전통적으로 인체에 존재하는 주요 장기들을 통칭하여 일컫는 말. 오장(五臟)에는 간, 심장, 비(췌장), 폐, 신장이 있고, 육부(六腑)에는 담, 소장, 위, 대장, 방광, 그리고 삼초(三焦)라는 좀 생소한 개념의 장기가 있다.

헤이연 (따지듯이) 어떤 장기는 크고, 어떤 장기는 작다고요?
원래 장기들은 제각기 크고 작은 게 당연한 거 아니에요?

주원장 (친절하면서도 힘있게) 실제로 그 크기가 크고 작다라기보다는, 그 기능의 세기가 크고 작다는 말이죠. 예를 들어, 토양체질은 비위가 크고 신방광이 작은 체질입니다. 더 자세히, 오장육부를 모두 통틀어 큰 장부부터 말하면 '비위〉심소장〉간담〉폐대장〉신방광'의 장부구조를 갖는데, 여기서는 편의상 가장 큰 장부와 가장 작은 장부만 가지고 얘기하겠습니다. 비위란 요즘 말로 췌장과 위장을, 신방광은 말 그대로 신장과 방광을 말하죠. 그러니까 현대적으로 말하면 토양체질은 소화기가 세고 비뇨기가 약한 체질이다, 이런 말로 이해할 수 있습니다.

헤이연 (밝은 표정으로) 그러니까 기능이 세고 약한 것을 장부의 대소라고 표현한 거군요!

주원장 그렇습니다! 그런데 혹시 "비위가 좋다", 이런 말 아시나요?

헤이연 (어리둥절) 비위가 좋다?

주원장 (약간 능청스럽게) 거, 이런 말 있잖아요, "그 자식, 비위도 좋아!"

헤이연 아! 그, 좀 능글맞고, 욕먹어도 별로 개의치 않고… 그런 사람요?

주원장 그렇죠! 왜 그런 말이 나왔냐면 말이죠, 비위란 게 요샛말로 소화기관을 총칭하는 개념인데, 이 소화력이 좋으니까 아무튼 아무 거나 잘 먹고, 그래서 느끼한 것도 잘 먹고….

헤이연 (말 끝나기 무섭게 맞받아) 그래서 능구렁이처럼 능글능글맞고, 심지어는 욕까지도 마구 퍼먹고….

주원장 (바로 맞받으며) 그렇습니다!
이런 말은 장기를 지칭하는 의학적인 용어를 심리나 성격을 표현하는 데까지 확장해서 사용한 거죠.
우리가 일상에서 무심코 하는 말 중에 이렇게 한의학적인 용어가 생각보다 많아요. 말 나온 김에 한 번 예를 든다면, "간이 콩알만 해졌다", 이런 말 아시죠?

헤이연 (약간 머뭇거리다) 아, 예! 아주 놀라거나 무서워할 때 그런 말을 쓰죠.

주원장 이런 말도 사실은 우리의 주제인 체질과 관련이 있어요.

헤이연 (의외라는 표정으로) 그래요? 이런 말이 체질과 상관 있다고요?

주원장 아까 체질이란 장부의 대소구조라고 했죠? 우리 체질 중에 간이 가장 작은 체질이 있어요. 8체질로 말하면 금양이나 금음체질이 그런 체질이죠.
한의원에서 임상을 해보면, 이런 체질들은 대개 예민하고 세심한 면이 많아요.
나쁘게 말하면 소심한 편이죠. 겁을 잘 먹는단 말이에요, 다 그렇진 않지만.
환자 스스로도 이렇게 얘기해요. "선생님, 전 간이 작아요!"

헤이연 (눈을 크게 뜨고) 아~ 그래서 "간이 콩알만해졌다!" 이런 표현이 있는 거군요!

주원장 바로 그거예요!

헤이연 (호기심 가득히) 우리가 평소에 무심코 쓰는 말이 이렇게 체질과 밀접한 관련이 있었다니, 정말 흥미로운데요!

주원장 "간담이 서늘하다", 이런 말도 같은 맥락에서 나온 말이에요.
간과 담(쓸개)은 둘 다 오행으로 같은 목기에 속해서 이렇게 붙여서 말하는 경향이 있어요. 그래서 등골이 오싹하고 식은땀이 나며 두려울 때, 몸이 싸하고 시린, 그런 느낌이 드는 것을 옛사람들은 간담이 작아서 그런 것으로 생각한 거죠.

헤이연 말의 어원을 따라 그 뜻을 새겨보니 왜 그런 표현이 생겼는지, 아주 명약관화(明若觀火)●하게 알 수 있네요.

주원장 참고로 담은 우리 말로 쓸개를 뜻해요.

해부학적으로 보면 간 바로 뒤에 작은 주머니 형태로 달랑달랑 붙어있죠. 여기에 간에서 합성한 담즙을 보내서 저장하는 거예요. 그래서 담을 담낭(gall bladder)이라고도 해요. 쓸개즙을 저장하는 주머니란 뜻이죠.

이런 해부학적 특징 때문에 "간에 붙었다, 쓸개에 붙었다 한다"라는 속담이 생겼어요. 간신처럼 교활하게 처신하는 사람을 지칭하는 말이죠.

헤이연 아하, 그렇군요!

우리가 무심코 쓰는 말이 다들 이렇게 어떤 근거를 가지고 생긴 말이었군요!

주원장 "담대(膽大)하다", 이런 말도 담(膽)이 크다(大)는 말을 한자말로 표현한 거죠.

헤이연 그래요? 그게 쓸개가 크다는 말이었군요! 쓸개가 크니 담대하다!

주원장 그렇습니다! 거꾸로, "대담(大膽)하다"라고도 하죠.

어떻게 말하든 둘 다 겁이 없고 배짱이 두둑한 사람을 일컬을 때 쓰는 말이에요.

헤이연 그럼 저는 담이 작은가 봐요. 거미만 보면 그냥 기절초풍하거든요.

주원장 (크게 웃으며) 하하하하!

그렇게 안 봤는데 헤이연님도 그런 약한 면이 있었군요!

헤이연 (청순가련한 목소리로) 저도 연약한 여자랍니다!

주원장 (또 크게 웃으며) 하하하!
그렇군요, 연약한 여인, 헤이연님! 그렇다면 이제부터라도 '담력(膽力)'을 키워야 겠네요.

헤이연 네, 정말 그래야겠어요!

주원장 그런데 간과 관련해서는 이런 말도 있어요: "간뎅이가 부었다!"
이 역시도 완전 겁이 없다는 뜻이죠. 아까 간이 작다는 표현과는 정반대의 경우죠!

헤이연 결국 간이나 담이나 둘 다 거의 같은 뜻으로 사용되고 있네요!

주원장 그렇죠!
그리고 이 말이 과장되면 이렇게까지 말해요. "간이 배 밖으로 나왔다!"

헤이연 간이 너무 크다 못해 아예 배를 뚫고 (손으로 흉내내며) 바깥으로 불쑥 튀어나왔다는 말이네요!

주원장 "하룻강아지 범 무서운 줄 모르"고, 겁 없이 마구 대든다는 말이죠.

헤이연 왜 간담에 대해 이런 말들이 생겼을까요?

주원장 그건 확실히 말하기가 어렵죠. 다만, 간담에 관해서 한의학의 고전인 『황제내경(黃帝內經)』에 나온 말이 있는데, 그게 어떤 실마리가 될 수는 있다고 생각해요.

헤이연 무슨 말이 있죠?

주원장 "간자, 장군지관, 모려출언(肝者, 將軍之官, 謀慮出焉)." 그리고 "담자, 중정지관, 결단출언(膽者, 中正之官, 決斷出焉).●"
(말하고 나서 물끄러미 헤이연을 쳐다본다.)

● 한의학의 고전인 『황제내경(黃帝內經) 소문(素問)』이라는 책의 「영란비전론(靈蘭祕傳論)」 편에 나오는 말이다.

헤이연 (역시 가만히 쳐다보다가) 아니, 그렇게 암호처럼 한자말만 늘어놓고 가만 계시면 어떡해요? 어서 뜻풀이를 해주셔야죠!

주원장 (크게 웃으면서) 하하하하! 당연히 그래야죠!
뜻을 풀면, "간자, 장군지관, 모려출언"이란 구절은 간이란 장군의 기관으로서 지략(謀, 모)과 깊은 사고(慮, 려)가 나온다는 말이고, "담자, 중정지관, 결단출언"이라는 구절은 담이란 중심을 잡고(中, 중) 바르게 하는(正, 정) 기관으로서 결정과 판단이 나온다는 말이에요.

헤이연 좀 더 이해하기 쉽게 풀어 주셔야 할 것 같은데요?

주원장 간단히 말해 간이란 지략이 출중한 용맹스런 장군을 상징하고, 담이란 올바른 판단을 내리는 결단력 있는 재판관을 상징한다는 말이죠.
뭔가 용기와 배짱, 이런 게 느껴지지 않아요? 그래서 이러한 한의학적 장부관으로

부터 간담과 같이 우리가 일상에서 쓰는 말의 다양한 뜻이 나온 것이 아닐까, 라고 추론할 수 있어요.

헤이연 그렇군요!

주원장 재밌는 건, 영어에도 많지는 않지만 장기를 가지고 사람의 성격을 표현한 게 있다는 거예요.

헤이연 (호기심 있는 표정) 그래요?

주원장 예를 들면 '것츠(guts)' 같은 거예요. 원래 이건 내장이나 창자, 즉 뱃속에 있는 소화관을 의미하는 건데, 흔히 비격식적인 표현으로 '배짱'이란 뜻으로도 씌여요. "He had no guts to fight back the school bullies"라고 하면 "그는 그를 괴롭히는 학생들과 대항할 배짱(용기)이 없었다"라는 뜻이 되거든요.

헤이연 앞에서 말한 '담력'과 거의 같은 뜻이네요!

주원장 맞았어요, 헤이연님! 역시 날카로워요!
차이점은 한의학에서는 각 장기들마다 독특한 성격이나 행동의 특징이 상당히 정교하게 분화되어 있는 반면, 영어에는 그렇게 세세한 데까지 분화되어 있지 않고, 그냥 뭉뚱그려져서 꽤 소박한 수준에 머물러 있다는 거죠.

헤이연 서양은 우리처럼 장기를 마음이나 정신과 연결하는 전통이 정교하게 발달하지는 못했군요.

주원장 정확한 지적이에요!

헤이연 하찮아 보이는 장기 하나에 대한 생각에도 이렇게 동서양이 서로 다른 점이 있다는 게 참 신기해요!

주원장 맞아요! 저도 한의학을 공부하면서 그런 걸 참 많이 느꼈어요.

헤이연 그런데, 아까 전에 간이 작은 체질로 금양체질과 금음체질을 얘기하셨는데, 그럼 반대로 간이 큰 체질도 있겠네요?

주원장 당연하죠! 목양이나 목음체질이 그런 사람들이죠.
육안으로 봐도 간 부위가 발달해서 몸통이 크고 배가 나온 사람들이 꽤 많아요.
연예인 중에 강호동 같은 분 아시죠? 전에 씨름했던, 그, 고기만 보면 사족을 못쓰는 그 대식가분. 그런 분이 대개 간뎅이가 큰 목체질, 특히 목양체질일 확률이 많아요.

헤이연 정말 우리 일상 언어 곳곳에, 체질의학이 알게 모르게 아주 널리 스며있군요! 근데 주원장님, 지금 우리가 무슨 얘기하다 여기까지 왔죠?

주원장 (눈을 위로 뜨고 골똘히 생각하며) 가만 있자… 아까 토양체질의 장부구조에 대해 얘기하지 않았나요?

헤이연 아하! 그랬었죠! 토양체질의 장부구조에 대해 말하다가 보니, 모르는 결에 흘러 흘러 강호동 아저씨까지 얘기가 흘러왔네요.

주원장 (웃으면서) 하하하! 얘기를 하다 보면 항상 그래요!
자, 그럼 다시 우리의 관심인 토양체질로 돌아가보죠! 아까 토양체질은 어떤 장부 구조를 가졌다고 했죠?

헤이연 (큰 소리로) 토양체질은 비위가 크고, 신방광이 작다!

주원장 (곧바로 받아서) 그렇습니다!
그래서 토양체질은 소화기관이 발달해 비위가 좋다는 말을 듣는다, 그랬죠?

헤이연 그럼, 주원장님. 토양체질은 위장병은 하나도 없겠네요?
체질적으로 아주 강한 소화기를 타고났으니까요.

주원장 사실, 이게 많은 사람들이 갖고 있는 체질에 대한 가장 큰 오류 중의 하나입니다. 전혀 그렇지 않습니다!

헤이연 (눈이 휘둥그레지며) 에엣? 그게… 무슨 말이죠?
그렇다면 체질의 정의에 맞지 않잖아요!

주원장 사실 엄밀히 말하면 토양체질은 비위가 '세다'라기보단 비위가 '항진(亢進)'되기 쉽다, 이렇게 이해하는 것이 더 맞습니다.

헤이연 항진? 항진이라뇨. 이건 또 무슨 말이죠?

주원장 항진이란 의학 용어의 하나에요.

갑상선기능항진증(hyperthyroidism)이란 말 들어봤어요?

헤이연 갑상선… 뭐요? 무슨 말이 이렇게 계속 어려워요?

주원장 (크게 웃으면서) 하하하! 좀 어렵더라도 이해하려고 노력해보세요!
갑상선(thyroid)이란 우리 목에 위치한 내분비기관의 하나로, 갑상선호르몬을 분비하여 인체의 신진대사(metabolism)를 조절하는 기관입니다.

헤이연 그새 또, 어려운 말이 튀어나오고 말았네요! 신진대사라니요?

주원장 신진대사란 생물체가 체외로부터 섭취한 영양소를 몸 안에서 분해하고 합성하여, 몸의 성분이나 생명활동에 쓰는 물질 또는 에너지를 생성하고, 생명활동에서 나온 불필요한 산물을 몸 밖으로 내보내는 작용을 말하지요.

헤이연 인체의 거의 모든 활동이 신진대사가 아닌 게 없네요!

주원장 맞아요! 그렇다고 볼 수 있죠! 그런데 신경을 많이 쓰거나 스트레스를 엄청받으면 이 갑상선이 호르몬을 과다하게 분비합니다. 그래서 인체의 대사율이 지나치게 올라가요. 말 그대로 갑상선기능이 치솟게 되는 거죠. 그래서 심장이 빨리 뛰고, 성질이 급해지고, 더위를 많이 타고, 에너지 소모가 심해 항상 피곤하고, 살이 빠지고, 머리카락이 가늘어지고…. 하여튼 전반적으로 모든 대사가 과하게 일어나는, 이런 소모성 질환을 갑상선기능항진증(hyperthyroidism)●이라고 하죠.

● 갑상선기능항진증(hyperthyroidism)
갑상선호르몬이 과다하게 분비되어 인체의 신진대사가 지나치게 높아지는 내분비계질환이다.

헤이연 그렇군요. 그런데 이게 지금 토양체질의 비위와 무슨 상관이 있어요?

주원장 상관 있어요! 지금 토양체질의 비위가 크다는 건, 갑상선기능항진증처럼 그 기능이 항진되기 쉬운 경향이 있다는 거예요!

헤이연 아, 얘기가 그렇게 연결되는 거군요!

주원장 (강조하는 톤으로) 지금부터는 이렇게 알아두세요, 체질에서 장부가 크다는 말은 '항진되기 쉽다' 이런 뜻이라구요.

헤이연 (씩씩하게) 넵!
그런데 어쩔 때 토양체질에 비위가 항진되는 증상이 생기는 거죠?

주원장 오! 거 참 좋은 질문이에요!
수많은 원인이 토양체질의 비위가 항진되는 질환을 일으킬 수 있지만, 가장 핵심적 원인은 체질에 맞지 않은 음식을 과하게 먹는 것입니다. 이렇게 되면 토양체질 아니라 그 할애비라도 위장병이 생길 수 있습니다. 그리고 생각보다 토양체질에 위장병이 매우 많습니다. 그 중에 가장 주범은 우리나라 사람들이 즐겨 먹는 바로⋯ 매운 고추 때문입니다.

헤이연 (의외라는 표정으로) 고추?

주원장 (바로 받아서) 네, 고추가 원흉입니다!

헤이연 에이~ 아무렴, 원흉까지…. 누가 뭐래도 고추는 대표적인 우리나라 음식의 상징인데요!

주원장 불행히도, 현실은 고추가 우리나라 사람들의 건강을 해치는 가장 주요한 식품 중 하나가 되었습니다.

헤이연 (언짢은 표정으로) 왜 그런 불행한 일이….

주원장 고추는 매운 맛 때문에 위장의 활성을 높이는 성질이 있습니다.
앞에서 말했듯이 토양체질은 위장이 센 체질, 그래서 위에 원래 열이 많습니다.
그런데 이 매운 고추가 토양체질의 활활 타오르는 강한 위장을 더욱 강화시킵니다.
활활 타는 불에 기름을 끼얹은 꼴이라고나 할까요?

헤이연 (자신있게) 엎친 데 덮친 격이란 말이죠?

● 설상가상(雪上加霜) 雪 눈 설, 上 위 상, 加 더할 가, 霜 서리 상: 눈 위에 서리가 더해지다. 좋지 않은 일이 연거푸 일어나는 것을 뜻한다.

주원장 맞아요! 설상가상(雪上加霜)●이라고도 하죠! 그래서 위염이나 위궤양, 역류성위염 등 위장 질환이 토양체질에도 흔히 나타날 수 있습니다.

헤이연 비위가 센 토양체질에 위장질환이 흔할 수 있다니, 의외의 말씀에 마치 뒤통수를 얻어맞은 것처럼 어안이 벙벙하군요.

주원장 (웃으며) 자, 그럼 다시 본론으로 돌아가서 말해보죠.
토양체질은 비위가 크고, 신방광이 작다고 했죠?

헤이연 (씩씩하게) 네!

주원장 근데 비위에 대해선 좀 알겠는데, 신방광에 대해선 아직 하나도 얘기가 없었죠?

헤이연 (멈칫하면서) 어… 그, 그렇죠!

주원장 그럼 신방광이 작다는 말은 어떻게 이해해야 할까요?

헤이연 신방광이 작다? 그, 글쎄요….

주원장 아까 갑상선으로 얘기했으니 이번에도 갑상선으로 한 번 설명해볼까요?

헤이연 (약간 꺼리는 표정으로) 또, 그 갑상선!

주원장 (바로 받아서) 앞에 갑상선기능항진증이란 병을 얘기했었죠?
갑상선의 기능이 마구마구 치솟는 병. 근데, 이와 딱 대칭되는 질환이 하나 있어요. 이름하여 (또박또박) 갑.상.선.기.능.저.하.증!

헤이연 (똑같이 또박또박) 갑.상.선.기.능.저.하.증?

주원장 네, 갑상선기능저하증(hypothyroidism)●!
이 질환은 뭐겠어요?

● **갑상선기능저하증(hypothyroidism)** 갑상선호르몬의 분비가 기준치 이하로 심하게 떨어져 인체의 신진대사가 현저하게 저하된 내분비계 질환이다.

헤이연 (자신 없어 눈치보며) 갑상선의… 기능이… 저하하는… 증상?

주원장 딩동댕! 맞았어요!

헤이연 (어리둥절) 맞았…어…요?

주원장 갑상선기능저하증은 갑상선의 기능이 지나치게 저하되어 인체의 신진대사가 너무 느리게 진행되는 질환이에요. 그래서 심장이 천천히 뛰고, 사람이 좀 굼뜨고, 추위를 타고, 살이 찌고, 역시 에너지 공급이 떨어져 항상 피곤하고….

헤이연 (자신감 회복하여) 이건 아까 갑상선기능항진증하고 완전히 반대군요!

주원장 그래요! 토양체질은 신방광의 기능이 저하되기 쉬운 경향을 가진 체질이에요. 그래서 소변이 너무 잦아 밤에 자다가도 몇 번씩 화장실을 가거나, 얼굴이나 손발 등이 잘 붓는 부종 등의 증상이 발생할 수 있어요.
신은 한의학에서 비뇨기계뿐만 아니라 생식기계도 포괄하는 기관이어서, 토양체질은 생리불순이나 생리통, 심지어는 불임 같은 질환도 간혹 나타날 수 있죠.

헤이연 (약간 거만한 목소리로) 이건 말하자면 '신방광기능저하증'이라고 할 수 있겠네요!

주원장 (웃으면서) 맞았습니다, 헤이연님!
하나를 가르쳐주면 둘을 아는군요! 자, 다시 정리해보겠습니다. 체질이란 뭐죠?

헤이연 체질이란 장부의 기능적 대소구조입니다!

주원장 정답입니다!

헤이연 사실, 체질에 대해선 오리무중(五里霧中)●이던 제가 이제는 체질이 뭔지 좀 알 것 같습니다.
이것으로, 주원장의 8체질토크쇼 '체질미담', 그 첫 번째 시간을 마치겠습니다.
주원장님, 감사합니다!

주원장 감사합니다, 헤이연님!

헤이연&주원장: 여러분, 안녕!

● 오리무중(五里霧中) 五 다섯 오, 里 마을 리, 霧 안개 무, 中 가운데 중: 짙은 안개가 5리나 끼어 있는 속에 있다. 무슨 일에 대하여 방향이나 상황을 알 길이 없음을 이르는 말이다.

사상체질과 8체질은 어떻게 달라요?

헤이연 여러분, 안녕하세요!

지난 강의에서 체질의 정의, 즉 그 뜻에 대해 알아봤어요. 체질이란 장부의 기능적 대소구조란 말이 기억에 남습니다. 오늘도 이어서 체질에 대해 한 번 알아보겠습니다.

안녕하세요, 주원장님!

주원장 안녕하세요, 헤이연님!

헤이연 주원장님, 주위에서 사람들이 말하는 체질을 들어보면 서로 다른 종류의 체질을 혼용해서 쓰는 경우가 많은 것 같아요. 그래서 교통정리가 좀 필요할 것 같은데, 주원장님, 체질의 종류엔 어떤 것들이 있나요?

주원장 그거 좋은 질문입니다!

흔히들 사람들이 알고 있는 체질은, 제가 전문으로 하는 8체질이라기보다는 사상(四象)체질입니다. 태양인(太陽人), 소양인(少陽人), 태음인(太陰人), 소음인(少陰人)이라고 불리는 체질이죠.

헤이연 많이 들은 말 같긴 한데, 왜 제겐 알 수 없는 암호처럼 들리죠?

주원장 (웃으면서) 실제로 이런 말들은 암호 같은 거지요! 알파, 베타, 감마, 델타, 이런 말들과 별반 다를 바가 없거든요. 태양인, 소양인, 태음인, 소음인, 이런 말은 구한말에 동무 이제마(東無 李濟馬, 1837~1900) 선생님이 창시한 말입니다.

헤이연 동무 이제마 선생님?

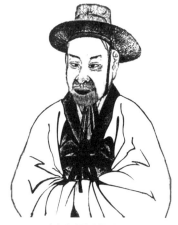

〈사상의학의 창시자
동무 이제마 선생의 초상화〉

주원장 네, 이제마 선생님은 우리가 알고 있는 사상의학(四象醫學)을 창시한 분이죠. 우리나라에서 최초로, 아니 세계에서 최초로 체질의학이라는 학문을 창조해냈다, 이 말입니다.

헤이연 그래요? 아니, 주원장님, 그럼, 한의학의 원조라고 하는 중국에조차도 체질의학이 없단 말인가요?

주원장 없습니다!

체질의학은 오로지 우리 한국에서 최초로 창안된 우리 고유의 의학입니다!

헤이연 그러니까 전세계에서 체질의학의 효시(嚆矢)●가 바로 우리 대한민국이다!

주원장 (바로 헤이연 말에 이어서) 그렇습니다!
우리 대한민국이 전세계에서 체질의학의 남상(濫觴)●인 것입니다!

헤이연 저는 의례 중국에도 체질의학이 있을 거라고 생각했어요.

주원장 이 용어가 아무래도 음양론(陰陽論)이나 주역(周易)과 같은 중국 고전과 관련이 많아서 그렇게 생각하기 쉽지요. 하지만, 세상 어디에도 우리 대한민국을 제외하고는 체질의학이 없어요! 그 물꼬를 튼 사람이 바로 동무 이제마 선생님이시다, 이겁니다!

헤이연 아! 자랑스런 우리 이제마 선생님!

주원장 그런데 헤이연님, 이제마 선생님의 이름을 들으면 어떤 생각이 드세요?
참 특이하다는 생각 들지 않으세요?

헤이연 제마? 그러고 보니 그렇네요!
주위에 "제마야!" 이렇게 부르는 사람 한 번도 들어본 적이 없는 것 같아요.

주원장 선생님의 이름 자가 왜 이제마가 된 건지 아세요?

헤이연 (어이없다는 듯) 아니, 주원장님, 제가 그걸 알면 지금 여기 있겠어요? 제가 무슨 한의과 대학 교수라도 되는 줄 아세요?

주원장 (큰 소리로) 하하하하! 그냥 농담으로 물어본 거예요!

헤이연 다시는 그렇게 절 놀리지 마세욧!

주원장 (웃으면서) 아, 네, 알았습니다!
(웃음의 여운이 남은 가운데) 에~ 이제마 선생님의 이름 자에 얽힌 재밌는 얘기가 있어요. 때는 지금으로부터 대략 100년 하고도 80여 년 전 일이죠. 이제마 선생님의 부친 이반오(李攀五)가 하루는 동네 잘 가는 주막에 가서 술을 한 잔 하셨대요. 아직 이제마 선생님이 세상에 태어나기 전의 일이죠.
주막의 주모에게는 딸이 있었다고 해요.● 당시로선 상당한 노처녀인데, 말하자면 아직 미혼이었죠.

● 일설에는 이제마 선생의 모친이 지적장애인 이었다는 말도 있다.

헤이연 이거 좀 이야기가 이상한 데로 흐르는 느낌이 팍 드네요!

주원장 하하하! 헤이연님, 역시 촉이 빠르시군요!
한 잔이 두 잔 되고, 두 잔이 세 잔 되고… 이렇게 한참을 마시다 보니, 이반오는 술이 거나하게 취해서 그만 주막에서 잠이 들고 말았죠. 그때 주모가 그 과년(過年, 결혼 적령이 지난)한 딸을 슬그머니 그 방으로 들여보냈어요. 주모 생각에 딸을 정상적으로 시집 보내기가 어렵다고 판단해서 고육지책으로 그렇게 한 거죠.

헤이연 이거 완전 19금 아니에요?

주원장 (큰 소리로) 하하하하! 그런 다음 무슨 일이 있었는지는 상상에 맡길 게요. 하여튼 당시 상황으로 여자가 나이 들어 결혼을 못 하면 그건 정말 큰 문제가 아닐 수 없었어요. 집안에서 쫓겨나거나, 거의 사람 대접 받지 못하고 살다 비참하게 생을 마감할 수밖에 없던 시절이니까요.

헤이연 지금 생각해 보면 정말 전혀 납득이 안 되네요, 납득이! 왜 그렇게까지 여자들을 부당하게 대접했는지….

주원장 그렇죠! 그런데 이제는 상황이 완전히 180도 바뀌었죠. 결혼 일찍 하는 게 오히려 이상한 시대가 되어버렸으니까요! 요즘 주위에 보면 마흔이 가까웠는데도 아예 결혼할 생각도 안 하잖아요, 남자건 여자건!

헤이연 그런데, 그 주막의 사연은 어떻게 됐어요?

주원장 그로부터 10개월이 지났어요.

헤이연 10개월? 그 많은 시간을 두고 하필이면 10개월이라니! (큰 소리로) 하하하하!

주원장 아니~! 뭘 상상하고 그렇게 웃죠?

헤이연 아니! 그냥 웃어본 거예요! 별 뜻은 없어요!

주원장 (웃으면서) 그래요? 그럴 거라고 믿어요!

어쨌든 그렇게 10개월이 지난 즈음, 이 이야기의 하이라이트를 이끌 중요한 분이 등장합니다. 그분은 바로 이반오의 부친, 그러니까 이제마에게 조부, 다시 말해 할아버지 되시는 분이죠. 그분이 그날 아주 이상한 꿈을 꾸셨대요. 제주도에서 온 말이 마구 날뛰는 꿈을. 말이 하도 사납게 뛰니, 말 좀 제법 다룰 줄 안다는 사람들도 말을 다스리지 못해 진땀을 흘리고 있었죠. 그러다가 밖에서 나는 소란한 소리에 잠이 깨신 거예요. 무슨 일인가… 방문을 삐걱 열고 밖을 내다보셨죠. 그런데 웬 여인이 갓난아기를 안고 서 있는 거예요. 바로 주모의 딸이!

헤이연 아! 마침내, 올 것이 오고야 말았군요!

주원장 부친 이반오는 당연 엄청 당황했죠. 그래서 어쩔줄 모르고 우물쭈물, 허둥지둥 하고 눈치만 살폈죠. 여인과 아들을 번갈아 보던 조부는 이내 상황을 파악하고는 아들 이반오를 천둥처럼 혼쭐내려는데, 문득 간밤의 그 '말꿈'이 떠올랐죠. 그리곤 뭔가 범상치 않은, 상서로운 기운을 싸하게 느낀 조부는 암 말 않고 바로 그 여인을 집으로 들였대요. 주모의 '딸 시집보내기 프로젝트'가 극적으로 성공한 거죠! 그 때 그 강보에 싸여 있던 아기가 바로, 훗날 사상의학을 창시하게 되는 우리 동무 이제마 선생이었던 겁니다!

헤이연 야! 거참 재밌네요! 이걸로 드라마를 만들면 진짜 대박나겠는데요! 출생의 비밀과 삼각관계, 그리고 다른 복잡미묘한 스토리들을 또 꼬아서….

주원장 (큰 소리로) 하하하하! 헤이연님, 정신없이 돌아가는 우리 대한민국에 살면서 이른 나이에 벌써 너무 많은 걸 알아버렸군요!
그럼 이제 왜 선생님의 이름 자가 이제마가 되었는지 아시겠죠?

헤이연 (어안이 벙벙해서) 으잉? 왜요? 아니, 어떻게요?
제가 무슨 천재라도 되는 줄 아세요?

주원장 아니~ 아직도 모르겠다구요?
(안철수에 빙의해서) 헤이연님, 실망입니다!

헤이연 (역시 안철수에 빙의) 저야말로 실망입니다, 주원장님!
뭔가 제대로 설명을 해주시고 난 다음에 그런 말씀을 하셔야지!
아무 단서도 없이, 뜬금없이, 불쑥 알겠냐고 하시면 어떻게 제가 알겠어요!

주원장 힌트는 조부의 꿈에 있습니다!

헤이연 꿈이라구요? 꿈에 별다른 말이 있었나요?
뭐, 제주도에서 온 말이 펄펄 뛰었다는 말밖에….

주원장 이게, 한자를 좀 알면 바로 감이 확 올 텐데, 안타깝네요!
조부는 꿈에 본 말이 그 갓난아기를 뜻한다고 본 거예요.

헤이연 말이 아기?

주원장 말을 한자로 뭐라고 해요?

헤이연 그건 알아요! '말 마(馬)!' 마라고 하죠!
(잠깐 멋쩍다가) 아하! 이제 알겠어요!

그러니까 이제마에서 '마'는 '말 마' 자군요! 그리고… 근데 '제'는 뭐죠?

주원장 그 말이 어디서 왔다고 했죠?

헤이연 제주… 아하! '제'는 '제주도' 할 때 그 '제' 자네요.
그럼 이제마 선생님은 '제주도 말'이란 말?

주원장 (큰 소리로) 하하하하, 맞았어요!
여기서 '제' 자가 '건널 제(濟)' 자인데, 제주도란 게 바다 건너 있다, 해서 건널 '제'
자를 쓴 거예요. 그러니까 제주도(濟州道)를 한자 그대로 풀면, 바다 건너(濟, 제)
에 있는 땅(州, 주)의 섬(道, 도)이 됩니다. 따라서 헤이연님 말대로 이제마에서
'제' 자는 제주도를 뜻하는 거죠. 이제 선생님을 이제마라고 이름한 연유(緣由)를
알겠죠?

헤이연 네, 알겠어요!
이제마 선생님 이름이 알고 보니 할아버지의 꿈에서 유래한 거였군요!

주원장 근데 이 이야기는 사실 소설 같은 얘기예요. 누군가가 추측해서 만들어낸
이야기일 가능성을 전혀 배제할 수 없죠. 하지만 꽤 그럴 듯해요.
이제마 선생님이 서자(庶子)라서 이런 스토리가 생겨난 건지도 모르겠어요.

헤이연 서자?

주원장 서자란 정실(正室), 즉 본처가 아닌, 첩에서 난 자식이란 말이에요.

헤이연 첩?

주원장 첩이란 정식 결혼으로 맺어진 부인이 아닌, 이제마 선생님의 모친처럼 비공식적 루트로 들여진 여자를 뜻해요. 조선시대에는 이런 식으로 남자가 정식 부인 외에 따로 첩을 두는 경우가 많았어요. 대를 잇는다는 명목으로 그런 제도가 있었다는 건데, 요즘 감각으로 보면 참 말이 안 되는 거죠. 지금도 아랍 국가들 보면 한 남자가 여자를 여럿 거느리고 살고 있잖아요.

헤이연 그런 나라에 태어나지 않은 게 정말 얼마나 다행인지 모르겠어요!

주원장 저도 백퍼 동감입니다!

헤이연 그런데 이제마 선생님의 호가 동무(東武)라는데, 이건 또 무슨 뜻이죠?

주원장 동무란 '동녘 동(東)' 자, '호반 무(武)' 자를 쓰는데, 동은 우리나라를 뜻하고, 무는 무인이란 말이에요. 전통적으로 우리나라를 중국의 바다 동쪽에 있다고 해서, 우리나라를 상징하는 말로 '동녘 동' 자를 자주 썼거든요. 그래서 우리나라를 '해동(海東)'이라고도 해요.

헤이연 발해를 해동성국(海東盛國)이라고 부른 게 그런 뜻이었군요!

주원장 헤이연님, 지금 보니 우리 역사에 대해서도 무척 관심이 많군요!

헤이연 다른 건 몰라도 조선 역사는 좀 자신 있어요!

주원장 그러니까 이제마 선생님의 호인 동무는 우리나라를 지키는 무인이란 뜻이죠. 아마도 이제마 선생님이 사시던 시대가, 구한말 일본과 서구 열강이 우리나라를 호시탐탐 넘보던 백척간두(百尺竿頭)●의 시기여서 우리나라를 몸소 지켜내겠다는 애국적 충정으로 그런 호를 지은 것 같아요. 실제로 이제마 선생님은 과거도 무과(武科)에 응시하셨거든요. 그래서 군관(軍官)●에 임명되어 군무에 종사하기도 하셨죠. 뒤에 최문환(崔文煥)이란 사람이 일으킨 반란을 진압●하는 등, 하여튼 무인의 기질이 아주 농후한 분이셨어요.

헤이연 모두들 출세를 위해 문과를 지망하던 때에, 다들 무시하던 무과에 지원하시고, 게다가 호도 또 동무라고 스스로 무인으로 칭하시고… 하여튼 이제마 선생님은 참 애국지사였군요!

주원장 지금도 뼛속까지 친일인 정치인들이 보란듯이 국회를 활보하고 있는데, 이제마 선생님이 지금 살아 계신다면 얼마나 개탄했겠어요, 저 토착왜구들을 보고!

헤이연 당장 큰 칼 들고 와서 모조리 베어버리셨겠죠!

주원장 그러시고도 남을 거예요!

헤이연 그런데 주원장님, 이제마 선생님이 말하신, 태양인, 소양인, 태음인, 소음인이란 게 도대체 뭐예요? 무슨 무협활극에나 나오는 말 같은데, 도무지 금시초문

> ● **백척간두(百尺竿頭)** 百 일백 백, 尺 자 척, 竿 낚싯대 간, 頭 머리 두: 백 자나 되는 높은 장대 위에 서있다는 뜻으로, 지극히 위태로운 상황을 말한다.
>
> ● 이제마 선생이 40세 되던 해인 1873년, 무위별선군관(武衛別選軍官)이라는 직급에 임명되어 군무에 종사한다.
>
> ● 1897년, 이제마 선생 60세 때의 사건으로, 이 반란을 진압한 공로로 고원군수(高原郡守)에 임명된다.

● 금시초문(今始初聞) 今 이제 금, 始 비로
소 시, 初 처음 초, 聞 들을 문: 이제야 비로
소 처음 듣다. 전에 한 번도 들어본 적이 없음
을 뜻한다.

(今始初聞)●이라···.

주원장 이 4가지 말은 바로 이제마 선생님이 지은 체질명
입니다. 태양인은 이제마 선생님의 표현에 따르면 폐대간
소(肺大肝少), 즉 폐가 크고 간이 작은 체질이고, 소양인은 비대신소(脾大腎少), 다
시 말해 비(췌장)가 크고 신(신장)이 작은 체질이며, 태음인은 태양인과 정반대로
간대폐소(肝大肺少), 즉 간이 크고 폐가 작은 체질이고, 소음인은 소양인과 정반대
로 신대비소(腎大脾少), 다시 말해 신이 크고 비가 작은 체질입니다.

> 태양인 = 폐대간소, 폐가 크고 간이 작은 체질
>
> 소양인 = 비대신소, 비가 크고 신이 작은 체질
>
> 태음인 = 간대폐소, 간이 크고 폐가 작은 체질
>
> 소음인 = 신대비소, 신이 크고 비가 작은 체질

헤이연 (눈을 가늘게 뜨고) 아! 무슨 말인지, 현기증이 나서 쓰러질 것 같아요!

주원장 (큰 소리로) 하하하하! 좋습니다! 다른 건 다 잊어도 좋아요. 하지만 이것만
은 꼭 기억해요. 체질이란 장부의 대소구조, 혹은 대소관계를 말한다는 것!

헤이연 체질이란 장부의 대소구조!
이건 주원장님께서 앞 시간에 여러번 반복해서 강조했던 거잖아요!

주원장 그렇습니다! 이게 얼마나 중요하면 이렇게 재삼(再三, 두세 번) 강조하겠어
요! 사실, 이것만 명심해도 체질의학의 대체는 확실히 잡은 겁니다!

헤이연 그래요? 그런데 주원장님, 이게 8체질과는 어떻게 연결되는 거죠?

주원장 결론부터 얘기하면, 8체질의학은 이제마 선생님의 장부의 대소구조라는 체질개념을 더욱 정예롭게 확장시킨 의학을 말합니다. 사상의학과 연장선상에 있는 의학이라는 뜻입니다.

헤이연 사상의학으로부터 발전한 의학이라는 거네요! 그렇다면 사상의학을 이제마 선생님이 만든 것처럼, 8체질의학도 누군가 만든 사람이 있지 않아요?

주원장 네, 있습니다! 바로 동호(東湖) 권도원(權度沅) 선생님이십니다.

헤이연 권도원 선생님?

주원장 네!

헤이연 그분은 어떻게 이 8체질의학을 만드셨죠?

주원장 얘기를 하자면 사연이 길어요.

헤이연 어떤 사연요?

주원장 선생님이 젊으셨을 때 건강이 상당히 좋지 않으셨대요. 온갖 알레르기와 소화불량으로 고생하신 거예요.

헤이연 치료를 받으시면 되잖아요!

주원장 물론 그렇죠! 그런데 치료를 해도 도대체 낫지를 않는 거예요. 오히려 양약의 부작용으로 병만 더 심해지고.

헤이연 (가여운 감정으로) 권도원 선생님도 그런 '아픈' 시절이 있으셨군요!

주원장 그래서 다른 방법이 없나, 찾아보셨죠.

헤이연 그래, 무슨 뾰족한 방법을 찾으셨어요?

주원장 네!

헤이연 그게 뭐였죠?

주원장 한의학!

헤이연 아하, 체질의학!

주원장 아니요, 그냥 전통한의학!

헤이연 (의외라는 표정으로) 왜요? 알레르기 같은 병은 체질의학으로 하는 게 맞잖아요!

주원장 당시는 체질의학이 사람들한테 많이 알려지지 못했던 시절이었어요. 8체질은 아예 있지도 않았고, 사상체질만 극히 소수 사람들에게 좀 알려졌던 때였으니까요. 그래서 선생님은 『동의보감』 같은 전통한의학을 하는 한의원(혹은 한약방)에 가서 약을 지어 드셨을 거예요.●

● 여기 권도원 선생님의 8체질의학 창안에 관한 이야기는 선생님의 강연이나 저술에 의거해서 필자가 추측한 것이다.

혜이연 효과를 보셨나요?

주원장 그랬으면 8체질의학이 나왔겠어요? 이 역시도 별 효과는 없고 부작용만 났던 거예요. 실망이 참 이만 저만이 아니었죠.
아! 내 병은 못 낫는 거구나! 불치구나! 이런 절망감만 드는 계속 거예요.

혜이연 쯔쯔!

주원장 그런데 그러던 어느 날, 어둠 속의 한줄기 빛처럼 기적같이 이제마 선생님의 사상의학을 발견한 거예요!

혜이연 (눈을 반짝이며) 결국 발견하시고야 말았군요!

주원장 네~ 그렇죠! 선생님은 이제마 선생님의 『동의수세보원(東醫壽世保元)』을 구해다가 손수 연구를 시작하셨어요. 그리고 당신의 체질을 태양인으로 진단하시고, 거기 있는 비장의 처방을 한약방에서 지어다가 드디어 드셨죠!

혜이연 (호기심 가득한 표정으로) 병이 씻은듯이 나았어요?

주원장 그랬으면 사상의학을 계속 하셨겠지, 따로 수고로이 8체질을 창시하셨겠어요?

헤이연 (약간 뻘쭘해서) 그, 그렇겠죠!
(급히 공세로 전환해서) 아, 좀 빨리 결론을 얘기해주세요! 그렇게 뜸만 들이지 마시고!

주원장 하하하! 알았어요! 이제 곧 결론이 나올 거예요.
선생님이 이제마 선생님의 처방을 썼는데, 부작용은 크게 없는데 효과도 그닥 기대에 미치지 못하는 거예요.

헤이연 실망이 크셨겠네요!

주원장 당연하죠! 하지만 거기서 멈출 수는 없었겠죠? 어쨌든 뭔가 실마리를 잡기 시작한 거니까요. 권도원 선생님은 다시 다른 방법을 강구(講究)했어요.

헤이연 마침내 발견하셨겠군요!

주원장 그래야 말이 되죠!

헤이연 그게 뭐죠?

주원장 침!

헤이연 침?

주원장 네, 바로 침이예요! 약으로 방법이 없으니 침으로 방향을 틀 수밖에 없었죠. 당연하잖아요! 한의학은 한약 아니면 침이니까요!●

헤이연 그래서 침으로 당신에게 맞는 치료법을 찾으신 거군요!

주원장 그래요, 바로 맞혔어요! 그런데 그 때 침법은 지금과는 상당히 달랐어요.

헤이연 그래요?

주원장 처음엔 이제마 선생님의 사상체질의 장부대소구조에 따라 침을 놓으셨죠.

헤이연 아직 8체질의학을 완성하시기 전이군요!

주원장 당연하죠! 역사란 하루 아침에 이뤄지는 게 아니잖아요?

헤이연 그래서 어떻게 됐어요?

주원장 선생님이 사상체질에 근거해서 손수 침을 놨는데, 그래도 효과가 꽤 있었어요.

헤이연 이젠 선생님 본인이 직접 침을 놓기 시작하셨군요!

주원장 그렇죠! 당시엔 그런 방법을 하는 데가 아무 데도 없었으니까.

근데 그게, 말하자면, 아주 흡족한 효과는 아니었어요. 뭔가 좀 부족한 거죠.

헤이연 2프로 부족?

주원장 아니, 한, 45프로 부족!

헤이연 엥? 그렇게나 많이요?

주원장 네! 그래서 또 다른 방법을 연구하셔야 했죠. 여기저기 자료도 찾고, 그 방면에 지식이 있는 사람들도 만나고, 그리고 관련 한의학 고서도 들춰보시고⋯. 그러다 마침내, 사암침법(舍岩針法)이라는 고래(古來)●의 침법을 발견하셨어요!

● 자고이래(自古以來)의 준 말. 自 스스로 자(~부터, 전치사 from과 비슷), 古 옛 고, 以 써이, 來 올 래. 옛날부터 지금까지.

● 생몰년도 미상. 조선시대의 승려로서 사암침법을 창안한 사람으로 추측되나, 그에 대한 정확한 정보가 거의 없어 실존 인물인지조차 의심된다.

헤이연 고래의 침법? 고래가 침을 놔요?

주원장 (큰 소리로) 하하하! 헤이연님, 걸맞지 않게 그런 '아재개그'를 하다니!

그 고래가 아니고, 조선시대 때 사암도인(舍岩道人)●이라는 스님이 창안한, 상당히 특이한 침법이에요.

헤이연 스님이? 옛날엔 한의사가 아닌 사람도 침을 놨군요? 그게 어떤 침법이에요?

주원장 바로 오행(五行)의 상생상극(相生相剋) 관계를 이용해서 놓는 침법이에요.

헤이연 (망연자실해서) 이건 뭐, 좀 제대로 알려고 맘 먹고 들어가면 자꾸 어려운 말들이 여기저기서 툭툭 튀어나오니, (사극 말투로) "갈수록 태산이요, 첩첩이 산 중이라!" (다시 자기 말투로 돌아와) 도대체 어떻게 해볼 도리가 없네요!
또 머리가 지끈지끈 아파 와요!

주원장 하하하하! 알았어요! 알았어요! 이런 건 지금 몰라도 돼요! 뒤에 이런 한의학의 기본 개념에 대해서는 따로 시간을 내서 알기 쉽게 설명해드릴게요.

헤이연 (머리를 조아리며) 에구 에구, '감솨합니다!'
그래, 권도원 선생님께서는 사암침법으로 문제 해결을 보셨나요?

주원장 그랬으면….

헤이연 (말을 나꿔채며) "그랬으면 8체질의학이 어떻게 나왔겠냐", 이렇게 말씀하시려고 그랬죠? 다 알아요!

주원장 (매우 큰 소리로) 하하하하! 맞아요!
(웃음의 여운을 안고) 사암침법도 꽤 효과가 있었지만, 역시 좀 부족한 바가 있었어요.

헤이연 이번엔 몇 프로 부족?

주원장 한, 25프로 정도요.

헤이연 아직도 갈 길이 머네요!

주원장 아녜요! 거의 다 왔어요.
권도원 선생님은 뒤에 얘기하겠지만, 체질 개념을 확장할 필요를 느끼셨어요.
사상에서 8체질로! 장부대소구조도 두 장의 대소관계에서 오장오부의 대소관계
로 넓히시고. 그런 확장된 체질구조에 입각해서 사암침법을 적용하여 보니, 전보
다 훨씬 정밀한 침법을 개발할 수 있게 된 거예요. 새로운 체질구조에 맞춰 사암침
법을 창의적으로 수정하여 치료에 적용한 거죠.

헤이연 그래서 효과를 봤어요?

주원장 그렇다 마다요! 대만족이었어요! 부족함이 없는, 거의 완벽한 효과를!

헤이연 (박수를 치며) 와! 대박!

주원장 마침내 지금의 8체질의학이 그 위용의 빛을 보게 된 거죠!

헤이연 권도원 선생님도 참 집념이 대단하셨네요! 참, 그런데 선생님은 지금도 살
아계시나요?

주원장 네! 1921년 신유년(辛酉年) 생이시니까, 2019년 올해, 우리 나이로 무려 아
흔아홉이 되셨군요!

헤이연 와! 놀랄 '경(驚)' 자!

주원장 지난 해 건강이 약간 안 좋으셨는데 이제는 회복하셔서 다시 건강하시다고 해요.

헤이연 그럼 체질의학은 사상의학에서 8체질의학으로 진화한 거네요?

주원장 진화라, 거참 기막힌 어휘 구사네요!
맞습니다! 정확하게 8체질의학은 사상의학으로부터 진화한 겁니다.

헤이연 (겸연쩍은 표정으로) 그, 그게 그렇게 대단한 말인가요? 전 그냥 별 생각 없이 한 말인데….

주원장 (웃으면서) 하하하! "소가 뒷걸음치다가 쥐 잡은 격"이군요!

헤이연 그럼 체질의 진화에 대해 좀 더 구체적으로 설명을 해주시겠어요?

주원장 아까 말한 사상체질 중에 소양인을 예로 들겠습니다.
이제마 선생님은 소양인을 비대신소, 즉 비가 크고 신이 작은 체질이라고 했습니다. 그런데 권도원 선생님은 소양인이라도 다 같은 게 아니라, 두 가지 다른 타입이 있다고 생각했어요. 이것은 아마 이제마 선생님의 저서인 『동의수세보원(東醫壽世保元)』에서 그 단초(端初, 실마리)를 얻은 것으로 보입니다.

헤이연 동의수세보원?

주원장 네, 이제마 선생님께서 저술한 가장 중요한 책으로서, 사상의학의 성전(聖

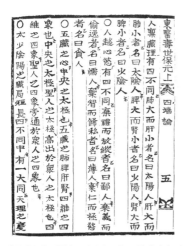

『동의수세보원(東醫壽世保元)』 이제마가 저술한 사상의학에 관한 대표적인 책으로, 오래도록 장수하고 원기를 보존하는 우리의 주체적 의학이란 뜻. 위 글은 「사단론(四端論)」의 첫 대목으로서 사상인(四象人)의 정의를 천명하고 있다.

● 함억제복(頷臆臍腹) 頷 턱 함, 臆 가슴 억, 臍 배꼽 제, 腹 배 복: 턱, 가슴, 배꼽, 배. 인체의 앞에서 본 모습을 4가지 범주로 분류한 것이다. 도올 김용옥 선생의 보고서, 「東武의 性命과 四端에 관한 小考」에 인용된 원광대학교 한의과대학 김경요 교수의 설.

● 두견요둔(頭肩腰臀) 頭 머리 두, 肩 어깨 견, 腰 허리 요, 臀 엉덩이 둔: 머리, 어깨, 허리, 엉덩이. 인체의 뒤에서 본 모습을 4가지 범주로 분류한 것이다. 도올 김용옥 선생의 보고서, 「東武의 性命과 四端에 관한 小考」에 인용된 원광대학교 한의과대학 김경요 교수의 설.

典, 성스러운 경전)과도 같은 책입니다. 저도 한의과대학 다닐 때 머리 싸매고 여러 번 봤습니다. 내용이 참 난해하거든요! 여기 보면, 이제마 선생님은 '4'라는 숫자에 미친 분이었던 것 같아요. 인간과 세상 만물을 모조리 4가지 범주로 바라보려 했거든요.

헤이연 세상 모든 것들을 4가지로 봤다고요?

주원장 그래요! 하여튼 처음부터 끝까지, 정말 지긋지긋하게, 네가지로 인간과 사물을 분석합니다. 예를 들면, 인의예지(仁義禮智), 희로애락(喜怒哀樂), 이목비구(耳目鼻口), 폐비간신(肺脾肝腎), 함억제복(頷臆臍腹)●, 두견요둔(頭肩腰臀)●…. 말하자면 한도 끝도 없어요!

헤이연 그래서 체질도 네 가지로 봤군요!

주원장 헤이연님, 정말 눈치 하난 빠르다니깐!
이제마 선생님은 인체의 대표 장기로 역시 4가지인 폐비간신을 꼽았어요. 그리고 폐와 간의 관계를 가지고 폐대간소의 태양인과 간대폐소의 태음인을 뽑아내고, 남은 비과 신의 관계를 가지고 비대신소의 소양인과 신대비소의 소음인을 뽑아냈죠. 그래서 사상이라고 하는 네 가지의 체질이 탄생하게 된 겁니다!

헤이연 그런 탄생비화가 있었군요!

주원장 그런데 권도원 선생님은 여기서 한발 더 나아갑니다. 즉, 이제마 선생님의 두 장기의 대소관계를 다섯 장부의 대소관계로 체질의 정의를 확장하는 겁니다. 이게 체질의 개념에서 매우 중요한 변화에요. 이렇게 해서 이제마 선생님의 체질 하나 하나가 두 체질로 세분됩니다. 그래서 4 곱하기 2 해서 8체질이 탄생하게 된 거예요!

헤이연 이해가 될듯 말듯, 긴가민가한데요, 좀 더 알기 쉽게 설명해주시겠어요?

주원장 이제마 선생님의 체질 분류 중 하나인 소양인을 예로 들어보겠습니다. 앞에서 소양인을 비대신소라고 했죠? 비가 크고 신이 작은 체질이란 말이죠. 그런데 권도원 선생님은 여기서 머무르지 않고, 소양인이 토양체질과 토음체질로 더 세분된다고 본 거죠. 권도원 선생님은 수많은 임상경험을 통해서 장부대소구조를 토양체질은 '비위〉심소장〉간담〉폐대장〉신방광'으로, 그리고 토음체질은 '비위〉폐대장〉심소장〉간담〉신방광'으로 밝혀냈습니다.

> 토양체질: 비위 〉심소장 〉간담 〉폐대장 〉신방광
> 토음체질: 비위 〉폐대장 〉심소장 〉간담 〉신방광

이게 어찌 보면 사상의학과 8체질의학을 구분하는 그야말로 "코페르니쿠스적인 전환"이라고 할 수 있습니다.

헤이연 아, 코페르니쿠스(Nicolaus Copernicus, 1473-1543)라고 하면, 지동설을 처음으로 주장한 바로 그분이죠, 아마?

주원장 맞았어요! 코페르니쿠스로 인해 천동설이 지동설로 바뀜으로써 우주에 대한 인간의 인식이 확 바뀐 것처럼, 두 장의 대소관계에서 오장오부의 대소관계로 체질의 정의를 달리함으로써 이제마 선생님의 사상체질에서 권도원 선생님의 8체질로 바뀌는 혁신적인 계기가 됐다는 말이에요.

헤이연 아하, 그래서 코페르니쿠스를 언급하셨군요!

주원장 네! 그러니까 제가 아까 토양체질을 "비위가 크고 신방광이 작다"라고 한 것은 사실은 가장 센 장부와 가장 약한 장부만 언급한 겁니다. 정확히는 위와 같이 다섯 장부들의 강약의 대소로 표현해야 하지요.

헤이연 사상의학의 두 장부의 대소관계를 다섯 장부의 대소관계로 확장한 것이 바로 8체질의학이다, 이렇게 이해하면 됩니까?

주원장 정확하게 이해했습니다, 헤이연님!
자, 그럼 결론으로, 여기 8체질의 장부 대소구조를 보여 드릴테니 참고하세요.

> 금양: 폐·대장 〉 비·위 〉 심·소장 〉 신·방광 〉 간·담
> 금음: 폐·대장 〉 신·방광 〉 비·위 〉 심·소장 〉 간·담
>
> 토양: 비·위 〉 심·소장 〉 간·담 〉 폐·대장 〉 신·방광
> 토음: 비·위 〉 폐·대 장〉 심·소장 〉 간·담 〉 신·방광
>
> 목양: 간·담 〉 신·방광 〉 심·소장 〉 비·위 〉 폐·대장
> 목음: 간·담 〉 심·소장 〉 비·위 〉 신·방광 〉 폐·대장

수양: 신·방광 〉 폐·대장 〉 간·담 〉 심·소장 〉 비·위

수음: 신·방광 〉 간·담 〉 심·소장 〉 폐·대장 〉 비·위

헤이연 야~ 이게 말로만 듣던, 바로 8체질의 장부 대소구조로군요!
이런 보이지 않는 우리 몸의 비밀을 어떻게 알아냈는지 참으로 신비스럽습니다!

주원장 그렇습니다! 사실, 이 신비스럽다는 말 외에 달리 표현할 길이 없습니다.
이를 밝혀낸 두 분, 이제마 선생님과 권도원 선생님께 깊은 경의를 표합니다.
이 장부 대소구조야말로 체질의학의 알파요 오메가라 하지 않을 수 없기 때문입
니다. 이것은 체질의학에서 가장 중요한 핵심 개념으로 반드시 기억해야 할 인체
의 구조이자 설계도 같은 것이니까요. 서양생물학에 디엔에이(DNA) 구조가 있다
면, 우리 대한민국이 창안한 인체생물학에는 이 체질대소구조가 있다라고 말할
수 있습니다.

헤이연 체질의 장부대소구조가 바로 우리 몸의 디엔에이(DNA)라!
겉으로 보면 단순한 장부들의 대소관계일 뿐인데, 거기에 그런 깊은 뜻이 있었군
요! 이걸 큰 종이에 써서 벽에다 붙여놓고 두고두고 그 의미를 궁리하면 참 좋을
것 같다는 생각이 문득 듭니다. 그런 의미에서 오늘 저녁엔 제가 이 세상에서 제일
좋아하는 BTS의 노래, DNA를 들으며 자야겠어요!
"이 모든 건 우연이 아니니까아~♪ 운명을 찾아낸 둘이니까아~♬ DNA!"●
그럼 이상으로 오늘 강의를 마치겠습니다!

● 방탄소년단(BTS)의 힛트곡, DNA의 가사
의 일부.

헤이연 & 주원장 여러분, 안녕!

8체질의 생리와 병리에 대하여

헤이연 지난 시간에 사상체질과 8체질의 관계에 대해, 그리고 체질의 장부대소구조가 어떻게 나왔나, 하는 것에 대해 알아봤습니다. 제가 잘은 모르지만, 체질의학에 있어 매우 중요한 개념이라는 느낌을 온몸으로 듬뿍 받았는데요, 오늘은 또 어떤 얘기가 나올지 참 궁금합니다.

주원장 8체질의 대소구조는 체질의학의 모든 이론의 뿌리가 되는, 말 그대로 근원이 되는 원리입니다. 그런데 사람들에게 이 대소구조는 사실 크게 와닿지 않을 수도 있습니다. 구체적으로 다가오지 않고, 좀 추상적으로 느껴지기 때문입니다.

헤이연 (맞장구치며) 저도 그런 느낌을 받았어요.
살이 없고 뼈만 있는 인체모형 같다는 느낌?

주원장 (웃으면서) 하하하! 재밌는 비유네요!

그런데 여기서 꼭 짚고 넘어가야 할 부분이 있습니다. 이 체질 대소구조는 우리가 놀이터에서 접하는 시소 같은 모형이라는 겁니다.

헤이연 (눈을 휘둥그레 뜨면서) 시소모형?

주원장 네, 우리 어린이들이 좋아하는 그 시소 말입니다.

그 시소에 빗대어 다섯 장부들의 대소관계를 말한다면, 다섯 장부 중에 세 번째 장부가 중앙장부로서 중심축의 역할을 하고, 거기에 왼쪽 강한 장부들이 올라가면 오른쪽 약한 장부들은 내려가는 그런 구조를 갖는 모형인 거죠.

헤이연 그렇게 말씀하시니 체질 대소구조가 머릿속에 구체적으로 그림이 그려지기는 하지만, 그래도 제게는 아직 체질이란 뭔지 모호한 느낌이 드네요.

주원장 내 한의원에 오는 환자들도 대체로 그런 느낌인 것 같아요.

그래서 한의원에서 체질진단 후에 환자들에게 그들의 체질을 알려주면 이렇게 반문하는 분들이 종종 계십니다. "그런데 제 체질은 뭐예요?"

헤이연 (이해할 수 없다는 표정으로) 아니? 체질을 방금 알려주었는데 체질이 뭐냐고 묻다니, 그게 무슨 말이죠?

주원장 사람들은 체질, 하면 맨 먼저 사상체질을 떠올리는 거예요.

그래서 사상체질, 다시 말해 태양인, 소양인, 태음인, 소음인, 이런 용어로 말해야 뭔가 이해한 것처럼 느끼는 거죠.

헤이연 그러니까 사람들에게 8체질은 아직 쉽게 와닿는 것이 아니라는 거네요.

주원장 그래요! 그래서 8체질로 말하는 토양체질은 그들에게 아직 생소하고, 그것이 체질로 구체적인 인식이 되지 않고, 그래서 자신들이 전부터 알고 있는 친숙한 사상체질로 말해야 이해가 되고 알아듣는 겁니다.

헤이연 그건 아마도 사상체질명이 8체질명보다 좀 이해되기 쉬운 면이 있어서 그런 것은 아닐까요? 예를 들어, 태양인은 양이 아주 많다, 반대로 태음인은 음이 아주 많다, 이렇게 한자만 좀 이해해도 그 의미가 읽혀지는데, 8체질에서는 금양체질, 토양체질, 목음체질처럼, 추상적인 느낌이 들기에 구체적으로 그림이 잘 그려지지 않는 것 같아요.

주원장 거 참 좋은 지적입니다! 일리가 있어요!
하지만 사실은 태양인, 태음인, 이런 말도 "양이 많다", "음이 많다", 그런 뜻으로 명명한 건 전혀 아니에요. 이제마 선생님의 책, 『동의수세보원』 어디를 봐도 '양체질(陽體質)', '음체질(陰體質)' 이런 말은 전혀 없거든요. 그러니까 사람들이 알고 있는 것 자체가 사실은 체질을 매우 오해하고 있는 경우가 많아요. 이럴 거면 차라리 모르는 게 더 낫죠!

헤이연 그래요? 저는 음인(陰人), 양인(陽人)을 좀 더 세분해서 네 가지로 이름한 건 줄 알았어요.

주원장 전혀 아니에요!
이제마 선생님은 그냥 폐와 간 혹은 비와 신의 장부대소에 따라, 알파, 베타, 감마,

델타, 이런 단순한 분류의 느낌으로 이름 지은 거라고 생각돼요. 당시에는 이런 서양 말이 없으니까 전통적 분류법에 자주 쓰이던 음양이라는 기호로 체질 이름을 삼은 거죠. 따라서 태양인, 소양인을 양체질로 보고, 태음인, 소음인을 음체질로 보는 건 아주 잘못된 거예요!

헤이연 아하, 그렇군요!

주원장 이것은 사람들이 체질에 대해 잘못 알고 있는 가장 대표적인 사례 중의 하나이니 잊지 말고 꼭 명심하세요.

헤이연 알겠습니다! 그런데, 아까 사상체질에서 8체질로 확장됐다고 하셨는데, 사상체질과 8체질이 실제로 어떻게 연결되죠?

주원장 그건 다음과 같습니다.
8체질에서 금양체질과 금음체질은 사상체질의 태양인에 해당되고, 토양체질과 토음체질은 소양인에, 목양체질과 목음체질은 태음인에, 그리고 수양체질과 수음체질은 소음인에 해당됩니다. 예를 들어 소양인으로 알고 있는 분은 8체질로 토양체질이나 토음체질 중 하나라고 생각하면 됩니다. 이를 장부 대소구조로 표현하면 다음과 같아요.

태양인: 폐대간소 (= 폐 〉간)

금양: 폐·대장 〉비·위 〉심·소장 〉신·방광 〉간·담

금음: 폐·대장 〉신·방광 〉비·위 〉심·소장 〉간·담

소양인: 비대신소 (= 비 〉 신)

토양: 비·위 〉 심·소장 〉 간·담 〉 폐·대장 〉 신·방광

토음: 비·위 〉 폐·대장〉 심·소장 〉 간·담 〉 신·방광

태음인: 간대폐소 (= 간 〉 폐)

목양: 간·담 〉 신·방광 〉 심·소장 〉 비·위 〉 폐·대장

목음: 간·담 〉 심·소장 〉 비·위 〉 신·방광 〉 폐·대장

소음인: 신대비소 (= 신 〉 비)

수양: 신·방광 〉 폐·대장 〉 간·담 〉 심·소장 〉 비·위

수음: 신·방광 〉 간·담 〉 심·소장 〉 폐·대장 〉 비·위

앞에서 우리가 예로 들고 있는 토양체질은 사상체질로 말하면 장부구조 상 소양
인에 해당되는 걸 알 수 있죠?

● **일목요연(一目瞭然)** ─ 한 일, 目 눈 목, 瞭
밝은 요, 然 그럴 연: 한 번 보고도 환히 알다.

헤이연 (환한 표정으로) 네! 장부대소구조를 서로 비교하
면서 보니 사상체질과 8체질의 관계가 일목요연(一目瞭
然)●하게 이해가 되는군요!

주원장 사상체질은 두 장만의 대소관계로 체질을 정의한 반면, 8체질은 다섯 장부
의 대소관계로 체질을 정의한 것을 잘 알 수 있죠.

헤이연 이제야 사상체질과 8체질의 관계가 좀 명확히 눈에 들어오는군요.
시야가 명료해진 것 같아요.

주원장 그렇죠!

뭔가 제대로 알게 되면 눈이 밝아지고 환해지는 것을 느낄 수 있어요.

(목소리 톤을 바꿔서) 지금까지는 8체질의 정의에 대해 꽤 꼼꼼히 알아봤습니다. 이제 이를 토대로 8체질의학의 병리와 생리에 관한 중요한 원리를 말씀드려야겠군요.

헤이연 생리와 병리? 여기서 '생리'라는 게 설마 여자들이 한 달에 한번 걸린다는, 그 마법(magic)은 아니겠죠?

주원장 (큰 소리로) 하하하!

물론 아닙니다! 생리란 그 뜻을 풀면 생명의 법칙이란 뜻입니다. 다시 말해, 우리가 건강할 때 이뤄지는 몸의 생물학적인 법칙이나 원리를 말하는 거죠. 반대로, 병리란 질병의 법칙이라고 할 수 있습니다. 즉, 우리가 병에 걸렸을 때 나타나는 몸의 생물학적인 이치나 원리를 말합니다.

헤이연 그렇군요! 근데 왜 여자들이 한 달에 한번 치르는 그것을 생리라고 하죠?

주원장 (웃으면서) 아직 그 의문이 안 사라졌군요!

그건 일종의 완곡어법●이라고 할 수 있어요.

헤이연 완곡어법?

주원장 원래는 월경(月經)●이라고 하는 것이 맞죠!

한자 풀이 대로 보면 달마다 겪는 것이라는 뜻이거든요.

> ● **완곡어법(婉曲語法)** 婉 순할 완, 曲 굽을 곡, 語 말씀 어, 法 법 법: 말을 빙둘러서 하는 것이다.
>
> ● **월경(月經)** 月 달 월, 經 지날 경: 여성의 자궁에서 정기적(대략 28일 주기)으로 며칠 간 출혈이 일어나는 현상. 초경(첫 월경)의 평균 연령은 12세이나, 8세부터 16세 사이 어느 때나 가능하다.

근데 예전에는 우리 사회가 좀 보수적이어서 그걸 직설적으로 말하기가 좀 민망하니까 "생리적인 현상이다"라고 돌려서 말했는데, 그걸 줄여서 생리라고 한 거죠. 어쨌든 월경이 병이 아니라 인체의 자연스런 생명현상이란 점에서 생리라고 표현한 것은 틀린 건 아니에요. 근데 요즘은 그 생리란 말조차도 또다시 말하기가 거북스러운지, 또 다른 모호한 말을 가져와 그럴듯하게 표현한 게 아마도 마법이라는 걸 거예요.

헤이연 아하! 그러니까 '월경'의 완곡어로 '생리'가, 그리고 '생리'의 완곡어로 '마법'이 사용된 거군요.

주원장 그렇죠!
자~ 8체질의 장부 대소구조는 다섯 장부들의 대소의 배열이란 건 이제 다 알 겁니다. 그런데 이 배열이, 단순히 그 기능이 강한 것에서부터 약한 것으로 나열된 게 아닙니다.
앞에서 말한 시소모형 기억하시죠? 체질의 장부대소구조는 중앙장부를 사이에 두고, 왼쪽의 강한 장부들과 오른쪽의 약한 장부들이 시소와 같은 구조로 배열되어 있다는 거. 그래서 토양체질의 예를 들면, 중앙장부인 간담을 사이에 두고, 왼쪽에 가장 강한 비위와 그 다음에 두 번째로 강한 심소장이 있고, 그리고 오른쪽에 두 번째로 약한 폐대장과 가장 약한 신방광이 배열된 것입니다.

토양체질 = 비위 〉 심소장 〉 간담 〉 폐대장 〉 신방광

헤이연 토양체질을 시소모형으로 보면 그렇게 되는군요.
그런데 이게 생리, 병리와 무슨 관계가 있죠?

주원장 이 시소모형은 우리가 부모로부터 받은 불균형한 장부구조를 말합니다. 이 대소구조는 권도원 선생님의 말씀을 빌린다면, 바로 '선천적 불균형(先天的不均衡)'입니다.

헤이연 (아리송한 표정) 선천적 불균형이라뇨?

주원장 인간이 타고날 때부터 부모로부터 물려받은 원천적인 불균형이란 뜻입니다. 누구나 어떤 장부는 세고 어떤 장부는 약하게 본인의 의지와는 관계없이 타고 난다는 말입니다.

헤이연 (궁금한 표정으로) 그래서요?

주원장 이렇게 타고날 때 부모로부터 받은 불균형은 선천적인 것이고, 이것은 다름 아닌 생리에 속하는 것입니다.
병리가 아닌, 생리, 즉 생명의 이치라는 말입니다.
그래서 이 선천적 불균형은 '생리적 불균형(生理的不均衡)'이고 정상적 불균형이며, 그래서 건강한 상태를 말합니다.

헤이연 체질이란 장부대소구조라는 불균형을 가지고 있지만 그것은 정상적인 생리라는 말이군요.

주원장 아주 똑바로 이해했어요!
그런데 인체가 병이 들면 이 생리적 불균형에 변화가 생겨요.

헤이연 어떤 변화가요?

주원장 중앙장부를 중심으로 좌측의 큰 장부들은 더욱 세어지고, 우측의 작은 장부들은 더욱 약해지는 겁니다.

예를 들어 토양체질의 경우 중앙장부인 간담(C)을 중심으로 왼쪽 비위(A)나 심소장(B)은 더욱 세어지고(A→A', B→B'), 오른쪽 폐대장(D)이나 신방광(E)은 더욱 약해지는(D→D', E→E') 거죠.

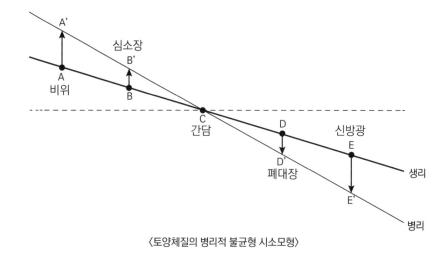

〈토양체질의 병리적 불균형 시소모형〉

헤이연 (약간 떠듬거리며) 이게, 그 뭐냐… 첫번째 시간에 했던 항진증, 저하증과 비슷하군요. 그니까, 그… 비위기능항진증? 그리고 신방광기능저하증?

주원장 그걸 생각해내다니, 대단하군요, 헤이연님!
완전히 항진증, 저하증과 같다고 할 수는 없지만, 일단 그런 식으로 이해하면 좀 편합니다. 그래서 토양체질의 경우 병이 들면 비위나 심소장은 지나치게 기능이 올라가 항진증 같은 상황이 일어날 수 있고, 폐대장이나 신방광은 지나치게 기능이 떨어져 저하증 같은 상황이 일어날 수 있습니다.

이것은 앞의 생리적 불균형에 대하여 '병리적 불균형'이라고 합니다. 말하자면 인체가 병이 들었을 때 나타나는 불균형이라는 뜻입니다.

헤이연 하여튼 센 게 더욱 세지고, 약한 게 더욱 약해지면 병이 된다!

주원장 (헤이연 말을 바로 이어서) 오! 완전 정확히 이해했어요, 헤이연님!

그래서 생리적 불균형이 병리적 불균형으로 이행하게 되면 우리 몸에는 마침내 고통스런 병이 생기게 되는 겁니다.

헤이연 (얼굴을 찌푸리며) 아, 아픈 건 정말 싫은데….

주원장 그래요! 누구나 아픈 건 진짜 싫지요!

그래서 우린 항상 몸에 병리적 불균형이 일어나지 않도록 평소 몸을 잘 관리하여, 언제나 몸에 생리적 불균형의 상태가 잘 유지되도록 하는 것이 반드시 필요합니다. 아시겠죠?

헤이연 (우렁차게) 네!

자, 오늘도 주원장한의원의 주원장님을 모시고 8체질에 대해 알아봤습니다.

그럼 다음 시간에 또 뵙겠습니다!

헤이연&주원장: 여러분, 안녕!

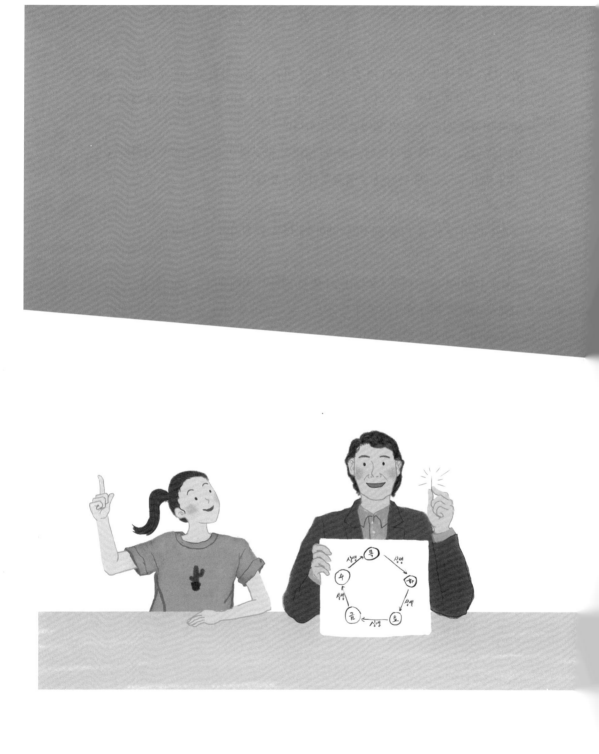

둘째 엮음

어떻게 치료?

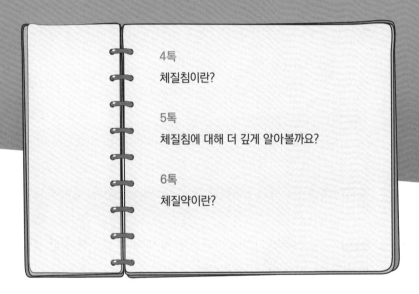

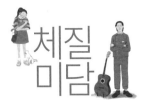

체질
미담

체질침이란?

헤이연 지난 시간에는 8체질의 장부대소구조와 생리, 병리에 대해 알아봤는데요.

주원장 그렇습니다! 그런데 지난 시간에 대해 좀 보충해야 할 것이 있어 그에 대해 먼저 말씀드리고 이어가겠습니다.

헤이연 '에이에스(A/S)' 먼저 하고 가신다는 말이군요!

주원장 지난 시간에 말한 생리적 불균형과 병리적 불균형에 대해 기억나시죠? 생리적 불균형이란 부모로부터 받은, 정상적인 건강한 상태의 장부 불균형을 말하고, 병리적 불균형이란 생리적 불균형의 상태에서 벗어나 지나치게 불균형이 심화된, 병적 상태의 불균형이라고 한 것….

헤이연 (바로 이어서) 그래서 강한 장부가 더욱 강해져 그 기능이 지나치게 항진되거나, 약한 장부가 더욱 약해져 그 기능이 심하게 저하된 상태가 바로 병리적 불균형이고, 이때 우리 몸에서 병이 발생한다고 하셨죠?

주원장 아, 아주 잘 이해하고 있군요, 헤이연님!
그럼 이렇게 병이 발생했을 때 치료를 해야 하지 않겠어요? 그래야, 아픔으로부터 벗어날 수 있으니까요.

헤이연 네! 그래서 우리가 약을 먹잖아요! 그리고 그 무서운 침도 맞고….
아! 침은 생각만 해도 소름이 쫙 끼쳐요!

주원장 그래요, 침이란 참 언제 봐도 공포스러워요. 가끔 한의원에 속칭 '어깨'들이 올 때가 있는데, 덩치는 노지심처럼 태산만 하고, 얼굴도 아주 험상궂은 이분들이 침 맞을 때 보면, 땀을 삐질삐질 흘리면서 바들바들 떠는 경우가 있어요.
생각해 보세요, 온몸에 용 문신을 하고 바들바들 떨면서 침을 맞는 광경을.

헤이연 (박장대소) 하하하!
하여튼 침이란 남녀노소 할 것 없이 누구나 무서워하는 것은 틀림이 없네요!

주원장 그런데 가끔 침에 크게 무서워하지 않는 특수한 사람들이 있어요. 이들은 아마도 통증을 다른 사람들보다 덜 느끼는 감각신경을 지닌 듯해요. 체질침을 놓으면 하나도 맞은 것 같지 않다면서 아주 세게 꾹꾹 찔러 놔 달라고 하거든요.

헤이연 오 마이 갓! 설마 그런 사람이 어디 있을까….

빨리 치료되길 원해서 아픈데도 꼭 참고 맞는 게 아닐까요?

주원장 그렇지 않아요! 날카로운 것에 자극을 받아 오는 통증은 쉽게 참을 수 있는 것이 아니에요. 물론 이를 악물고 어느 정도 참을 수는 있지만, 태생적으로 통증에 민감한 사람들은 진짜 참을 수 없죠. 침이란 게 사실 치료를 위한 게 아니라면 고문과 별반 다를 게 없잖아요.

헤이연 그러긴 한데….

주원장 그런데 8체질의학에서 행하는 침법인 '체질침'은 일반 한의원에서 놓는 침법, 즉 '체침' 시술보다는 훨씬 덜 아파요. 침을 깊게 찌른 채로 일정 시간 놔두는 '유침(留鍼)'을 하지 않고 피부의 표면만 가볍게 터치하는 방식으로 침을 시술하니까요.

헤이연 (놀란 표정으로) 그래요? 어떻게 침을 꽂지 않고 침을 놓을 수 있죠?

주원장 체질침법은 전 세계 어디에도 없는, 우리 대한민국에만 있는 매우 독창적인 침법입니다. 철저하게 체질의 장부대소구조에 따라 선택된 혈들만을 아주 가벼운 자극으로 순간적으로 시술하는, 어찌 보면 아주 예술적인 침법입니다. 실제로 환자들이 종종 제가 침을 놓는 모습을 보고서 마치 춤을 추는 것 같다고 하거든요.

헤이연 춤을 추는 것 같다는 게 무슨 말이죠?

주원장 말 그대로 침을 놓은 방식이 마치 잘 짜여진 춤과 유사하다는 말이죠.

이유는 체질침법 자체에 내재해 있어요.

헤이연 그 이유가 뭐예요? 춤을 춘다는 말이 아직 이해되지 않아서요.

주원장 우선 체질침법을 이해하려면 먼저 몇 가지 한의학적인 지식이 필요합니다.
8체질의학에서 침을 놓을 때 쓰는 혈은 '오수혈(五兪穴)'이라는 혈을 씁니다.

헤이연 오수혈?

주원장 오수혈은 오행의 속성을 가진 혈로서 장부를 직접적으로 조절하는 효능을
갖는 혈이죠. 그러니까 장부 조절에 특화된 혈이다, 이렇게 생각하면 됩니다.

헤이연 장부를 조절한다면 몸통에 침을 놓는 건가요? 위장을 조절하려면 명치 부
근에 놓고, 심장을 조절하려면 가슴에 놓고… 이렇게요.

주원장 그럴 것 같죠? 하지만 전혀 그렇지 않아요!
몸통에는 단 하나의 침도 놓지 않습니다!

헤이연 (이해할 수 없다는 표정) 아니, 어떻게 장부를 조절한다면서 몸통에 침을 놓
지 않는 게 가능하죠?

주원장 그래서, 한의학이 신비하다는 거예요!
체질침법에서 쓰는 오수혈은 팔과 다리에만 있는 혈들이에요.
그것도 팔꿈치에서 손끝, 그리고 무릎에서 발가락끝 사이에만 있는 혈들이죠.

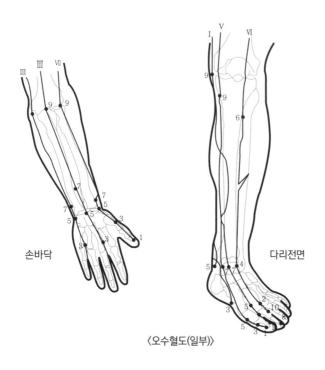

손바닥   다리전면

〈오수혈도(일부)〉

헤이연 무슨 말씀인지? 팔다리에만 있는 혈들인데 장부들을 조절한다구요?

주원장 리모트 컨트롤(remote control), 아시죠? 이건 완전히 리모트 컨트롤, 다시 말해 원격조정 같은 거예요! 몸통에서 가장 멀리 떨어져 있는 팔다리의 혈들이 우리 몸의 가장 내밀한 곳인 오장육부를 조절한다, 이거죠.

헤이연 (입을 쩍 벌리며) 와! 놀랍네요. 그런 게 어떻게 가능하죠?

주원장 사실 이건 미스터리라고밖에 설명할 길이 없어요. 어떻게 이 혈들이 우리 몸을 컨트롤하는지…. 이런 걸 알아낸 옛사람들이 그저 신비스러울 뿐이죠.
이건 도대체가 어떤 맥락이 없는 거거든요!

헤이연 이게 신경 같은 건가요? 어쨌든 뭔가 혈에 주어진 침의 자극이 장부까지 연결되는 어떤 매개체가 있어야 하는 거잖아요.

주원장 그렇죠! 그렇게 생각하는 게 당연하죠. 하지만 신경하고는 전혀 관련이 없어요!

헤이연 그럼 도대체 뭐가 관련이 있어요?

주원장 그게, 그런데 설명이 좀 쉽지 않아요.
결론을 먼저 말한다면, 한의학에서는 그것을 경락(經絡)이라고 해요, 경락!

헤이연 경락?

주원장 아, 이거 점점 문제의 핵심으로 들어가고 있긴 한데, 동시에 점점 수렁으로 빠져드는 이 느낌은 또 뭘까요?

헤이연 저도 질문을 하면서 나도 모르게 점점 알 수 없는 미궁으로 들어가는 느낌이에요.

주원장 (크게 웃으면서) 하하하!
그럼 제가 설명을 잘해서 빨리 헤이연님을 수렁에서 구출해야겠네요!

헤이연 (연약한 목소리로) 절 구해주세요!

주원장 자, 그럼 잘 들어보세요! 경락이란 한 마디로 인체의 장부와 조직 등의 모든 생명활동을 조절하는 망이라고 할 수 있어요. 망이란 그물을 뜻하죠.

헤이연 혹시 인터넷 같은 건가요?

주원장 그래요! 바로 그거예요.
이 세계가, 지금 인터넷이라는 그물을 통하여 모든 정보를 주고받는 것처럼, 우리 몸의 모든 생명활동은 이 경락이라는 그물을 통해서 끊임없이 이뤄집니다.

헤이연 약간 알 듯하면서도 아직은 좀 추상적으로 들리네요.

주원장 그럼 구체적으로 설명해볼게요. 인체에는 여러 개의 장부가 있어요.
이것들은 서로 간에 '기(氣)'를 주고받으면서 자신만의 고유한 기능을 발휘합니다.

헤이연 기?

주원장 네! 기라는 개념은 사실 매우 추상적이고 복잡하고 이해하기 어려운 개념이에요. 군이 설명하자면 생명에너지(life energy) 같은 거라고나 할까요?

헤이연 생명에너지?

주원장 보다 구체적으로 말하면, 인체의 수많은 생명활동에서 생성되는 에너지 같은 거라고 이해하면 편해요. 물론 이것도 기를 설명하는 하나의 방편적 개념일 뿐, 기를 온전히 설명하는 건 아니지만요.

헤이연 하여튼 기는 에너지다, 이렇게 일단 생각하자, 이거죠?

주원장 네! 일단 문제를 단순화시켜 이해하는 것이 가끔은 필요해요.
앞에서 장부들이 기를 주고받는다고 했죠? 좀 더 자세히 말한다면, 장부들은 각기
자신들만의 기를 만들어요. 간담은 목(木)기를 만들고, 심소장은 화(火)기를, 비위
는 토(土)기를, 폐대장은 금(金)기를, 그리고 신방광은 수(水)기를 만들어요. 예를
들면, 간담은 목기를 다른 네 쌍의 장부들에 주고, 대신 그들로부터 다른 기들, 예
를 들면 화기, 토기, 금기, 수기를 받죠.

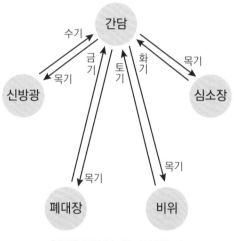

〈간담을 중심으로 본 기의 흐름도〉

같은 방식으로 심소장은 화기를 만들어 다른 네 쌍의 장부들에게 주고, 비위는 토
기를, 폐대장은 금기를, 그리고 신방광은 수기를 만들어 다른 네 쌍의 장부들에게
주고, 반대로 다른 장부들이 만든 기는 받아들이는 겁니다.

헤이연 그러니까 장부들이 자신들이 만든 장부의 기를 서로 주고받는다는 말이네

요. 그리고 기란 생명 에너지 같은 거고. 종합하면, 장부들이 기라고 하는 생명 에너지를 만들어 서로 주고받는 기능을 한다.

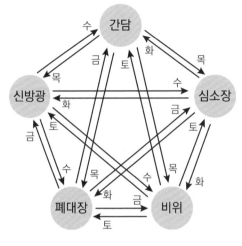

〈모든 장부들 간의 기의 흐름도〉

주원장 (바로 받아서) 그렇습니다!

헤이연 그런데 어떻게 주고받는 게 가능하죠?

주원장 그게 바로 경락을 통해서 가능합니다!

헤이연 경락? 그렇군요! 깜빡 잊었어요!

주원장 경락을 아까 인체의 모든 부분들, 말하자면 조직과 조직 사이, 혹은 장부와 장부 사이의 생명활동을 연결해주는 그물과 같다고 했죠?

헤이연 네, 인터넷 같은 망이라고 했죠.

주원장 그래서 아까 장부들 사이에 기를 주고받을 때 이 경락이라는 루트를 통해서 한다는 거예요.

헤이연 경락이라는 길을 통해 장부에서 생성된 기가 전신으로 유통된다는 말인가요?

주원장 아! 그렇습니다. 정말 좋은 표현입니다! 이를 위해 우리 몸에는 가장 중요한 경락으로서 12경락이란 게 있습니다. 이것은 비유하자면 우리 몸의 케이티엑스(KTX), 다시 말해 고속철도 같은 거라고 할 수 있죠.

헤이연 그럼 우리 몸의 고속철도 노선이 12개라는 말이네요?

주원장 좋은 비유예요.
이 12경락은 인체에 존재하는 모든 장부들과 연결이 되어 있어요. 구체적으로 말하면 간경, 담경, 심경, 소장경, 비경, 위경, 폐경, 대장경, 신경, 방광경, 그리고 심포경, 삼초경, 이렇게 12경락이죠.

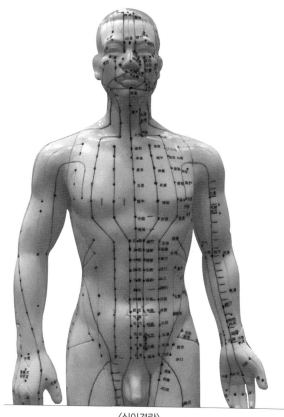

〈십이경락〉

헤이연 이 12경락과 아까 말한 오수혈은 어떤 관계가 있죠?

주원장 질문 좋아요!
12경락에는 대략 360여 개의 혈이 있어요. 이게 좌우 대칭으로 있으니 총 24경락, 720여 개의 혈이 있는 셈이죠. 혈이란 한자로 구멍 '혈(穴)' 자를 씁니다. 이로부터 기가 드나드는 통로란 이미지를 읽을 수 있죠. 경락이 철도라면 기는 그 위를 운행하는 기차이고, 혈은 정거장 같은 이미지예요.

헤이연 아, 그렇게 설명하시니 경락과 혈과 기라는 개념을 확실히 알겠어요!

주원장 그런데 오수혈은 360여 개의 혈 중에서도 특히 장부를 직접 조절할 수 있는 오행의 속성을 지닌 혈을 말합니다. 재밌는 사실은 이 오수혈들이 죄다 팔과 다리에만 있다는 겁니다. 그것도 팔에서는 팔꿈치부터 손끝 사이에, 그리고 다리에서는 무릎부터 발끝 사이에. 말하자면 우리 몸의 최 말단 부위에 있는 혈들이죠.

헤이연 그래서 아까 리모컨 혈이라고 하셨죠?
원격으로 장부를 조절하는 혈이라고 해서.

주원장 (감탄하며) 대단합니다! 그걸 잊지 않으셨다니!
그렇습니다! 체질침은 오로지 팔과 다리의 이 오수혈들만 이용해서 모든 장부와 조직의 질병을 치료합니다.

헤이연 참 신비하네요!

주원장 그렇습니다!

참으로 신비스러운 일이 아닐 수 없습니다. 오수혈은 한 경락에 다섯 혈씩 존재하므로 12경락에는 5 곱하기 12, 해서 총 60개의 오수혈이 우리 몸에 존재합니다. 8체질의학은 오로지 이 60개의 혈들만을 이용해서 인체의 수많은 질병을 매우 효과적으로 치료하고 있다는 말입니다.

헤이연 그럼 지금부터 8체질의학의 치료법에 대해 좀 자세하게 알아볼까요?

주원장 네! 우선, 8체질의 치료를 이해하려면 전에 말씀드렸던 생리적 불균형과 병리적 불균형에 대해 알아야 합니다.

생리적 불균형이란 태어날 때 부모로부터 받은 선천적인 장부의 불균형을 말하며 이는 바로 그 사람의 체질을 뜻하고, 그래서 병이 없는 건강한 상태를 의미한다고 했습니다. 그럼 병리적 불균형은 뭐라고 했죠?

헤이연 생리적인 불균형이 더욱 심해져서 센 장부가 너무 세지거나 약한 장부가 너무 약해지는 경우라고 하지 않았나요?

주원장 오, 바로 맞췄어요! 그래서 센 장부에서는 항진증이 나타나고 약한 장부에서는 저하증이 나타나는 경우와 비슷하다고 했죠?

헤이연 네, 그랬죠!

주원장 이와 같은 병리의 정의로부터 우리는 자연스럽게 8체질의 질병의 치료 원리를 이끌어낼 수 있어요.

헤이연 어떻게요?

주원장 그건 아주 간단해요!
바로 병리적 불균형을 생리적 불균형으로 되돌리면 됩니다.

헤이연 거야 말하면 잔소리, 당연한 말이잖아요!

주원장 그렇죠! 이렇게 8체질의학은 그 원리가 매우 간단하고 쉽습니다.

헤이연 문제는 어떻게 병리적 불균형을 생리적 불균형으로 되돌리느냐, 하는 구체적인 방법이잖아요?

주원장 네! 지금부터 그 방법을 설명해 드리겠습니다. 알기 쉽게 토양체질을 예로 들어보죠. 먼저, 토양체질의 장부대소구조는 어떻게 되죠?

헤이연 (약간 골난 표정으로) 아… 주원장님, 그걸 제가 어떻게 외우고 다녀요?

주원장 (웃으면서) 하하, 전 외우고 있지요!
비위〉심소장〉간담〉폐대장〉신방광, 즉 중앙장부 간담으로 중심으로 비위와 심소장이 항진되기 쉬운 포지션에 있고, 폐대장과 신방광이 저하되기 쉬운 포지션에 있다는 게 토양체질의 구조입니다.

헤이연 그 시소모형의 구조 말이죠?

주원장 맞아요! 항상 체질은 이 시소모형으로 이해하면 편해요.

만약 이 토양체질이 병이 들면, 비위 또는 심소장은 필연적으로 항진되는 방향으로 진행하게 되어 있습니다. 그러므로 항진된 비위나 심소장의 기능을 저하시키는 치료를 하면 질병이 치료됩니다.

반대로 폐대장 또는 신방광은 병이 발생하면 그 기능이 저하되는 방향으로 진행합니다. 따라서 저하된 폐대장이나 신방광의 기능을 상승시키는 치료를 해야 질병이 치료됩니다.

헤이연 시소의 왼쪽에 있는 장부들은 내려주고, 오른쪽에 있는 장부들은 올려준다는 말이군요!

주원장 헤이연님이 저보다 훨씬 설명을 잘하시는군요!

그렇습니다! 너무 올라간 건 내려주고, 너무 내려간 건 올려주는 겁니다.

그렇게 해서 장부대소구조가 평형에 가깝도록 해주면 인체가 생리적 불균형으로 복귀하여 질병이 치료가 되고 건강을 회복하게 되죠.

헤이연 그건 이제 잘 알겠어요.

근데 그 구체적 방법이 뭐냐, 이걸 알고 싶어요, 저는.

주원장 그 구체적 방법의 하나가 바로 이전 시간에 소개한 오수혈을 이용한 체질 침법입니다. 예를 들어 비위가 항진되면 비위가 생성하는 토기가 지나치게 많아지는데, 이때 오수혈이 지닌 오행관계를 사용하여 토기 생성이 줄어들게 침을 놓아 비위를 진정시켜 정상화시킵니다. 혹은 신방광이 저하되면 신방광이 생성하는 수기가 지나치게 감소하는데, 이때도 역시 오수혈을 사용하여 수기 생성이 늘어나게 침을 놓음으로써 신방광을 촉진하여 정상화시키는 겁니다. 이때 사용하는 구체적인 혈들은 너무 전문적인 영역에 속하므로, 헤이연님 머리가 빙빙, 마구마구 돌 것 같아 여기에 세세하게 언급하지는 않겠습니다.

헤이연 (감격에 찬 표정으로) 감사합니다!

주원장 (귀엽다는 표정으로) 하하하, 그게 그렇게 좋으세요? 마치 휴강한다는 소식에 쌍수를 들고 기뻐하는 대학생 언니, 오빠들 같은 표정이네요!

헤이연 (겸연쩍게 웃으며) 제가 표정관리를 잘 못하거든요!

주원장 이러한 치료법은 다른 체질들에도 동일한 원리로 적용됩니다.
그래서 위와 똑같은 방식으로 다른 체질들의 치료법도 모두 다 찾아낼 수 있어요.
어느 한 체질의 치료법이 다른 체질에도 같은 원리로 적용될 수 있다는 거죠.
여기서 체질의학만의 독특한 특징이 나타납니다.

헤이연 (궁금한 표정으로) 체질의학만의 특징?

주원장 네. 그건 바로, 동일한 병에 체질마다 다른 치료 혈을 쓴다는 거죠!

헤이연 같은 병에 걸렸는데도 치료하는 혈이 체질마다 다르다? 왜 그러죠?

주원장 그건 체질마다 장부대소구조가 달라서 그에 따른 병이 발생하는 경로가 달라지기 때문이죠. 그래서 8체질의 경우에는 한 가지 질환에 항상 여덟 가지의 치료 처방이 존재하게 됩니다.

헤이연 마치 한 줄기 빛이 프리즘을 통과하니 여덟 가지 색으로 쫙 갈라지는 것 같은 이미지네요!

주원장 와! 이건 정말 기막힌 비유네요! 같은 방망이로 내리치는데 나무(목)가 내는 소리, 쇠(금)가 내는 소리, 흙(토)이 내는 소리, 물(수)이 내는 소리… 이렇게 재질에 따라 각기 다른 소리가 나는 것처럼, 같은 병이 들어도 체질에 따라 병리가 달라지므로, 그에 따라 치료하는 혈도 달라지는 거라고 할 수 있어요.

헤이연 그래서 같은 병에 다른 치료!

주원장 (바로 받아서) 바로 그거죠! 아까 빛의 비유를 들으니 떠오르는 것이, 체질침법으로 침을 시술하는 것은 마치 빛을 다스리는 것과 같다는 거예요.

헤이연 (궁금한 표정으로) 빛?

주원장 기라는 게 사실 빛처럼 크기도 형태도 없는 하나의 흐름 같은 거잖아요. 이 흐름을, 침을 이용해 오수혈을 자극해서 자유자재로 원하는 방향으로 유도하는 것이 체질침법이라는 거죠.

헤이연 예를 든다면?

주원장 (바로 받아서) 예를 들면 토음체질에서 지나치게 저하된 간을 조절할 때, 폐경의 금(金)혈에 침을 놓고 바로 이어 간경의 금(金)혈에 침을 놓은 다음, 다시 신경의 수(水)혈에 침을 놓고 곧바로 이어서 간경의 수(水)혈에 침을 놓습니다. 이런 순간적인 자극에, 바로 동시에 각 경락의 기들이 다른 경락으로 이동하는 걸 몸소 체험하면 정말 놀랍다는 생각밖에 들지 않아요. 이건 진짜 시공을 넘나드는 빛이에요! 사차원을, 저는 침을 놓을 때마다 무의식적으로 체험하고 있는 거죠.

헤이연 침을 놓으면서 사차원 여행을 하시다니, 진짜 부럽습니다!
그리고 참으로 놀랍습니다!

주원장 그래요, 정말 어메이징(amazing)! 경이로움 그 자체입니다.

헤이연 주원장님 덕분에 이제야 비로소 체질침법에 대해 어느 정도 이해가 되는 것 같습니다.

주원장 헤이연님이 체질침법의 원리에 대해 이해하게 되었다니 저도 참 보람을 느낍니다.

헤이연 그럼 다음 시간에 또 재미있는 체질이야기를 가지고 오겠습니다.

헤이연&주원장 여러분, 안녕!

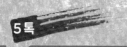

체질침에 대해 더 깊게 알아볼까요?

헤이연 주원장님, 오늘은 또 무슨 얘기 보따리를 풀어놓을 건가요?

주원장 앞에서 체질침법에 대해 알아봤는데, 뒤에 돌이켜 보니 좀 더 보충설명을 해야 할 게 생각나서 그에 대해 말해볼까 합니다.
앞 시간의 내용과 좀 겹치는 데가 있지만….

헤이연 (언짢은 표정으로) 어려운 관문을 통해 이제 겨우 체질침범을 통과했나 싶었는데 온 길로 다시 되돌아가야 한다구요?

주원장 (크게 웃으며) 하하하하!
글쎄, 저도 그냥 건너뛸까 생각했는데 아무래도 오행(五行) 이론에 대해 좀 알아야 할 필요가 있더라구요. 한의학에서 너무도 중요한 이론이라….

헤이연 오행이론? 많이 들어본 것 같긴 한데, 뭔지는 잘 모르겠네요!

주원장 그럴 거예요! 이것은 체질의학을 이해하는 데 가장 핵심이론이고, 또 한의학을 이해하는 데 있어서도 가장 핵심이론이기도 합니다.

헤이연 그렇다면 오행이란 대체 뭐예요?

주원장 오행이란 우주 만물을 목(木), 화(火), 토(土), 금(金), 수(水), 즉 나무, 불, 흙, 쇠, 물의 다섯 기의 상호작용으로 설명하는 이론이죠.
이건 상당히 추상적이고 관념적인 면이 있어요.

헤이연 목화토금수, 이 다섯 가지로 세상 만물이 다 분류된다는, 뭐 그런 건가요?

주원장 그 말이 전적으로 맞는 말은 아니나, 그런 분류적 측면이 있긴 해요.
하지만 더 중요한 건 이런 분류보다는, 이 다섯 가지가 일정한 규율을 가지고 서로 상호작용한다는, 그 기능적 측면에 있어요.

헤이연 규율이라면 규칙 같은 걸 말하나요?

● 상생상극(相生相剋) 相 서로 상, 生 날 생, 相 서로 상, 剋 이길 극: 상대를 생성하고, 또 상대를 억제한다.

주원장 네! 그 규율이 바로 흔히 말하는 상생상극(相生相剋)●이란 거죠!

헤이연 (탄식하듯) 아! 또 어려운 말들이 스멀스멀 기어 나오기 시작하는군요!

주원장 (웃음 지으며) 이런, 미안해요! 하지만 어떡해요, 반드시 알아야 하는 건데….

헤이연 (포기한 듯이) 그럼 알기 쉽게 설명해주세요!

주원장 좋습니다!

일반적으로 사람들은 상생은 상대를 생(生)한다, 즉 낳아준다라고 새깁니다. 그리고 상극은 상대를 극(剋)한다, 즉 억제한다, 이렇게 많이들 이해해요.

헤이연 그런데 뭐가 뭐를 낳아주고, 누가 누구를 억제한다는 말이에요?

주원장 전통적으로 상생은 오행에서 목→화→토→금→수의 순서로 상대를 생하는 관계를 뜻해요. 말하자면 목이 화를 생하고, 화가 토를 생하고, 토가 금을 생하고,

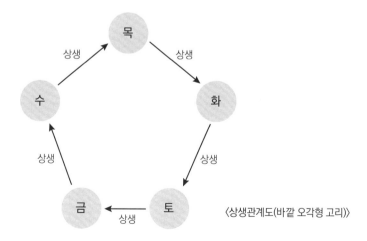

〈상생관계도(바깥 오각형 고리)〉

금이 수를 생하고, 또다시 수가 목을 생하는 순환의 고리의 관계죠.

반면, 상극은 오행에서 목→토→수→화→금의 순서로 상대를 극하는 관계를 뜻해요. 예를 들면 목이 토를 극하고, 토가 수를 극하고, 수가 화를 극하고, 화가 금을 극하고, 다시 금이 목을 극하는 순환의 고리 관계죠.

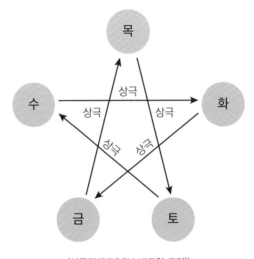

〈상극관계도(내부 별모양 고리)〉

헤이연 (손가락을 허공에 돌리며) 서로 꼬리에 꼬리를 물고 빙빙 돌고 있는 모습이네요.

주원장 그래요. 그런데 8체질의학에서는 전통 한의학과는 달리, 이 상생상극 관계를 일방향이 아닌 양방향 모두 성립한다고 생각해요.

그러니까 상생관계에서 목→화→토→금→수의 방향뿐만 아니라, 수→금→토→화→목의 방향도 동시에 성립하므로, 수가 금을 생하고, 금이 토를, 토가 화를, 화가 목을, 그리고 목이 다시 수를 생하는 관계가 이뤄지죠.

또 상극관계에서 목→토→수→화→금의 방향뿐만 아니라, 금→화→수→토→목의 방향도 동시에 성립하니, 금이 화를 극하고, 화가 수를, 수가 토를, 토가 목을, 그리고 목이 금을 극하는 관계도 이뤄지죠. 그래서 8체질의학에서는 상생관계를 상생지간, 상극관계를 상극지간이라고 불러요.

사이 간(間) 자를 써서 일방향이 아닌 양방향의 대등한 관계임을 밝힌 거죠.

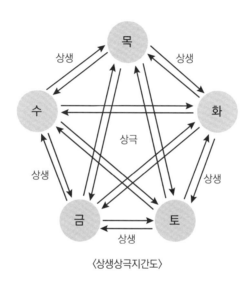

〈상생상극지간도〉

헤이연 우리가 친구와의 관계를 친구지간이라고 하는 것과 마찬가지군요! 친구지간은 일방향적이 아니고 양 방향적인 대등한 관계잖아요.

주원장 그래요, 아주 좋은 비유예요. 그런데 저는 여기서 한발 더 나아가 저만의 독특한 관점으로 상생상극 관계를 바라보고 있어요.

헤이연 주원장님만의 독특한 관점으로?

주원장 네! 전통적으로 상생을 상대를 낳아준다, 북돋워 준다고 해서 단지 보하는 관계로만 보는데, 저는 이 상생을 서로 같은 방향으로 상응하는 '공명(共鳴)' 관계로 봐요. 그리고 상극은 상대를 누른다, 억제한다고 해서 단지 사하는 관계로만 보는데, 저는 이 상극을 서로 반대 방향으로 작용하는 '길항(拮抗)' 관계로 봐요.

헤이연 공명? 길항? 도대체 말들이 왜 이리 어려워요?

주원장 그래요, 좀 어려운 말들이죠. 하지만 너무 어렵게만 보지 말고 그 뜻을 이해하려고 노력해 보세요. 그럼 어려워 보이는 것이 사실 어려운 게 아니라는 걸 알 수 있어요.

헤이연 (내키지 않은 말투로) 알겠어요! 그럼 공명부터 알기 쉽게 설명 좀 해주세요.

주원장 공명이란 말 그대로 같이 운다, 이런 말이죠. 그런데 슬피 운다, 이런 말이 아니라 같은 소리를 낸다는 말이에요. 한 쪽이 높은 소리를 내면 다른 쪽도 높은 소리를 내고, 한 쪽이 낮은 소리를 내면 다른 쪽도 낮은 소리를 내는 거죠.
예를 들어 목과 화는 상생지간인데, 목이 증가하면 화도 증가하고, 목이 감소하면 화도 감소하는 것 같은 거예요. 상생지간이기 때문에 역방향도 성립해요. 즉, 화가 증가하면 목도 증가하고, 화가 감소하면 목도 감소하는 거죠.

헤이연 그럼 길항은요?

● **길항(拮抗)** 拮 일할 길, 抗 겨룰 항: 서로 버티고 대항함.

주원장 길항●이란 말이 사실 일상에서 잘 쓰지 않는 말이죠. 이건 서로 거스른다는 말이에요.

상대의 작용과 반대 방행으로 작용한다는 말이죠. 예를 들어 목과 토는 상극지간인데, 이 경우 목이 증가하면 토는 감소하고, 목이 감소하면 토는 증가하는 거죠. 역시 역방향도 성립해서, 토가 증가하면 목이 감소하고, 토가 감소하면 목이 증가하는 것과 같은 거죠.

헤이연 그런데 여기서 어떤 점이 기존의 생각과 다른, 주원장님만의 독특한 관점이란 거죠?

주원장 대개 상생관계를 "서로 생한다"라고 해석해서 서로를 도와주는 관계로만 말하는데, 그게 아니란 거죠. 이건 서로 도와주는 협력 관계 같은 게 아니라, 그냥 서로 같은 행동을 하는 것일 뿐입니다. 상대가 더하기를 하면 나도 더하기를 하고, 상대가 빼기를 하면 나도 빼기를 하는 거예요. 더하기는 나를 도와주는 것으로 해석할 수 있지만, 빼기는 나를 도와주는 게 아니라 오히려 나를 해코지 하는 거잖아요!

헤이연 아! 그렇군요! 이제야 알겠어요!
공명, 같은 소리로 운다는 말이 바로 그런 말이었군요. 상대의 변화가 나를 도와주기만 하는 게 아니라 나를 해칠 수도 있는 거네요.

주원장 길항도 마찬가지예요. 사람들이 상극을 해석하기를, "서로 억제한다"라고 해서 상대를 억누르고 제압하는 것으로만 이해하는데, 저는 그게 아니라 길항, 즉 서로 반대의 행동을 한다고 본 겁니다. 상대가 더하기를 하면 나는 빼기를 하고, 상대가 빼기를 하면 나는 더하기를 하는 거죠. 상대가 강해지면 나는 약해지고, 상대가 약해지면 나는 강해지는 거예요.

내가 항상 상대에게 제압당하는 것은 아니란 거죠.

헤이연 아하! 듣고 보니 기존의 관점과는 판이하게 다르군요!
(호기심 어린 말투로) 그런데 대체 이런 걸 뭐 하는 데 써요?

주원장 이게 그냥 관념적인 유희 같지만, 실제로 병의 치료에 사용됩니다.
예를 들어 보죠. 오행론에 따르면 목은 간을 상징하고, 화는 심을, 토는 비를, 금은
폐를, 수는 신을 상징합니다. 그래서 심이 약한 경우 상생지간인 간을 보하여 증가
된 목기를 보내 심을 강화하거나, 혹은 또 다른 상생지간인 비를 보하여 증가된 토
기를 보내 심을 강화할 수 있습니다.

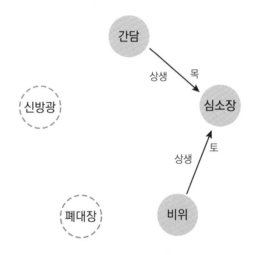

〈상생지간을 이용하여 심을 보하는 방법:
심과 상생지간에 있는 간을 보하거나, 또 다른 상생지간인 비를 보한다.〉

헤이연 아하! 이게 그렇게 실제 이용되는군요!

주원장 주의할 것은 실제 침을 놓을 때는 이 두 가지 방법 중 체질의 장부대소구조에 적합한 것만을 선택해서 사용한다는 것입니다. 또, 이를 상생지간이 아닌 상극지간을 이용해서 심을 강화할 수도 있습니다. 예를 들어 앞의 심이 약해진 경우, 상극지간인 신을 사하여 수기를 감소시켜 심을 강화하거나, 또는 다른 상극지간인 폐를 사하여 금기를 감소시켜 심을 강화할 수 있습니다.

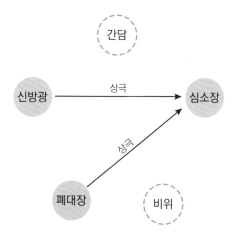

〈상극지간을 이용하여 심을 보하는 방법:
심과 상극지간인 신을 사하거나, 또 다른 상극지간인 폐를 사한다.〉

헤이연 이것은 말하자면 간접적인 방법으로 장기의 질병을 치료를 거군요.

주원장 헤이연님, 정말 핵심을 찔렀어요!
정확히 말하면 불균형이 발생한 장기와 상생상극지간인 다른 장기들을 이용한 간접적 치료법인 거예요. 물론 이 역시도 두 가지 방법 중 체질의 장부구조에 맞는 하나를 선택해서 사용하게 되어 있습니다.

헤이연 (감탄하며) 정말 신기해요! 그런데 문득 드는 의문이, 왜 직접 그 장기를 치료하지 않고 다른 장기를 통해 간접적으로 치료하는 거죠?

주원장 우리 인체는 자율적인 조절 시스템이기 때문에 특정 장기에 문제가 발생하면 웬만해선 스스로 치유를 할 수 있어요. 하지만 병이 심하게 들면 해당 장기의 기능이 많이 떨어져 있어 스스로 회복할 수 있는 능력이 상실되죠. 그럴 때 그 기능이 건재한 다른 장기들을 이용해서 병든 장기를 일으켜 세우는 겁니다.

헤이연 이걸 불우이웃돕기 같은 거라고 이해해도 될까요?
자연재해로 이재민이 발생하면 그들이 당장 일어설 수 없으니까 우리 시민들이 성금을 모아 도와주잖아요?

주원장 하하하, 헤이연님은 진짜 비유의 달인이군요! 그런 걸 사자성어로 십시일반●이라고 하죠. 이와 같은 간접적 치료는 한의학에 깊이 깔려있는 '관계론적 인체관' 때문이라고 할 수 있어요. 인체를 구성하는 모든 장부들이 외딴 곳에 독립된 존재가 아니라 상호 의존하는 관계적 존재라는 거예요.

● 십시일반(十匙一飯) ＋ 열 십, 匙 숟가락 시, ─ 한 일, 飯 밥 반: 열 사람이 한 술씩 보태면 한 사람 먹을 분량이 된다는 뜻으로, 여러 사람이 힘을 합하면 한 사람을 돕는 쉽다는 말이다.

헤이연 관계론적 인체관이 한의학의 인체관이라고 이해하면 되겠네요?

주원장 네, 정확하게 이해했어요!

헤이연 그런데 아직도 궁금한 게 있어요. 이러한 상생상극관계가 적용되는 원리는 어느 정도 알겠는데, 구체적으로 어떻게 적용되는지가 저에겐 아직 좀 모호해요.

주원장 그럴 거예요. 그 물음에 답을 준다면 그건 바로 침이에요!

물론 한약도 치료에 있어 상생상극관계를 적용할 수 있지만, 침보다는 정밀하게 그를 적용하기 어려워요. 침이야말로 가장 정교하게 이 관계를 적용할 수 있어요.

헤이연 그럼 앞에서 말한 체질침법이 바로 이 상생상극관계를 통해 적용되는 건가요?

주원장 그렇습니다! 앞 시간에 경락을 통해 장부의 기를 주고받으면서 항진되거나 저하된 장부를 조절해서 평형에 이르도록 해서 치료를 한다고 했는데, 이렇게 기를 주고받는 데 적용되는 규칙이 바로 상생상극관계라는 겁니다.

결론적으로 말하면, 체질침법은 체질이라는 장부대소구조 하에서 항진되거나 저하된 장부를 평형에 이르도록 하기 위해, 상생상극관계의 규칙을 장부경락의 오수혈에 적용하는 침법이라고 정의할 수 있습니다.

헤이연 야~ 참, 그 정의 한번 길고 복잡하군요!

혹시 그러면 구체적으로 적용 사례를 들어볼 수 있을까요?

주원장 그래요. 좀 어렵겠지만, 잘 들어보면 그리 어렵지도 않습니다.

목양체질의 예로 한번 설명해보죠. 목양체질의 장부구조는 어떻게 되죠?

헤이연 (어리둥절한 표정으로) 목양체질의 장부구조?

아이, 참! 또 그러시네! 제가 그걸 어떻게 외우고 다니냐구요?

주원장 (크게 웃으면서) 하하, 주의를 환기하기 위해 그냥 한번 물어본 거예요!

하여튼 체질의학은 항상 이 체질의 장부대소구조에서 출발한다는 사실은 기억하길 바래요. 이건 수학에서 말하는 공리(公理), 즉 약속 같은 거니까요.

헤이연 넵!

주원장 목양체질의 장부구조는 '간담 〉 신방광 〉 심소장 〉 비위 〉 폐대장'입니다. 여기서 폐가 너무 저하됐다고 가정하면, 이를 치료하기 위해선 당연히 폐를 올려줘야 합니다. 이렇게 해서 평형으로 되돌려야 병이 치료가 됩니다. 바로 이때 앞에서 설명했던 상생상극관계를 이용합니다. 결론적으로 체질침법에서 사용하는 방법은 상생지간인 비를 증진, 즉 보(補)하고, 상극지간인 간을 억제, 즉 사(瀉)하는 것입니다.●

● 보사(補瀉) 補 도울 보, 瀉 쏟을 사: 한의학의 대표적 치료법으로, 보는 부족한 것을 보충해주는 치료이고, 사는 남는 것을 덜어내는 치료이다.

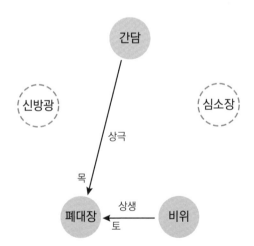

〈목양체질에서 상생지간과 상극지간을 동시에 이용해 폐를 보하는 방법:
폐와 상생지간인 비를 보하고, 폐와 상극지간인 간을 사한다.〉

헤이연 상생지간과 상극지간에서 하나씩 선택해서 사용하는군요.

주원장 그렇죠. 이제 마지막으로 비를 보하고 간을 사하는 구체적 침법만 설명하면 되겠군요.

헤이연 (기대에 찬 표정으로) 아, 이제 드디어 마지막 고개에 도달하는 건가요?

주원장 네, 오래 기다렸죠!
자, 그럼 어떻게 비를 보하고 간을 사하는 것을 침으로 할 건가!
문제는, 이렇게 비를 보하고 간을 사하는 목적이 저하된 폐를 촉진시키는 것이라는 걸 기억해야 해요. 그러니까 이렇게 비를 보하고 간을 사하는 행위의 타겟(target)이 폐라는 것이죠.

헤이연 타겟? 목표?

주원장 네, 목표물이 폐라는 것을 명심해야죠. 그러니까 비에서 토기 생성을 증가시켜 그 증가된 토기를 목표물인 폐로 끌어오고, 또, 간에서 목기 생성을 감소시켜 그 감소된 목기를 역시 목표물인 폐로 끌어오는 것이 필요합니다.

헤이연 폐를 증진시키기 위해 다른 장기에서 필요한 기를 받아오는 거군요.

주원장 맞아요! 그래서, 비에서 토기 생성을 증가시키기 위해선 오수혈 중 비경락의 토혈에 침을 보법으로 놓고, 이 증가된 토기를 폐경락의 토혈에 보법으로 침을 놓아 폐로 받아들입니다.

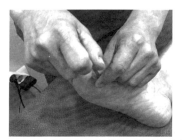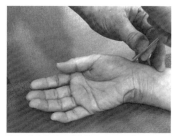

〈비경락의 토혈(좌)을 보하여 증가된 토기를 폐경락의 토혈(우)로 보낸다.〉

그리고 간에서 목기 생성을 감소시키기 위해 오수혈 중 간경락의 목혈에 침을 사법으로 놓고, 이 감소된 목기를 폐경락의 목혈에 사법으로 침을 놓아 폐로 받아들입니다.

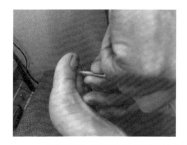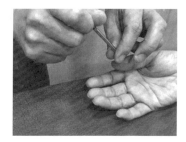

〈간경락의 목혈(좌)을 사하여 감소된 목기를 폐경락의 목혈(우)로 보낸다.〉

헤이연 (감탄하며) 야~ 대박! 이건 마치 야구에서 투수가 공을 던지고 포수가 받는 것처럼 장기들이 서로 기를 주고받네요!

주원장 그렇지요! 좀 더 근사하게 말한다면, 통신에서 행하는 송수신과 흡사한 과정이라고도 할 수 있어요. 토기를 증가시키는 신호와 목기를 감소시키는 신호를 폐에 보내 폐의 기능을 끌어올리는 거죠. 이건 거의 신호를 통한 정보전달을 방불케

하는, 그야말로 기막힌 과정이예요!

헤이연 (찬양하는 표정으로) 정말 신기해요!
아니, 신비스러워요! 이런 놀라운 원리가 이 작은 침 안에 있었다니!
침은 그냥 아픈 것, 싫지만 병을 낫기 위해 어쩔 수 없이 맞아야 하는 그 무엇일 뿐
이라는 생각밖에 없었는데, 보이지 않는 침의 원리가 실제는 살아있는 그림처럼 내
몸 안에 엄연히 작동하고 있었다니요!

주원장 이것은 체질의학 이론의 최고의 백미라 할 수 있어요!
그리고 정말 '아름답다'는 말 외에 다른 말로 표현할 길이 없어요.

헤이연 저도 잘은 모르지만 그런 느낌을 좀 받았어요. 8체질 이론이 그냥 맹목적
인 주장이 아니라, 매우 정교한 디자인에 의해 만들어진 건축물 같다고나 할까요?

주원장 (감탄사를 발하며) 캬! 거 참 멋드러진 표현이군요!

헤이연 (장난기 어린 표정으로) 좋았어요?

주원장 그럼요!

헤이연 감사합니다, 주원장님!
에~ 오늘도 주원장님과 함께 재미있는 8체질이야기를 나눠 봤습니다.
다음 시간에도 역시 재미있고 유익한 이야기로 여러분을 다시 찾아 오겠습니다.

헤이연&주원장 여러분, 안녕!

체질약이란?

헤이연 지난 시간엔 오행의 상생상극이라는, 일반인에게는 좀 생소하고 어려운 내용의 이론과, 그를 응용한 체질침법에 대해 알아봤는데, 의외로 제겐 재밌고 아주 특별했던 강의였어요. 8체질 이론의 정교함? 과학성? 이런 걸 몸으로 느꼈다고나 할까요?

주원장 아, 그러셨어요? 그런 반응을 주시니 저도 큰 보람을 느낍니다.
사실 저도 처음엔 그걸 제대로 설명이나 할 수 있을지 반신반의한 상태였어요.
어려운 내용을 쉽게 전달한다는 게 결코 쉬운 미션은 아니거든요.
지난번 강의가 그렇게 잘 이해됐다면 제겐 '미션 임파서블(Mission Impossible)'을 달성한 거나 다름 없어요!

헤이연 미션 임파서블! 그게 그렇게 어려운 거였군요!

근데 주원장님! 저는 사실 한의학 하면, 침보다는 한약이 맨 먼저 떠올라요. 그 거무스름하고 쓸쓸한 물약을 코를 틀어막고 먹었던 기억 때문에 말이죠.

주원장 한약이 꼭 쓴맛만 있는 건 아닌데, 사람들 뇌리엔 병의 고통과 동반돼서 그런지, 부지불식간에 한약은 쓰다라는 고정관념이 박힌 측면이 있어요.

그런데 재밌는 건 고통(苦痛)이라고 할 때 이 '고' 자가 한자로 '쓸 고(苦)'자를 쓴다는 사실이에요.

우리가 쓴맛이 나는 걸 먹을 때 참 괴롭죠. 오만상을 다 찌푸리고 먹잖아요! 이렇게 쓴맛을 먹는 게 괴롭고, 그래서 '쓸 고' 자가 고통을 뜻하는 말로 통용되는 것이죠. 오죽하면 "양약고구이어병●"이라는 말까지 나왔겠어요?

> ● 양약고구이어병(良藥苦口利於病) 良 어질 양, 藥 약 약, 苦 쓸 고, 口 입 구, 利 이로울 이, 於 어조사 어, 病 병 병: 좋은 약은 입에 쓰나 병에 이롭다.

헤이연 (어리둥절해서) 예? 뭐라고요?

주원장 좋은 약은 입에 쓰지만 병에 이롭다라는 뜻이에요.

원래는 "양약고구이어병, 충언역이이어행(良藥苦口利於病, 忠言逆耳利於行)"이란 말에서 나온 말이죠. 좋은 약은 입에 쓰지만 병에 이롭고, 충성스런 말은 귀에 거슬리나 행동에 이롭다, 이런 말인데, 이 중 앞 구절에 해당되는 말이죠.

헤이연 왜 이런 말이 나오게 되었죠?

주원장 때는 진시황(秦始皇)이 죽고 난 후 초(楚)나라 항우(項羽)와 한(漢)나라 유방(劉邦)이 천하를 통일하기 위해 서로 피튀기게 쟁패하던 시절이었어요.

● 중국의 작자 미상의 역사소설. 진나라 말기부터 한나라 초기의 시대상을 사마천의 사기를 토대로 꾸민 명나라 때의 소설로, 여러 작가들의 다양한 버전의 작품들이 있다. 다다익선(多多益善, 많을수록 좋다), 배수진(背水陣, 뒤에 강을 두고 진을 친다. 물러설 곳 없이 결사항전하는 것), 사면초가(四面楚歌, 사방에서 초나라 노래가 들린다. 한나라 군사들이 항우의 초나라 군대를 포위하고 초나라 노래를 불러 초나라 병사들의 사기를 꺾는 대목. 적에게 둘러싸인 고립된 상태), 역발산기개세(力拔山氣蓋世, 힘이 산을 뽑고, 기상이 세상을 뒤덮는다. 유방에게 패배한 항우가 자결하기 전에 자신의 막강했던 힘을 스스로 묘사한 대목) 등의 친숙한 한자숙어들이 다 여기에서 온 것이다.

이들의 파란만장한 이야기는 『초한지(楚漢志)』●라는 역사소설에 잘 나와 있지요.

헤이연님, 장기 둬 봤죠?

헤이연 네!

근데 장기는 왜 갑자기 물어보시죠?

주원장 그 장기 둘 때 가장 큰, 왕에 쓰여진 한자가 바로 '초나라 초(楚)' 자와 '한나라 한(漢)' 자예요. 그러니까 장기판은 초나라 항우와 한나라 유방이 중원을 차지하기 위해 처절하게 투쟁하고 있는 초한지의 격전장인 거죠!

헤이연 그렇군요!

전 그런 걸 전혀 모르고 장기를 뒀네요!

그저 상대방 말을 잡는 데만 관심 뒀지….

주원장 전쟁 초기에 유방은 항우보다 그 세력이 비교도 되지 않을 정도로 매우 약했어요. 하지만 지략이 뛰어난 참모 장량(張良)의 지혜에 힘 입어 운 좋게 먼저 진나라 황궁이 있는 함양(咸陽)으로 입성하게 되죠. 그런데 유방은 분수도 모르고 지가 무슨 황제나 된 듯한 착각에 빠져 매일 호사스런 음식이나 먹고 주색에 빠지는 등 향락을 일삼아요. 자신보다 강한 항우의 세력이 아직 저 밖에 건재한데 말이죠. 이에 걱정이 된 장수 번쾌(樊噲)가, 유방에게 궁을 떠나 적절한 곳에 진을 치고 항우의 공격에 대비해야 한다고 간(諫)하죠.

헤이연 간한다는 게 무슨 말이죠?

주원장 그건 임금이나 권력자에게 잘못된 일을 고치도록 의견을 올리는 것을 뜻해요. 그런데 얼빠진 권력자들이 대개 그렇듯 유방도 그 말을 잘 듣지 않죠.
그러자 이번엔 참모 장량이 유방에게 번쾌의 말을 받아드리기를 재차 충고하면서 이 말을 한 거예요. "좋은 약은 입에 쓰지만 병에 좋듯, 충언은 귀에 거슬리지만 행동에 좋다", 이렇게요. 그때서야 겨우 정신을 차린 유방은 자신의 잘못을 뉘우치고 번쾌의 말 대로 궁을 떠나 패상(覇上)이라는 곳에 진을 치게 되죠.
이후 수많은 우여곡절 끝에 마침내 유방은 항우를 꺾고 천하를 통일하여 한나라를 세우게 됩니다.

헤이연 야~ 천하를 손에 넣다니, 기분 끝내주겠네요!

주원장 (웃으면서) 그렇겠죠!
장량의 이 말에서 종종 앞 구절, 즉 '양약고구이어병' 부분만 따로 인용되기도 합니다. 약이 쓰다는 핑계로 약을 안 먹으려고 하는 자들에게 유명한 한자 성어를 끌어와, 먹기 싫은 쓴 약을 먹게 하는 좋은 구실로 삼는 거죠.
원래 핵심은 뒷말에 있는 건데, 말이죠.

헤이연 사람들이란 자기한테 유리한 것만 선택하는 이기적인 습성이 있는 것 같아요!

주원장 맞아요! 자기가 보고 싶은 것만 보는 거죠.
그런데 사실 한약은 쓴맛뿐만 아니라 이 외에도 다양한 맛을 지녀요.

대표적으로 말하는 게 오미●, 즉 다섯 가지 맛이에요. 한자로 산고감신함이라고 하는데, 우리말로 신맛(산), 쓴맛(고), 단맛(감), 매운맛(신), 그리고 짠맛(함)이 그것이죠. 혹시 헤이연님, 오미자(五味子)라는 열매에 대해 들어봤어요?

헤이연 당연히 들어봤죠! 제가 오미자차를 좋아하거든요!

주원장 아! 그러셨군요!

헤이연 그런데 이 오미자가 다섯 가지 맛을 가졌다는 건가요?

주원장 그런 셈이죠.

헤이연 이상하네요?

주원장 뭐가요?

헤이연 전에 오미자차 마실 때 신맛밖엔 안 나던데요!

주원장 (크게 웃으며) 하하하하!
그렇게 생각하기 쉽지만 곰곰이 맛을 음미해보면 신맛뿐만 아니라 쓴맛, 단맛, 매운맛, 짠맛도 느껴진다고 해요.

헤이연 그런데 왜 맛을 다섯 가지로 분류한 거죠?

맛이란 이 외에도 매우 다양하게 존재하잖아요.

주원장 이것은 지난 시간에 다뤘던 오행설●에 따른 분류라고 할 수 있어요.

● 오행설(五行說) 우주 만물의 운동을 목화토금수, 즉 나무, 불, 흙, 쇠, 물의 다섯 기의 상호작용으로 설명하는 이론이다.

헤이연 아, 그 상생상극관계의 오행설, 말이죠?

주원장 아주 잘 기억하고 있군요, 헤이연님! 여기 '오미'에서는 상생상극관계론보다는 분류적 측면이 강해요. 오행의 범주에 맞춰 단순하게 다섯 가지로 분류한 거죠.

헤이연 세상에는 각양각색의 다양한 맛이 존재하지만, 그것을 추려 보면 대개 다섯 가지로 나눠진다, 이건가요?

주원장 그렇죠!

헤이연 근데 맛이 한의학과 무슨 관련이 있어요?

주원장 (주의를 끄는 낮은 목소리로) 한의학과 관련이 많아요.
오행론에 의하면, 신맛은 목(나무)에 속하고, 쓴맛은 화(불), 단맛은 토(흙), 매운맛은 금(쇠), 그리고 짠맛은 수(물)에 속해요. 오장으로 말하면, 신맛은 간에, 쓴맛은 심, 단맛은 비, 매운맛은 폐, 그리고 짠맛은 신에 속하죠.

헤이연 그럼 신맛이 나는 약은 간에 좋은 거고, 단맛이 나는 약은 비에 좋고… 이런 건가요?

주원장 그렇게 잘못 알고 있는 분들이 많은데, 사실은 그렇지 않아요.
맛과 장기의 관계가 딱 들어맞는 경우도 있지만, 실은 그렇지 않은 경우가 더 많죠.
그래서 금양이나 금음체질인 환자들에게 제가 간기능이 저하되기 쉬운 체질이라
고 하면, 대뜸 "그럼 전 신 것을 많이 먹으면 좋겠네요!"라고 하시는 분들이 종종
있어요. 아마 어디서 신맛이 간에 좋다는 말을 듣고 하는 말 같은데, 사실은 항상
맞는 말은 아닌 거죠.

헤이연 (비판조로) 그럼 이렇게 맛과 장부랑 일대일로 연결하는 건 불합리한 거잖
아요!

주원장 그래서 제가 곰곰이 생각해 본 결과 이런 결론을 내렸어요.
한약의 맛이 실제 어떤 장기와 정확하게 일대일 대응하는 것은 아니라 할지라도,
한약은 특정 장기에 선택적으로 작용하여 그 효능을 발휘한다, 이렇게요.

헤이연 그러니까 한약이란 것은 맛과 무관하게, 어떤 장기에 선별적으로 작용한
다는 거네요.

주원장 그렇습니다! 그러한 장기에 대한 선택적 작용을 관념적으로 오미와 연관지
은 것이 아닌가, 생각합니다.

헤이연 어쨌든 앞으로는 맛에 대해서는 잊어버려도 괜찮다는 말이죠?
단지 어떤 장기에 작용하느냐, 이것만 알면 된다, 이거죠?

주원장 헤이연님은 거듭 말하지만, 핵심정리 하나는 정말 기가 막히는군요!

바로 그렇습니다! 이것이 바로 한의학에서 말하는, 그 귀 경(歸經)●이라는 이론입니다.

● 귀경(歸經) 약물이 특정 장부로 들어갈 때 거치는 가상의 경로이다.

헤이연 귀경?

주원장 네! 이 귀경이라는 개념이 8체질의학에서는 매우 중요해요.
여기 어떤 약이 있을 때, 그 약의 귀경이 뭐냐를 안다는 것은 결국 어느 장기에 작용하느냐라는 것을 알 수 있기 때문입니다.

헤이연 그러니까 귀경은 그 약의 효능을 결정짓는 열쇠라고 할 수 있네요.

주원장 바로 그 말입니다!
그래서 한의학의 약리학이라 할 수 있는 본초학(本草學) 책에 보면 약재마다 꼭 귀경이 나와 있어요. 문제는, 그게 체질적 관점에 따라 쓰여진 것이 아니라서 체질에 적용하려면 좀 더 연구를 해야 한다는 거죠.

헤이연 아이 참, 중국사람들은 그동안 뭘 했대요? 8체질의학도 모르고 있었다니….

주원장 (맞장구치며) 그러게 말이에요!
중국이란 나라가 대국이고, 그래서 참 대단한 나라 같지만, 이렇게 가끔 구멍이 커다랗게 뚫린 면이 종종 있어요.
한의학도 고대로부터 편작(扁鵲)이나 화타(華陀), 장중경(張仲景), 손사막(孫思邈) 같은 전설적 명의들이 즐비하고, 헤아릴 수 없이 많은 의학 서적들이 도처에 차고 넘쳐, 양적 측면에서는 상상을 초월하는 방대한 규모를 자랑하지만, 체질의학처럼 정말 의학에서 없어서는 안 될 핵심적 분야는 완전 진공상태라 해도 과언이 아닐 만큼 너무도 초라한 상황을 면치 못하고 있거든요.

헤이연   우리 8체질의학이 말하자면 일당백(一當百)●의 역할을 하고 있는 거네요.

주원장   그렇습니다!
그래서 우리 8체질을 하는 한의사들의 어깨가 여간 무거운 게 아니에요.

헤이연   (주먹을 불끈 쥐며) 주원장님, 홧팅!

주원장   하하하! 감사합니다!
그런데 한약과 관련해서 하나 더 꼭 얘기해야 할 게 있어요.

● 사족(蛇足)   蛇 뱀 사, 足 다리 족: 뱀의 다리. 화사첨족(畵蛇添足, 뱀을 그리며 다리를 덧붙임)의 줄임말. 옛날 중국 전국시대(戰國時代)에 어떤 인색한 사람이 제사 지낸 뒤 술을 딱 한 잔 하인들에게 내놓으며 나눠 마시라고 했다. 그러자 한 하인이 땅바닥에 뱀을 가장 먼저 그린 사람이 술을 혼자 다 마실 수 있는 내기를 제안했다. 한 사람이 가장 먼저 그렸는데, 이 사람은 뱀에 다리가 달린 그림을 그린 것이었다. 그가 승자를 자처하며 술을 마시려 할 때, 다리 없는 정상 뱀을 그린 사람이 "뱀에 어떻게 다리가 있냐"며 이의를 제기했다. 결국 다리 달린 뱀을 그린 사람은 실격하고, 정상 뱀을 그린 그 사람이 승자가 돼 술을 차지하게 되었다. 쓸 데 없는 일을 덧붙여 도리어 일을 그르치는 상황을 일컫는다.

헤이연   아, 이게 다 끝난 게 아니었어요?

주원장   사족(蛇足)● 같기는 하지만, 사람들이 종종 혼돈하는 분야여서 언급하지 않을 수 없네요.

헤이연   그게 뭐죠?

주원장   그건, 약이 찬 약이냐, 따뜻한 약이냐라는 거예요.

헤이연   약이 찬 게 있고 따뜻한 게 있어요?

아니, 약을 불에 달구면 따뜻할 것이고, 냉동실에 넣어 두면 찬 것이지, 그 자체가 스스로 뜨거운 열을 내거나, 차가운 기를 내놓고 그런 건 아니잖아요!

주원장 이것도 사실은 좀 관념적인 데가 있어요. 아까 한약재에 관한 약리학을 본초학(本草學)이라고 했죠? 한의학에서는 약이 가진 성질을 약성(藥性)이라고 하는데, 이 성질에 크게 두가지가 있어요. 그 중 하나가 앞에서 말한 약의 맛(味)이고, 다른 하나가 약이 가진 기운(氣)이에요. 그래서 이를 합쳐서 한의학에서는 흔히 '기미론(氣味論)'이라고 해요. 기는 찬 성질, 더운 성질, 즉 한열(寒熱)을 뜻하고, 미는 앞에서 논의한 바 대로 오미로 상징되는 맛이죠.

헤이연 기는 한열이고, 미는 오미라는 거죠?

주원장 네!
미는 앞에서 자세히 논했듯이 오행이라는 다섯 가지의 범주로 약을 해석하는 것이고, 그래서 약이 어떤 장부에 작용하는가를 밝힌 것이라면, 반면에 기는 한열이라는 두가지의 상으로 약을 해석하는 것이어서, 음양적 측면으로 약의 성질을 논하는 것이라고 할 수 있어요.

헤이연 미는 오행이고, 기는 음양이다?

주원장 그렇습니다!
(엄지를 추켜세우며) 요점정리의 달인, 헤이연님!

헤이연 (잘난 체하며) 제가 후려치기에 조예가 좀 깊거든요!

주원장　좀 더 상술하면, 미는 약성의 오행적 측면이고, 기는 약성의 음양적 측면이라 할 수 있죠. 그런데, 체질의학에서는 이 기의 음양적 측면, 즉 한열이 별로 중요하지 않아요. 8체질의학에서는 각 체질에 따라 엄격하게 약을 분류해서 쓰는데, 그 기준이 바로 어느 장기에 작용하느냐, 하는 점이거든요. 이렇게 정확히 약을 분류하면 그로써 족하니, 굳이 그 약이 찬약인지, 더운 약인지 고민할 필요가 별로 없는 거예요.

헤이연　그렇군요! 그런데 어떻게 그 약이 특정 장기에 작용하고, 그 체질에 맞는지 알고 분류를 하는 거죠? 약을 뚫어지게 관찰하면 답이 나오나요?

주원장　(크게 웃으며) 하하하!
옛날 중국 명나라의 철학자 왕양명(王陽明)이 20대의 젊은 나이에 진리탐구를 위해 무려 7일 밤낮을 식음을 폐하고 대나무만 쳐다봤다고 하던데, 그 말이 생각나네요.

헤이연　아니, 그분은 왜 그랬대요?

● 격물치지(格物致知) 格 격식 격, 物 물건 물, 致 이를 치, 知 알 지: 송나라 때 주자학의 창시자 주희(朱熹)의 학설로서 사물의 이치를 의심의 여지 없이 끝까지 연구하여 진정한 앎에 이르는 진리탐구의 방법론. 이에 대해 왕양명은 격물(格物)을 마음을 다스림으로 풀어, 마음을 다스리면 참된 진리가 스스로 드러난다는, 그만의 특유의 관점에서 재해석함으로써 주자의 설과 다른 입장을 취한다.

주원장　송나라 때 주자학(朱子學)을 창시한 주희(朱熹) 선생이 당신의 '격물치지(格物致知)'●론을 펴시면서, "나무 한 그루, 풀 한 포기에도 다 그 나름의 이치가 있으니, 그 이치를 끝까지 캐물어야 한다."라고 말씀하셨는데, 그 말에 감명을 받은 왕양명 선생이 몸소 그것을 실천해보겠다고 그런 거예요.

헤이연 그래서 어떻게 됐어요? 대나무에 서린 깊은 이치를 깨달으셨나요?

주원장 글쎄, 제대로 먹지고 못하고, 몇날 며칠 잠도 못자고, 그러는 바람에 결국 몸을 크게 상해 병석에 눕고 말았죠!

헤이연 하하하!
(크게 웃다 미안한 표정으로 급변) 앗! 왕양명 선생님이 몹시 편찮게 됐는데, 것도 모르고 이렇게 웃다니 죄송해요~.

주원장 (큰 소리로) 하하하!
그 사건이 있은 후 왕양명 선생은 크게 실망한 나머지 주자학을 불신하게 되고, 주자학과 결별을 선언한 후 자신만의 학문을 갈고 또 닦아, 마침내 양명학(陽明學)이라는 새로운 학문을 창시하여, 학계의 거목으로 우뚝 서게 되죠.

헤이연 그렇다면 주희 선생님의 말씀이 헛되지만은 않았네요!

주원장 어떻게요?

헤이연 주희 선생님의 그 격물치지의 말씀이 없었으면 대나무는 아예 쳐다보지도 않았을 것이고, 그랬음 심한 병도 안 걸렸을 것이고, 그랬음 자신만의 새로운 사상의 연구는 생각조차 못 했을 수도 있으니까요.

주원장 아하! 그런 의미였군요! 그런 걸 전화위복(轉禍爲福)이라고 하죠. 직역하면, 재앙(禍)이 떼구르 굴러서(轉) 복(福)이 된다(爲)는 말인데, 이는 처음에 겪었던 좋지 않은 일이 뒤에 좋은 일이 되는 계기가 됐을 때 쓰는 말이죠. 그러니 현재 겪는 불운이 꼭 나쁜 것만은 아니라는 거예요.

헤이연 (거들먹거리며) 인생이란 게 뭐, 새옹지마(塞翁之馬)● 같은 거죠!

주원장 오! 헤이연님, 새옹지마도 아시네요!

헤이연 절 너무 무시하는 거 아녜요?

주원장 (웃음과 함께 손사래치며) 아녜요, 아녜요!

헤이연 그런데 왜 지금 왕양명 선생님 얘기가 나왔죠?

주원장 헤이연님이 8체질의학에서 약이 특정 체질에 맞는지 어떻게 알아냈냐고 물었죠? 그러면서 그 약을 뚫어지게 쳐다보고 알았냐고 했잖아요.

헤이연 아하, 그랬었죠! 제가 이렇게 정신이 없어요!

주원장 하하하하! 그럴리가요!
(웃음의 여운과 함께) 에… 다시 약의 얘기로 되돌아가면, 8체질의학에서 약이 어떤 체질에 맞느냐, 하는 것은, 그 약이 어느 장기에 작용하는가를 탐구해서 얻은 것이라고 저는 추측해요. 아마도 수천년 전부터 한약은 사용되어 왔으니까 많은 약

들의 효능이 어느 정도 알려져 있었을 거예요, 정확하게 어느 체질에 맞는 건지는 몰랐다 할지라도. 이제마 선생님도 그런 기존의 의서들을 많이 연구하셨죠. 그래서 선생님의 책 『동의수세보원(東醫壽世保元)』●에 보면, 수많은 의서들에서 수록한 각 사상체질들에 대한 명 처방들이 다수 제시돼 있어요.

● 『동의수세보원(東醫壽世保元)』 1894년 이제마 선생이 펴낸 사상의학에 관한 대표적 저서이다.

헤이연 아~ 우리 이제마 선생님께서 이미 다 해 놓으셨군요!

주원장 물론 다는 아니지만, 체질에 대한 처방의 큰 줄기는 잘 정리해 놓으셨다는 말이죠. 그 책에 보면 고래로부터 선생님의 당대에까지 의학 방면의 많은 학자들의 이론을 깊이 연구하여 각 체질에 따라 그들의 처방들을 손수 분류해 놓은 게 있고, 그걸로 미진한 것은 다시 체질마다 선생님 스스로 많은 처방들을 창방하여 그 뒤에 덧붙여 놨어요. 이런 게 가능했던 것은 아마도 선생님의 직관적 통찰도 있었겠지만, 대부분은 환자들을 몸소 치료하며 얻은 임상적 경험을 통해서라고 생각해요.

헤이연 그러니까 원래 있던 처방으로 치료를 해보고서, 그게 어떤 체질에 맞는지 알아냈다는 거네요. 만약 적당한 처방이 없으면 선생님께서 스스로 만들어내시고.

주원장 그렇습니다!
그래서 어떤 약이 어느 체질에 맞는가, 하는 것은 실제 치료에 하나하나 구체적으로 적용해봐서 시행착오(試行錯誤)●의 방법으로 알아냈을 거란 생각이 들어요.

● 시행착오(試行錯誤) 미국 심리학자 손다이크(Thorndike)의 연구로, 학습자가 본능이나 습관에 의해 시행과 잘못을 반복하다가 우연히 성공한 행위를 계속함으로써 점차 목표에 도달하게 된다는 원리이다.

헤이연 시행착오?

주원장 네. 가장 좋은 예는 이제마 선생님 자신인데요, 일설에 선생님이 평소 몸이 좋지 않으면 산에 올라가 솔잎을 따서 그걸 씹어 즙을 빨아먹었다는 이야기가 있습니다. 이제마 선생님은 태양인으로 자처했는데, 하필 태양인 약재가 기존에 별로 알려진 게 없어서 이렇게 부득불 스스로 약을 개발해야 했던 겁니다. 이런 식으로 해서 스스로 창방한 태양인 처방이 『동의수세보원』에 단 두개가 전합니다. 그만큼 태양인 약재를 구하는 데 난항을 거듭했다는 방증입니다.

헤이연 그렇게 하나하나 실험하듯이 해서 겨우겨우 알아낸 거군요!

주원장 그렇죠. 이제마 선생님께서 솔잎을 먹어보고 당신 몸에 좋았다는 거 아니에요? 그럼 어떻게 생각했겠어요?
"아, 솔잎은 간에 좋구나!" 이러지 않았겠어요? 선생님이 간이 작은 태양인이니까.

헤이연 그렇다면 체질을 통해서 역으로 그 약의 귀경을 추측한 거네요?

주원장 그렇죠! 말하자면 합리적 추론인 겁니다. 어떻게 솔잎이 간경락을 통해 간으로 들어가는 것을 맨눈으로 확인해 볼 수 있겠어요? 약의 효능을 임상적으로 확인해보고, 체질이라는 구조적 틀 속에서 약의 타겟이 되는 장기를 연역적으로 추론한 것이라고 봅니다.

헤이연 체질의학은 마치 셜록 홈즈의 추리소설 같은 면이 있네요. 약이 다니는 미지의 경로를 이렇게 추론을 동원해서 눈으로 보듯이 알아맞추니까요.

주원장 네, 확실히 체질의학은 그런 면이 있어요. 그리고 이런 과정은 지금도 계속 되고 있어요. 저도 이제마 선생님의 사상처방을 더욱 연구하고 발전시켜 더 많은 약재와 처방을 8체질에 맞게 개발하고 있습니다. 물론 더디지만 그렇게 한 걸음 한 걸음 내딛는 수밖엔 없는 거지요.

헤이연 이제마 선생님이든, 주원장님이든, 약재 하나 하나를 실제 임상에서 경험해서 그 약이 어느 체질의 어느 장기에 작용한다는 걸 알아내는 거네요.

주원장 그렇습니다!
다시 말하지만 세상에 쉬운 일은 하나도 없습니다!

헤이연 알겠습니다!
지난 시간의 침에 이어 오늘은 약에 대해 주원장님과 알아봤습니다.
그럼 다음 시간에 또 찾아뵙겠습니다.

헤이연&주원장 여러분, 안녕!

주원장한의원에서 치료하는 질환들

오장육부에서 발생하는 일반적인 내과질환은 거의 다 8체질의학의 치료 대상이 된다. 내과질환이야말로 장부들의 과도불균형으로 발생하는 전형적인 질환이기 때문이다. 무엇보다 위나 장의 만성 소화기계 질환은 8체질의학이 탁월한 치료 효과를 발휘한다. 오랜 투병으로 거의 포기하다시피 한 악성의 소화계질환도 8체질 치료로 드라마틱 하게 치료가 되는 것을 경험하게 될 것이다.

두드러기, 피부묘기증, 접촉성피부염과 같은 알레르기 피부질환이나, 여드름, 종기, 지루성피부염 등과 같은 피부질환은 8체질의학이 특히 장기로 하는 질환들이다.

그 중에서도 난치 중의 난치질환인 아토피피부염(atopic dermatitis)은 8체질 치료로 가장 좋은 효과를 볼 수 있는 질환이다. 체질침과 체질약으로 치료한다. 8체질 치료를 받으면서, 체질식을 엄격히 지킨다면 완치까지도 바라볼 수 있다.

알레르기비염이나 알레르기천식과 같은 호흡기알레르기도 8체질의학이 강점을 지닌 질환들이다.

현대의학에서 가장 골칫거리인 면역계 질환, 특히 류마티스 관절염(rheumatoid arthritis) 같은 질환도 역시 8체질 치료에 잘 반응하는 질환이다. 이런 질환들은 스테로이드제나 면역억제제와 같은 약을 쓰기 때문에 심각한 부작용과 후유증에 시달릴 수 있는데, 8체질의학은 체질에 친화적인 체질약과 체질침, 그리고 체질식이요법으로 치료를 하므로 부작용 없이 근본치료에 다가갈 수 있다.

다음은 8체질의 치료 대상이 되는 다양한 질환들이다(8체질 치료가 잘 되거나, 체질 치료가 필요한 질환).

1. 위장관 질환

위궤양, 십이지장궤양, 위염, 십이지장염, 식도염, 역류성식도염, 췌장염, 위하수, 위무력, 변비, 설사, 과민성대장증후군, 치질

2. 심혈관 질환

흉민(가슴 답답), 흉통, 가슴 두근거림, 협심증, 동맥경화, 심부전, 부정맥, 수족냉증

3. 간담 질환

만성피로, 간염, 간경화, 지방간, 음주 숙취, 황달, 담석, 담낭염

4. 폐 질환

천식, 감기, 해수(기침), 가래, 폐결핵, 폐렴, 기관지확장증

5. 비뇨생식계 질환

부종, 방광염, 요도염, 전립선염, 전립선비대증, 신우신염, 사구체신염, 신부전, 요실금, 야뇨증

6. 부인과 질환

생리통, 냉대하, 생리불순, 갱년기장애, 입덧, 난임, 불임, 자궁출혈(하혈), 난소낭종(물혹), 자궁근종, 자궁수종(물혹)

7. 안이비인후과 질환

비염, 축농증, 중이염, 인후염, 후두염, 편도선염, 결막염, 백내장, 녹내장, 이명증

8. 정신과 질환

두통, 공황장애, 불면증, 우울증, 환청, 환각

9. 피부과 질환

아토피피부염, 알레르기 피부, 여드름, 건선, 두드러기, 기타 피부병

10. 대사성 질환

당뇨병, 비만, 고혈압, 고지혈증, 갑상선기능항진증 및 저하증

11. 면역계 질환

알레르기, 베체트병, 자가면역, 류마티스 관절염, 루프스(전신성홍반성낭창)

12. 신경계 질환

근무력증, 파킨슨병, 자율신경실조증

13. 외과 질환

디스크질환(경추, 요추), 협착증, 신경통, 근육통, 관절염, 염좌(삐거나 접지름), 구안와사(안면마비)

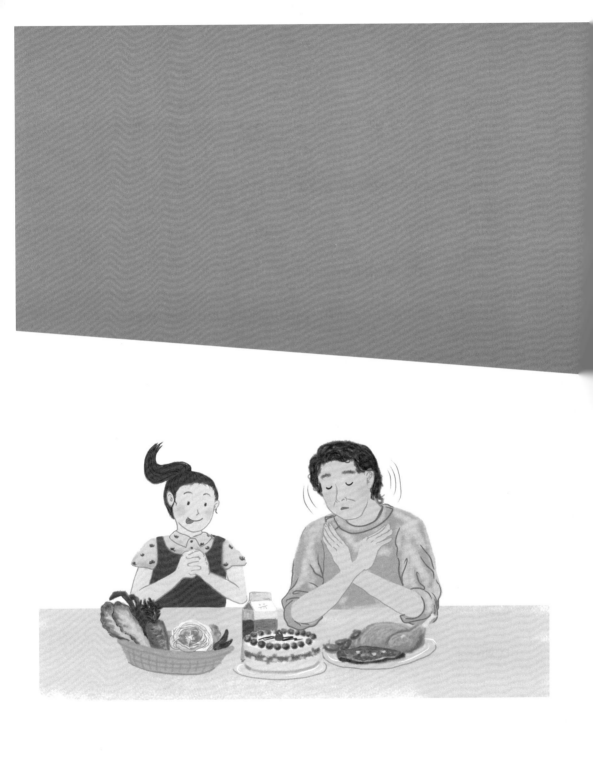

셋째 엮음

내 몸에 딱 맞는
음식, 체질식 어떻게?

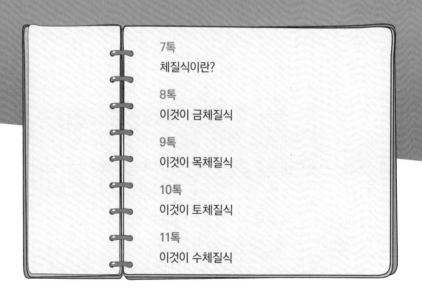

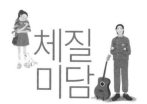

체질
미담

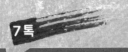

체질식이란?

헤이연 주원장님, 오늘은 무슨 얘기를 가져오셨나요?

주원장 오늘은 체질식에 대해 좀 다뤄볼까 합니다.

헤이연 체질식이라면 체질에 맞는 식생활을 말하는 거겠죠?

주원장 네. 맞습니다. 정확히 말하면, 체질식은 그 체질에 맞는 식품으로 구성된 일상의 식생활을 말합니다.

헤이연 (깐죽거리듯) 아, 그럼 오늘 방송은 다 끝났네요!
결론이 나왔으니 더 이상 할 말이 없을 것 같은데요.

주원장 (크게 웃으며) 하하하! 헤이연님, 농담도 참 잘 하시는군요!
그렇게 단순한 문제면 왜 제가 주제로 가져왔겠습니까? 겉으로 보면 참 단순해 보이지만, 자세히 들여다 보면 생각보다 매우 복잡한 상황이 얽혀있어요.

헤이연 뭐가 그렇게 복잡하죠?

주원장 문제는, "체질에 맞는다"는 이 말에 대한 오해가 참 많다는 것입니다.

헤이연 그래요? 그렇게 이해하기 어려운 내용도 아닌데 무슨 오해를 한다는 거죠?

주원장 가장 흔한 오해는 "내가 좋아하는 음식이 바로 내 체질에 맞는 거다"라는 겁니다.

헤이연 (이해 못하는 표정으로) 그게 오해라구요? 아니, 맞는 말 아니에요? 내가 좋아하는 음식이 내 체질에 맞는 게 당연한 것 같은데요?

주원장 물론 그렇게 생각하기 쉽습니다. 하지만 꼭 그렇지는 않아요.
아니, 그렇지 않는 경우가 더 많을 정도로 잘못된 말입니다.

헤이연 (의외라는 듯이) 그래요? 왜 그런지 좀 더 구체적으로 설명해주시겠어요?

주원장 헤이연님, 육식을 좋아하세요?

헤이연 네, 당연히 좋아하지요.

삼겹살을 특히 좋아해요! 소고기 스테이크도 당연 좋아하구요.

주원장 그럴 겁니다! 하여튼 사람들은 대체로 고기를 좋아합니다. 특수하게 고기를 싫어하는 사람이 없지는 않지만, 십중팔구는 고기를 참 좋아합니다. 하지만 고기를 좋아한다고 해서 그 사람에게 꼭 고기가 맞는 건 아닙니다. 특히나 그 사람 체질이 금양이나 금음체질이라면 거의 모든 고기가 좋지 않거든요.

헤이연 그러니까 금체질은 고기가 맞지 않는 체질이군요.

주원장 그렇습니다!
그런데도 금체질 중에 고기를 좋아하는 사람들이 무척 많습니다.

헤이연 좋아하는 음식이 반드시 자기 체질에 맞는 건 아니라는 말씀이 바로 이 말이었군요!

주원장 그렇습니다! 이상한 건 금체질 중에 유독 고기 좋아하는 사람이 많다는 겁니다. 어쩔 땐 고기가 가장 좋은 체질인 목양이나 목음체질보다 더 좋아하지 않을까, 싶을 정도로 좋아합니다.

헤이연 아! 그런 정도까지 좋아하는군요!

주원장 네. 그래서 저도 참 이해가 안 되는 경우가 많아요.
어떻게 체질에 맞지도 않는데 이렇게 좋아할 수가 있을까, 하구요.

헤이연 주원장님은 왜 그런다고 생각하세요?

주원장 글쎄요, 저도 확실히 그 이유를 알 수는 없습니다만, 아마도 이건 중독 현상 같은 말로 설명할 수 있지 않을까 생각합니다.

헤이연 중독? 그럼 고기중독이란 말이에요?

주원장 네! 고기중독증(meat addiction)!

헤이연 그러니까 알코올중독처럼 고기도 중독이 된다, 그런 말씀이시군요.

주원장 그렇습니다. 뭐든지 몸에 좋지 않는데 습관적으로 계속 섭취하는 걸 중독이라고 하잖아요. 그런 의미에서 고기도 마찬가지죠.

헤이연 살다 살다 별 희안한 말까지 다 듣게 되네요, 고기중독이라니요!

주원장 아까 알코올중독이라고 하셨죠? 알코올중독이 뭐예요?
술을 매일, 계속, 쉬지 않고 마시는 병이잖아요! 심지어 어떤 사람은 간이 돌처럼 굳어 간기능이 완전 상실됐는데도 계속 술을 퍼 마셔요.

헤이연 (기가 차서) 아니, 어떻게!

주원장 (바로 맞받아) 어떻게 그럴 수 있냐, 싶지만, 그렇게 죽음을 자초하면서도 끊임없이 술을 마시죠. 그런 것처럼, 어떤 사람은 고기를 먹으면 소화도 안 되고, 콜레스테롤이 계속 올라가고, 배가 산처럼 튀어나오고, 심장이 꽉 막히고, 뇌혈관이 팍 터져 중풍이 오고, 그러는데도 계속 고기를 먹어요.
이런 게 바로 고기중독증이라는 겁니다.

헤이연 그렇군요, 고기중독증!

주원장 이런 고기중독증이 가장 잘 나타나는 체질들이 아이러니하게도 금양이나 금음체질입니다. 금체질 중에 고지혈증이나 고콜레스테롤증이 많은 것은, 지방분해 능력이 체질적으로 부족한데도 고기 같은 지방성분이 많은 음식을 자주 먹기 때문인 경우가 많습니다.

헤이연 그럼 고지혈증이나 심장병, 중풍, 이런 병들에 걸리지 않으려면 고기를 먹지 않아야겠군요.

주원장 그렇지 않아요!

헤이연 (놀라서) 에엣! 아니, 방금 고기 먹으면 그런 병이 온다고 그렇게 소리 소리 높이지 않았나요?

주원장 고기가 체질에 맞지 않는 체질, 특히 금양이나 금음체질에 그렇다는 말이죠. 만약 반대 체질인 목양이나 목음체질이라면 오히려 고기를 충분히 먹어야 그런 병이 안 걸려요!

헤이연 (어안이 벙벙해서) 아니, 어떻게 고기를 그렇게 먹는데 지방이 올라가지 않을 수가 있어요?

주원장 헤이연님이 그렇게 말하는 게 사실 이해가 안 되는 건 아닙니다.
사실상 거의 모든 매체에서 의사나 영양학자 같은 그 고매(高邁, 높고 뛰어남)한
전문가들이 나와 하는 말이 바로 그 말이니까요. 하지만, 그건 잘못된 말이에요!
아니, 일부 체질에만 맞고 모든 체질에 다 맞는 말은 아니에요!

헤이연 그럼 목체질은 고기 맘껏 먹어도 괜찮다는 말이네요.
고지혈증 같은 걱정은 붙들어매고요.

주원장 그렇습니다.
목체질도 물론 맞지 않는 고기가 혹시 있을지 모르지만, 우리가 흔히 접하는 소고
기, 돼지고기 같은 것은 평소 자주 섭취해도 아무 문제가 없습니다.

헤이연 그렇군요! 그러면 목체질은 고지혈증은 없겠네요?

주원장 그렇지 않습니다!

헤이연 (심통이 나서) 주원장님, 왜 말이 이랬다 저랬다 하세요?
고기가 좋은 목체질에 고지혈증이 온다는 건 말이 안 되잖아요!

주원장 물론 목체질이 고기를 먹는다면야 괜찮습니다!
하지만 목체질이 만약 고기를 먹지 않고 잎채소나 생선만 많이 먹으면 고지혈증
이 생길 수 있습니다.

헤이연 네? 아이구 두야! 머리가 빙빙 도네요!

주원장 (크게 웃으며) 하하하, 비슷한 말이 체질을 갈아타면서 변주곡처럼 계속 나오니 좀 헷갈릴 수 있겠네요! 하지만, 체질이라는 중심만 제대로 꽉 잡고 있으면 전혀 흔들리고 헷갈릴 일이 없어요.

헤이연 그렇군요! 근데 목체질이 고지혈증이 있는 경우는 어떻게 되나요? 아무래도 그런 경우는 고기 섭취하면 안 되겠지요?

주원장 당연히 그렇게 생각하는 게 맞을 것 같지만, 그것도 그렇지 않아요.

헤이연 (허탈해 하며) 아니 이거, 오늘은 제가 찍는 말이 맞는 게 하나도 없네요!

주원장 하하하하! 운수가 억세게 좋지 않는 날이 가끔 있죠!
어떤 사람이 고지혈증이 있는데, 그 사람이 만약 목체질이 확실하다면 그 때는 오히려 고기를 적당히 섭취해줘야 그런 병이 없어집니다.

● 엽기적(獵奇的) 獵 사냥 엽(렵), 奇 기이할 기, 的 과녁 적: 괴상하고 이상한 것을 즐겨 찾아다니는 행태를 가리키는 말.

헤이연 그래요? 그건 정말 의외네요! 고지혈증이 있는데도 오히려 고기를 먹어야 그게 낫는다니… 이건 거의 '엽기적(獵奇的)'●이네요!

주원장 일반적 의학상식에 완전 반하니 그렇게 생각하는 것도 무리가 아니죠.
하지만, 8체질 임상을 하고 있는 저의 입장에서는 이런 상황이 전혀 엽기적이지 않아요. 그냥 매일 매일 접하는 상식적인 일들이지요.

혜이연 8체질에서는 우리가 흔히 알고 있는 상식이 비상식이 되고, 또 비상식이 상식이 되는, 진짜 이상한 나라에 온 앨리스가 된 기분이에요.

주원장 그런 일은 고기에만 그치지 않아요. 밀가루도 역시 고지혈증을 유발할 수 있어요!

혜이연 (깜짝 놀라며) 에엣! 아니, 밀가루에는 지방도 없는데 무슨 고지혈증을 일으킨다는 거예요?

주원장 (낮은 목소리로 힘 주어) 그럴 수 있어요!
금양이나 금음체질 환자 중에 이런 말하는 사람들이 꽤 있어요.
"선생님, 저는 고기를 전혀 안 먹는데 왜 고지혈증이 있는지 모르겠어요!"

혜이연 그래요? 자기도 모르게 지방이 높은 식품을 섭취하는 게 아닐까요?

주원장 그럴 수도 있죠. 그래서 그런 게 있는지 물어보면 이렇게 답해요. "제가 고지혈증이 항상 신경 쓰여서 지방이 높다는 음식은 정말 입도 대지 않아요!"

혜이연 그럼 왜 그런 사람들은 지방이 높죠?

주원장 여러 요인이 가능해요. 예를 들어, 그 사람이 금체질인 경우 밀가루 음식이 원인일 수 있어요. 밀가루는 금체질에 맞지 않은 음식인데 금체질 중에 많은 사람들이 밀가루 음식을 참 좋아해요. 특히 여성분들이 좋아하죠.
아침을 빵으로 대신하는 사람들이 아주 많거든요.

헤이연 그렇죠! 저도 아침에 빵을 자주 먹거든요, 과일이랑 같이.

주원장 밀가루는 탄수화물에 속하는데 이를 과다하게 섭취하면 남아 도는 영양분
은 지방으로 바뀌어 피하, 즉 피부 밑에 저장돼요. 체질에 맞지 않은 음식이기 때문
인지는 몰라도 금체질이 밀가루 음식을 자주 섭취하면 살이 잘 쪄요.
살이 잘 찐다는 말은 몸에 지방이 많아진다는 말이고, 그런 경우 혈액에도 많이 잔
류하여 고지혈증이 생기는 거죠.

헤이연 아, 그러니까 지방이 많은 식품을 먹지 않아도 고지혈증이 생길 수 있는 거
군요! 전 고기 같이 지방이 많은 식품을 먹어야만 고지혈증이 생기는 줄 알았어요.

주원장 고지혈증뿐이 아니에요!
금체질이 밀가루 음식을 많이 먹으면, 소화가 잘 되지 않고, 혈액순환이 나빠져 잘
붓기도 하고, 또 장 운동이 나빠져 변비가 생기거나, 혹은 장내가스가 많아져 아랫
배가 잘 부풀어 오르고 방귀도 뿡뿡 많이 뀌게 되죠.

헤이연 (확신에 차서) 밀가루 음식이 그렇게 나쁘군요!

주원장 밀가루 음식 자체가 나쁜 건 아니에요!
체질에 맞지 않은 경우가 (밀가루 음식이) 안 좋다는 거지요.

헤이연 아참! 그렇죠!
항상 체질을 염두에 두고 판단을 해야하는데, 또 깜박했네요.

주원장 그렇습니다. 체질은 모든 건강의 출발점입니다!

헤이연 그럼 밀가루 음식을 먹었을 때 소화가 잘 된다면, 일단은 자기 체질에 맞는 거라고 생각하면 되겠네요.

주원장 이게 또 사람들이 잘못 알고 있는 체질에 대한 대표적인 오해입니다!

헤이연 그래요? 오늘은 내가 왜 이러지? 하나도 맞는 게 없네!

주원장 (웃으면서) 너무 그렇게 탓할 건 없어요!
그건 대부분의 사람들이 저지르는 오류니까요. 먹어서 소화가 잘 되면 내게 맞는 거다, 이것도 항상 맞는 말이 아니에요.

헤이연 아니, 주원장님, 그럼 체질에 맞지 않는데도 소화가 잘 된다, 그럴 수가 있나요?

주원장 네! 아주 많아요! 대부분의 사람들이 뭐라는지 아세요?

헤이연 뭐라고 해요?

주원장 "전 아무 거나 다 잘 먹어요!"

헤이연 저도 사실은 그런데….

주원장 (웃으며) 그렇죠?

물론 자기 체질에 맞지 않은 음식을 먹었을 때 즉각 소화가 되지 않는, 그런 사람도 있어요. 하지만 그런 사람들은 생각보다 드물어요.

대부분은 뭘 먹어도 당장은 크게 부작용을 일으키지 않아요!

헤이연 (강조하며) 그럼, 소화가 잘 된다고 해서 내 체질에 맞다고 생각하면 안 된다, 이렇게 마음에 새겨야겠네요.

주원장 네, 그게 매우 중요해요!

사람들이 체질을 모를 때, 어떤 음식이 맞냐, 안 맞냐를 그 기준으로 판단하는 경우가 많으니까요.

헤이연 그럼 도대체 뭘 가지고 음식이 몸에 맞는지 안 맞는지를 판단하는 거예요?

● 정곡(正鵠) 正 바를 정, 鵠 과녁 곡: 과녁의 한 가운데 지점.

주원장 그거, 참 정곡(正鵠)●을 팍팍 찌르는 질문이네요! 음식이 몸에 맞는지 안 맞는지는 몸의 전체적 반응이나 느낌, 질병, 건강 상태 등 모든 상황을 종합해서 판단하는 거예요. 소화여부만 가지고 판단하는 건 아니라는 거죠. 그러니까 생각보단 간단하지 않아요.

헤이연 좀 더 구체적으로 예를 들어 설명해주시겠어요?

주원장 그러죠! 여기 우리나라 사람들이 참 좋아하는 돼지고기 삼겹살이 있어요. 그리고 여기 또 어떤 사람이 있어요. 삼겹살만 보면 환장하는 사람이에요. 이 사람

매일 삼겹살을 먹어요, 삼시세끼 다. 그리고 삼겹살 먹을 때, 소화에 아무 문제 없어요. 아무리 배터지게 많이 먹어도 끄떡 없어요. 그럼 그게 그 사람에게 맞지 않느냐, 이렇게 생각하기 쉽죠?

헤이연 그렇죠, 당연히!

주원장 하지만 그렇지 않을 수 있다는 거예요. 왜냐?
그 사람에게는 심한 당뇨병이 있어요. 그리고 고혈압이 있고, 또 고지혈증도 있어요. 살이 많이 찌고 똥배도 많이 나왔어요. 심장도 그다지 좋지 않아요. 검사해 보니 심장의 관상동맥이 많이 좁아져 있대요. 협심증 소견이 있다는 말인데, 잘못하면 심근경색으로 발전할 수 있죠. 심근경색은 심장마비를 일으킬 수 있는 매우 중한 병이에요. 이게 다 삼겹살 때문이라고 할 수는 없지만, 그 사람 체질이 금양이나 금음이라면 아주 중요한 원인이라고 할 수 있어요.

헤이연 아, 그렇군요!
전 먹어서 소화만 잘 되면 그게 몸에 맞는 건 줄 알았죠.

주원장 많은 사람들이 다들 그렇게 알고 있어요. 그래서 평소 그걸 환자들에게 이해시키는 데 많은 시간을 소모하고 있죠. 그만큼 생각보다 이게 어려운 개념인 거예요.

헤이연 그런데, 이런 경우는 어떻게 해요?
삼겹살 먹어서 소화가 아주 잘 될뿐더러 다른 특별한 병도 전혀 없다면요?

주원장 이거야말로 참, 어려운 질문이네요!

이런 경우는 사실 전문가에게 체질진단을 받아보는 수밖에 없어요. 그래서 진단 된 체질에 따라 섭생을 하는 거죠. 그리고 소화에 문제가 없는 음식이라도 체질에 맞지 않으면 가능한 한 피하는 게 좋습니다.

"가랑비에 옷 젖는다"고, 누적되면 암 같은 큰 병으로 돌아올 수 있어요.

헤이연 (놀란 눈으로) 암이요?

주원장 왜, 그런 사람 종종 있잖아요!

평소 소화에 아무 문제 없고 그래서 아무 거나 다 잘 먹고, 평생 감기 한 번 안 걸리고, 그래서 병원 한 번 간 적 없고, 그렇게 슈퍼맨처럼 건강했는데, 한번은 건강보험공단에서 건강검진하라 해서, 병원 가서 별 생각 없이 했는데, 말기암이더라!

헤이연 그러니까 평소 건강해서 탈이 없어도, 체질을 알아 그에 맞춰 생활을 해야 큰 병 안 걸리고 오래 살 수 있다, 그 말이군요!

주원장 제 말이 바로 그 말입니다!

그런데 문제는 이렇게 아무런 문제가 없는 사람의 경우 체질을 알아내기가 참 쉽지 않다는 거예요. 체질을 추적할 만한 단서가 별로 없으니까요.

헤이연 이건 마치 아무런 흔적을 남기지 않고 범행을 저지른, 완전범죄 같은 거네요?

주원장 아주 적절한 비유에요!

그래서 그런 경우는 체질맥진을 철저하게 하고, 또 외형이나 다른 특징 들을 종합해서 아주 세심하게 체질진단을 해야 합니다.

헤이연 그런데 체질식은 어떻게 만들어진 거예요?

주원장 헤이연님, 연속으로 폐부(肺腑)●를 찌르는 질문을 던지네요! 체질식은 근원을 따지면 8체질의학을 창시하신 권도원 선생님의 창안입니다. 아마도 수많은 임상적 경험을 통해 이뤄진 것으로 생각하고 있어요. 각 체질마다 반응이 좋은 음식과 그렇지 않은 음식을 수많은 시행착오 끝에 알아냈을 거란 거죠.

> ● 폐부(肺腑) 肺 허파 폐, 腑 육부 부: 폐가 있는 곳, 즉 마음의 깊은 곳, 혹은 요긴한 곳을 말한다.

헤이연 일일이 경험으로 밝힌 거다!

주원장 네! 예를 들어 권도원 선생님은 금양체질이신데, 그렇다면 금양체질식은 거의 권도원 선생님 스스로의 경험의 소산 아니겠어요?
당신이 직접 먹어봐서 반응이 좋으면 유익한 음식에 분류하고, 좋지 않으면 해로운 음식에 분류하는 식으로….

헤이연 그렇다면 그건 좀 무식한 방법 같네요.
(목소리를 높이며) 거의 '생체실험(生體實驗)' 같은 거잖아요!

주원장 생체실험! 그렇죠!
좀 무시무시한 말이지만, 전혀 틀린 말은 아니에요.
하지만 직접 먹어보고 얻은 결과이니 가장 신뢰할 만한 것이 아니겠어요?

헤이연 하지만 권도원 선생님의 느낌이 꼭 맞는 건 아니잖아요?

주원장 그렇죠! 사실 그런 면이 있어요.
아무리 권도원 선생님이 훌륭해도 그분만이 절대적인 기준이 될 수는 없지요.
그런 문제로, 현재 정립돼 있는 체질식이 모든 사람들에게 다 똑같은 반응을 일으키는 건 아니에요. 어떤 사람에게는 유익한 음식이 불편한 반응을 보이고, 해로운 음식이 오히려 좋은 반응을 보이는 경우도 있으니까요.

헤이연 그러면 체질식이 신뢰를 잃게 되지 않나요?

주원장 꼭 그렇지는 않아요. 왜냐하면, 그런 특이한 반응을 보이는 경우는 전체적으로 보면 아주 소수에 불과하니까요.
아마 평균적으로 전체 체질식의 5% 이내에서, 그런 일반적인 범위를 벗어나는 반응을 보인다고 할 수 있어요. 이 정도는 사실 불가피하다고 할 수 있죠.
사람마다 오장육부의 기능이나 특성이 조금씩은 다를 수 있으니까요.

헤이연 같은 체질이라도 사람마다 체질적 특성이 약간씩은 다르다는 말이네요.

주원장 이런 현상이 반드시 체질에만 있는 건 아니에요.
사실 세상 만사가 다 이런 면이 있어요.

헤이연 예를 든다면요?

주원장 예를 들어, 세상에는 수많은 종족이 있죠. 종족마다 다른 종족과 구별되는 뭔가 다른 특징을 가지죠. 마사이족은 마사이족만의 특징이 있고, 피그미족은 피그미족만의 특징이 있고, 또, 게르만족은 게르만족만의 특징이 있고, 그리고 켈트족은 켈트족만의 특징이 있어요. 그럼 마사이족 사람들은 서로 다 같냐?

그건 아니에요! 마사이족은 마사이족만의 특징이라는 공통점이 있지만, 그 안을 들여다보면 마사이족 안에서 또 서로 다름이 약간씩 존재해요.

그런 차이는 피그미족에도 있고, 게르만족에도 있고, 켈트족에도 있고, 우리 백의민족에도 있어요. 같은 종족 안에 또다시 다름의 다양성이 존재하는 거죠.

헤이연 (완전히 이해했다는 듯) 아~ 그러니까 체질이란 것도, 같은 체질 안에 서로 다른 특징을 갖는 사람들이 있을 수 있다는 거네요!

주원장 그렇죠!

거시적으로 보면 특정 체질이라는 공통성 안에 다들 속해 있지만, 미시적으로 들어가 보면 그 안에 다시 다름이라는 다양성이 얼마간 존재한다는 말입니다.

헤이연 그래서 체질식에 있어서도 같은 체질인 사람 간에 약간은 다른 반응을 보일 수 있다, 이거죠?

주원장 어쩜 내가 할 말을 그렇게 꼭 집어서 하세요?

그렇습니다! 체질식이 대체로는 맞지만, 일부 음식에 있어서는 사람마다 다른 느낌을 주는 음식이 좀 있을 수 있다는 걸 꼭 명심하기 바랍니다. 이걸 모르거나 인정하지 않으면 자기 체질을 의심하게 되고, 그게 이어져 결국 체질의학 자체에 의구심을 갖거나 부정적인 시각을 떨치지 못하게 되는 경우가 종종 있죠.

그건 "나무만 보고 숲을 보지 못"하는 우를 범하는 꼴이죠.

지엽적인 데 집착하다 전체적인 것을 이해하지 못한다는 말이에요.

헤이연 잘 알겠습니다.
(공세적인 모드) 그럼 이 말에 대해서 주원장님은 어떻게 생각하시나요?
"내가 먹고 싶은 음식은 영양학적으로 내 몸이 필요로해서 그렇게 요구하는 것이므로, 먹고 싶은 대로 먹는 게 몸에 가장 좋다."

주원장 (여유 있는 말투) 그럴싸한 말이지만, 역시 틀린 말입니다!
그렇게 말하면 주정뱅이는 간경화로 곧 죽게 생겼어도, 몸에서 알코올성분을 필요로 해서 술을 원하는 것이므로 계속 술을 퍼마시면 되고, 허구헌 날 한밤중에 피자 시켜 먹는 사람은 아무리 배탈이 나고 소화가 안돼도, 몸이 피자의 영양분을 필요로 해서 피자를 원하는 것이므로 계속 피자 시켜 먹으면 되겠네요!

헤이연 (꼬리를 내리며) 아, 그렇게 쉽게 깨지는 주장이군요. 쩝!

주원장 그런 걸 보면, 사람들이 생각보다는 논리적인 사고를 하지 않는다는 걸 알 수 있어요! 그러니 헤이연님도 항상 정신 바짝 차리고, 평소 합리적인 사고를 하는 습관을 몸에 꼭 지니길 바랍니다.

헤이연 알겠습니다!
지금까지 주원장님과 8체질식에 대해서 전반적으로 알아봤습니다.

헤이연&주원장 여러분, 안녕!

이것이 금체질식

헤이연 지난 시간엔 체질식에 대해 전반적으로 알아봤습니다.
오늘 주제는 뭔가요?

주원장 오늘은 8체질식에 대해 각 체질별로 구체적으로 한번 들어가 보겠습니다.

헤이연 아, 그러니까 오늘은 체질식 각론이네요! 과연 내 체질엔 어떤 음식이 좋을까, 이게 사실 가장 많은 사람들이 갖는 관심사잖아요!

주원장 그렇습니다! 환자들이나 제 블로그('체질한의원.kr' 또는 '8chejil.kr')에 들어오시는 분들의 질문이 대부분 특정 음식 혹은 건강식품이 본인 체질에 맞냐 안 맞냐라는 것만 봐도 금세 알 수 있지요.

헤이연 내 체질에 떡볶이가 맞냐, 안 맞냐, 소고기가 맞냐, 돼지고기가 맞냐, 고추가 맞냐, 마늘이 맞냐… 이런 질문을 항상 한다는 거죠?

주원장 그렇습니다! 그럼 먼저 금양체질과 금음체질, 즉 금체질에 대해 알아보겠습니다. 금양과 금음체질은 장부구조 상 가장 큰 장부와 가장 작은 장부가 동일하므로 체질에 좋은 음식과 안 좋은 음식이 거의 비슷합니다. 따라서 이 두 체질을 묶어서 설명하겠습니다.

헤이연 그럼 다른 체질들도 토체질, 목체질, 수체질, 이렇게 묶어서 알아보면 되겠네요.

주원장 그렇죠! 물론, 같은 가운데 약간의 차이점이 있으므로, 필요하면 그때 그때 다른 점도 언급하겠습니다. 우선, 금체질은 대표적으로 육식, 밀가루 음식, 매운 음식, 뿌리채소, 그리고 유제품이 해로운 체질입니다.
이게 금체질의 식생활에서 가장 핵심적 주의 사항이라고 할 수 있습니다.

헤이연 아니! 어떻게 그럴 수가 있죠?
그 맛있는 고기 못 먹고, 게다가 그 향기로운 빵도 못 먹고, 고추도 못 먹고, 그리고 그 꼬소한 우유도 못 먹고, 대체 이 금체질은 뭐 먹고 살라는 거죠?

주원장 얼핏 먹을 게 없다고 생각하기 쉽지만, 따져보면 생각보다 먹을 게 많아요. 핵심만 말한다면, 쌀, 잎채소, 생선, 해산물 등을 먹고 살면 됩니다. 그러니까 흔히 말하는 채소를 위주로 한 식생활이 맞는 체질인 거죠. 그리고 가끔 생선이나 해산물로 단백질과 지방을 섭취해 주면 됩니다.

헤이연 생선, 해산물을 빼면 그냥 채식주의 식단이네요!

주원장 맞습니다! 그래서 서양에 보면 채식주의자(vegetarian)들 중에 이 체질이 많아요. 체질이란 개념을 모르면서도 건강을 위해 자신의 몸에 맞는 것을 찾다 보니 그런 선택을 하게 된 거죠.

헤이연 금체질은 그러면 고기는 하나도 안 먹어도 돼요? 영양결핍 같은 건 안 생기나요? 아무래도 일주일에 한두번은 고기 먹어줘야 한다고 하잖아요.

주원장 그럴 땐 생선이나 해산물을 먹으면 되죠.
생선도 고기예요! 물에 사는 고기라, '물고기'라고 하잖아요!

헤이연 에이, 그래도 소고기나 돼지고기에 비할까요!

주원장 그렇지 않아요! 생선도 단백질이나 지방 함량에 있어 절대로 육식에 뒤지지 않아요. 참치나 연어, 이런 거 얼마나 영양이 풍부해요! 그리고 방어, 민어, 돔, 정어리, 이런 것들도 알다시피 아주 고단백 식품이잖아요.

헤이연 그런데 왜 금체질은 고기가 맞지 않은 거예요?

주원장 그건 금체질의 장부대소구조를 보면 알 수 있어요.
금체질의 최약 장부, 그러니까 가장 작은 장부가 뭐예요?

헤이연 그건 제가 알 수 있어요. 간담이에요!

주원장 그렇죠! 간담이 가장 작아요. 간의 기능은 사실 여러 가지가 있는데, 그 중에 담즙을 생성하는 기능이 중요해요. 이 담즙을 생성해서 바로 뒤에 달랑달랑 붙어 있는 담낭(gall bladder)에 보관하죠. 지난 번에 담을 우리말로 뭐라 한다고 했죠?

헤이연 쓸개?

주원장 맞아요! 쓸개. "간에 붙었다, 쓸개에 붙었다 한다"는 말이 있다고 했죠? 왜 쓸개라고 한 줄 알아요?

헤이연 글쎄요, 왜 그렇게 이상한 이름으로 불러요?

주원장 저도 확실한 건 잘 몰라요. 다만 추측해 보면, 쓸개란 게 간에서 만든 담즙을 보관하는 장기잖아요. 그런데 이 담즙이, 먹어 보면 알겠지만 그 맛이 엄청 써요. 이렇게 맛이 '쓴' 담즙을 보관하는 기관이라서 이름을 '쓸'개라고 한 게 아닐까, 저는 그렇게 추측해요.

헤이연 오호! 그렇군요. 쓸개를 보니 저는 주원장님이 전에 말씀하신 '쓸 고(苦)' 자가 생각나네요. 쓴 맛이 괴로우니 '괴로울 고'로도 쓴다고 했잖아요.

● **와신상담(臥薪嘗膽)** 臥 누울 와, 薪 섶 신, 嘗 맛볼 상, 膽 쓸개 담: 섶에 눕고 쓸개를 씹는다는 뜻으로, 원수를 갚으려고 온갖 괴로움을 참고 견딤을 이르는 말이다.

주원장 헤이연님, 그걸 잊지 않고 있었군요! 그런데 혹시 와신상담(臥薪嘗膽)●이란 말 들어봤어요?

헤이연 와신상담? 그게 무슨 상담이에요?

주원장 (큰 소리로 웃으며) 하하하!

이 말은 '와신'과 '상담'이라는 두 말이 합쳐진 건데, 우선 와신이란 섶에 눕는다는 말이에요. 섶이란 땔나무 같은 것을 말하므로, 와신이란 불편과 아픔을 무릅쓰고 그 위에 눕는다는 말이죠. 이렇게 땔나무에서 자야 한다면 완전 죽음이겠죠! 이것은 사마천(司馬遷)의 위대한 역사서 사기(史記)에 나오는 말로서, 월나라 왕 구천(句踐)과 싸움에서 부상 당한 후 회복하지 못하고 죽은 아버지의 원수를 잊지 않고 갚기 위해 오나라 왕 부차(夫差)가 편안한 잠자리를 마다하고 섶에 누워서 잤다는 고사에서 나온 말이죠. 마침내 부차는 아버지를 죽인 원수 월나라 왕 구천을 무찌르고 월나라를 속국으로 만들었어요.

헤이연 일본이 우리나라를 36년 간이나 지배하고 괴롭혔다는 걸 생각할 때마다 치가 떨리는데, 저도 와신을 해야할까봐요.

주원장 그렇죠! 부차가 이해가 되죠? 그런데 이번에는 또 구천이 오나라의 속국이 된 그 치욕을 갚겠다고 이를 갈았죠. 결코 이 '쪽팔림'을 잊지 않겠다고 곁에 쓸개를 두고 자나깨나 그 쓰디쓴 쓸개 맛을 다시면서 절치부심(切齒腐心)●한 거예요. 그러길 어언 20년, 보이지 않게 힘을 기르며 때를 노리던 구천은 마침내 기회를 타서 오나라를 쳐들어가 부차를 꺾고 그 기나긴 굴욕을 씻었어요!

● 절치부심(切齒腐心) 切 끊을 절, 齒 이 치, 腐 썩을 부, 心 마음 심: 이를 갈고 마음을 썩인다. 몹시 분하게 여김을 말한다.

'상담'이란 이렇게 구천이 후일을 기약하며 쓸개를 맛 봤다는 고사에서 온 말이죠.

헤이연 대단하네요!

부차는, 그런데 어떻게 됐어요?

주원장 구천은 그런 다음, 승자의 넓은 아량으로 부차에게 용동이라는 곳에서 편히 살라고 나름 호의를 베풀어 주었죠. 하지만 부차는 그 굴욕을 결코 참을 수가 없었어요!

헤이연 아니, 못 참으면 무슨 수가 있나요?

주원장 없었지!

헤이연 그래서요?

주원장 자결했어!

헤이연 (깜짝 놀라) 네엣!
(허무함에 탄식하듯) 아니, 그냥 참고 살지… 참 나….

주원장 진정한 '곤조'의 끝판왕 같은 자들의 이야기죠.

헤이연 허무해요!

주원장 담즙 이야기 하다가 보니 얘기가 또 여기까지 흘러왔네요. 하여튼, 이 담즙은 여러 가지로 우리 몸에서 쓰이는데, 그 중 중요한 기능의 하나가 바로 우리가 섭취한 지방의 분해 작용이에요. 그런데 여기 금체질의 경우는 간담의 기능이 약하다 보니 담즙에 의한 지방 분해에 결정적인 약점이 있는 거예요.

헤이연 아, 그래서 금체질이 지방이 많은 육식이 좋지 않은 거군요!

주원장 그렇죠!

헤이연 그럼 밀가루 음식은 왜 금체질에 해롭죠?

주원장 그건 임상적인 경험을 통해 알 수 있어요. 금체질인 사람들 중 다수가 밀가루 음식 먹으면 체하고, 가스 차고, 변비나 설사하는 등 소화장애를 일으키는 경우가 많거든요.

헤이연 그럼 밀가루 음식 소화에 문제가 없는 사람은 금체질이 아니겠네요!

주원장 그렇게 단순하게 생각하면 안 된다고 누누이 얘기했건만, 또 그런 실수를 하는군요!

헤이연 아참! 제가 또 깜빡했네요!
그러니까 소화가 잘 된다고 해서 그 음식이 자기 체질에 꼭 맞는 건 아니라는 거죠?

주원장 그렇죠! 금체질 중에도 밀가루 소화에 아무 문제 없는 사람 많아요.
하지만 통계적으로 보면 역시 금체질에 밀가루 음식에 대한 소화불량 소견이 가장 많은 건 사실이에요. 또, 설사 소화에 문제 없다 하더라도 다른 건강상의 문제가 있을 수 있다고 했죠? 당뇨병이 올 수도 있고, 간이 나빠질 수도 있고, 혈압이 오를 수도 있고, 통풍이 올 수도 있고….

헤이연 알겠습니다. 그런데 금체질에 매운 음식이 안 좋다는 건 좀 가슴이 아픈데요! 우리나라 음식이 매운 게 대표적인 특징의 하난데, 매운 김치도 못 먹고, 얼큰한 매운탕도 못 먹고, 그리고 그 맛있는 매콤한 떡볶이도 못 먹고….

● **차제(此際)** 此 이 차, 際 즈음 제: 이 기회.

주원장 차제(此際)●에 이 고추에 대한 인식이 좀 바뀌었으면 해요. 요즘 우리 요리에 고추를 너무 많이 쓰거든요. 금체질에 매운 음식 먹으면 속이 아프거나 설사한다는 사람이 그렇게도 많은데, 왜 그렇게 금체질인 분들이 또 매운 음식을 좋아하는지 참 미스터리예요.

헤이연 저도 어릴 땐 매운 음식 거의 못 먹었는데, 자꾸 먹다 보니 요즘엔 잘 먹게 됐어요.

주원장 물론 매운 고추에 부작용이 없고, 또 좋은 체질도 있어요. 그런데 생각보단 그렇게 많지 않아요.

헤이연 그 고추가 맞는 체질은 어떤 체질이에요?

주원장 수체질, 그 중에서도 수음체질이 가장 고추가 맞아요. 수음체질은 비위가 가장 약한 체질이라 위장의 활성이 매우 낮거든요. 그래서 매운 고추로 위장의 활성을 올려주면 소화가 잘 되어 몸의 전체적 기능이 상당히 올라가요.
수체질은 소화가 잘 되면 만사형통(萬事亨通)인 체질이거든요.

헤이연 다른 체질은요?

주원장 그 외에 목체질, 그 중에도 목양체질에 매운 음식이 괜찮아요. 대개 목체질은 속이 냉한 편인데 매운 음식이 이를 보완해주니 소화에도 좋고 땀이 나서 몸의 순환에도 도움을 주지요. 목체질은 땀이 나면 또 만사형통인 체질이거든요.

헤이연 그럼 토체질은요?

주원장 토체질은 안 맞아요! 수체질과 정반대로 비위의 활성이 높은 체질이기 때문에 오히려 고추가 매우 해로워요.

헤이연 아하! 앞에서 말씀하셨죠! 비위기능항진증이라고!
제가 또 깜빡했어요!

주원장 그래서 우리가 뭔가를 배운다는 건 끊임없는 반복이 필요해요.
공자님께서 이렇게 말씀하셨잖아요.
"학이시습지불역열호(學而時習之不亦說乎)●"
배우고, 때에 맞게 익히면 참으로 즐겁지 아니한가! 라구요. 공자님은 평생 '호학(好學)', 즉 배움을 좋아하셨는데, 흔히 말하는 지식 그 자체의 추구라기보다는, 사실은 배우고 그것을 익히는 그 '과정'이 즐겁다고 하신 거죠. 우리나라 사람들이 이렇게 교육열이 높은 것도 아마 공자님의 이 호학 정신 때문일 거예요.

> ● 학이시습지불역열호(學而時習之不亦說乎)
> 學 배울 학, 而 말 이을 이, 時 때 시, 習 익힐 습, 之 갈 지, 不 아닐 불, 亦 또 역, 說 기뻐할 열, 乎 어조사 호: 배우고, 때에 맞게 익히면 참으로 즐겁지 아니한가! 공자의 어록, 『논어(論語)』 학이(學而)편에 나오는 공자의 유명한 말이다.

헤이연 저도 이 체질의학을 끊임없이 배우고 익혀야겠네요, 공자님처럼.

주원장 그래야지요!

헤이연 또 뭐가 금체질에 안 좋다고 했죠?

주원장 뿌리채소가 안 좋은 게 많아요.

헤이연 뿌리채소? 거 참 신기하네요! 뿌리채소가 안 맞는 특별한 이유라도 있어요?

주원장 뿌리란 게 대개 기를 위로 끌어올리는 경향이 있어요.
그런데 금체질은 상초(上焦), 즉 인체의 가슴 이상의 상부의 기가 성하여 뿌리채소
의 기를 끌어올리는 상기(上氣) 효과가 있어 되레 안 좋아요.

헤이연 "불난 데 부채질"하는 격이라는 말이군요.

주원장 그렇죠! 이런 게 다 밸런스(balance), 즉 평형에 어긋나는 상황이므로 인체
에 좋지 않은 겁니다. 잊지 마세요! 인체는 평형에 근접하면 건강해지고, 평형에서
멀어지면 불건강해진다는 것을.

헤이연 알겠습니다! 그런데 왜 뿌리채소가 기를 끌어올리는 작용을 하죠?
그게 좀 이해가 안 돼요.

주원장 사실 왜 그런지 확실히 알기는 어렵죠. 다만, 식물과 동물의 구조적 차이로
설명하는 경우가 있죠.

헤이연 (의아하다는 듯이) 식물과 동물? 식물과 동물이 왜 갑자기 여기 등장하죠?

주원장 진화학적으로 볼 때 이 지구상에 식물이 먼저 출현하고 다음에 동물이 등장하는 설이 보편적으로 받아들여지죠?

헤이연 저도 그렇게 배운 것 같은데요, 그게 뭐가 잘못됐나요?

주원장 아니요! 그건 상식적인 설명이죠. 그런데 식물을 가만히 보면 동물과 닮아 있어요.

헤이연 어디가요? 전혀 안 그런 것 같은데요!

주원장 아니에요. 조금 유심히 보면 그게 보여요. 헤이연님, 물구나무 서봤어요?

헤이연 네, 어렸을 때 침대에서 장난치면서 벽에 발을 거꾸로 대고 서봤죠!
근데, 뜬금없이 왜 물구나무를 물어보세요?

주원장 그렇게 물구나무를 서면 놀랍게도 사람이 나무로 바뀌게 돼요!

헤이연 (어리둥절) 도대체 무슨 말씀이신지….

주원장 아직도 모르겠어요?
물구나무를 서면 머리가 아래로 가고 또 머리카락이 아래로 늘어뜨려지죠?

헤이연 그런데요?

주원장 이 머리가 나무의 굵은 뿌리 같은 거고, 머리카락은 거기에서 뻗어나온 잔 뿌리가 돼요.

헤이연 그리고요?

주원장 그리고 사람 몸통은 나무의 몸통이 되고요.

헤이연 그리고?

주원장 팔다리는 나뭇가지가 되죠.

헤이연 아하! 그러네요! 진짜 사람 몸이 거꾸로 물구나무 서면 마치 나무처럼 되네요.

주원장 그래요! 그래서 어떤 이는 나무가 땅에서 뿌리를 쑥 빼서 물구나무로 걸어다니면서 사람이라는 동물이 나타난 거라고 말하기도 해요.

헤이연 그럴싸해요! 그걸 모티브로 애니메이션을 만들면 참 재밌겠네요.

● 유비추리(類比推理) 類 무리 류(유), 比 견 줄 비, 推 밀 추, 理 다스릴 리: 두 사물이 비슷하다는 사실로부터 미루어 다른 속성도 비슷할 것이라고 추론하는 것. 줄여서 유추(類推)라고도 한다.

주원장 애니메이션! 상당히 좋은 아이디어라고 생각해요! 잘만 만들면 대박날 것 같은데요! 그런데 사실 이런 얘기는 유비추리(類比推理)●의 일종이므로 학술적으로 정확한 것은 아니에요. 다만, 인류의 진화에 대한 흥미로운 통찰은 얻을 수 있다고 생각해요.

헤이연 그런데 이게 지금 금체질에 뿌리가 해롭다는 것과 무슨 관계가 있어요?

주원장 관계가 있지요! 아까 나무의 뿌리가 사람으로 치면 뭐랑 같다고 했죠?

헤이연 머리라고 했죠!

주원장 그렇죠!
그러니까 뿌리를 먹는 것은 몸의 상부, 즉 상초의 기를 보충하는 것과 같은 거예요.
그런데 금체질은 아까 상초의 기가 성한 체질이라고 했죠?

헤이연 아, 그게 그렇게 연결이 되는군요! 상초가 애초에 기가 성한데, 거기에 상부로 기를 끌어올리는 성질이 있는 뿌리의 기운이 한층 더 보태지니까 인체의 균형이 깨져서 결국 금체질에 해롭다는 결론이 나온다는 거죠?

주원장 (놀라며) 아니, 그걸 어떻게 알았죠?

헤이연 (태연하게) 방금 전에 주원장님께서 그렇게 말씀하셨잖아요!
그걸 그대로 다시 옮긴 거예요!

주원장 (머리를 긁적이며) 그, 그랬군요!

헤이연 그래요!
(놀리듯이) 주원장님도 정신 바짝 차리고 사셔야겠네요!

주원장 네, 네… 그래야겠어요!

헤이연 금체질에 또 해로운 게 뭐죠?

주원장 (약간 생각하며) 에~ 유제품도 금체질에 안 좋아요.

헤이연 (놀라면서) 그래요?
사람들은 대개 우유가 참 좋은 식품이라고 알고 있는데, 금체질엔 이 우유마저
도 안 좋군요. 하여튼 금체질인 사람들은 먹을 게 많이 제한돼 좀 우울하겠네요.
안 됐어요!

주원장 그렇죠! 그런데 사실 우유도 대표적으로 그 기능이 과대평가된 음식의 하
나예요. 우유를 일컬어 흔히 완전식품이라고 하잖아요!

헤이연 완전식품? 처음 들어보는데요!

주원장 이게 아마 영어로 말하면 '퍼펙트 푸드(perfect food)'라고 할 거 같은데,
이 말은 우유라는 단일 식품 안에 우리가 필요로 하는 거의 모든 영양소가 다 구
비돼 있다는 말일 거예요.

헤이연 그러니까 우유 하나만 마시면 다른 건 안 먹어도 된다, 이런 말이네요!

주원장 그런 말이죠.
근데 그게 말이 돼요? 우유 마시기만 하면 바로 설사하는 사람들이 부지기순데!

헤이연 우유 먹고 설사하는 사람에겐 완전은커녕 완전 불완전식품이네요!

주원장 그래요! 우유는 사실 매우 불완전한 식품이에요.
제가 체질진단을 위해 설문을 실시하는데, 우유가 아마 환자들이 자주 꼽는 부작용 식품 탑텐, 그 중에서도 가장 상위 그룹에 속할 거예요.

헤이연 그런데 왜 우유 마시면 설사를 그렇게 잘 하는 거예요?

주원장 우유에 든 젖당(lactose)이라는 성분 때문이에요.
이걸 소화시키려면 젖당분해효소(lactase)란 게 필요한데, 이게 없는 사람의 경우 설사를 일으키는 거죠.

헤이연 근데 어째서 그렇게 부작용 많은 우유가 완전식품이라는 부당한 타이틀을 얻게 됐나요?

주원장 아마도 서양의 어떤 영양학자가 옛날 옛적에 영양학적으로 열심히 연구하고 분석해서, 우유에 온갖 영양소가 다 있다고 하면서 그렇게 알려진 것 같아요. 그런데 영양학적으로 분석하면 그런 식품이 소젖(우유)뿐이겠어요? 다른 젖들, 예를 들면, 양젖, 말젖, 낙타젖, 돼지젖, 심지어 쥐젖, 이런 것들도 나름 완전성이 있을 거 아니에요? 젖이란 게 갓태어난 새끼에게는 유일무이한 음식이니까, 그 시기 필요한 영양은 거의 다 구비돼 있을 거잖아요?

헤이연 그렇죠! 저도 어릴 때 엄마 젖만 먹었다고 그래요, 분유는 입도 안 대고. 그래서 엄만 비싼 분유 샀다가 아깝게 버려야만 했다고 하죠.

주원장 그거야, 엄마 젖은 아기를 위해 형성된 거니까 당연히 그것만 먹어도 거뜬히 버틸 수 있죠. 하지만 그것도 6개월 정도뿐이에요. 그 이상 되면 영양학적으로 완전하지 않게 돼요. 그래서 이유식(離乳食)이라는 걸 하게 되잖아요.

헤이연 이유식이라면 아기가 먹는 밥 말하는 거죠?

주원장 그래요. 직역하면 젖과 이별하는 음식인데, 아기가 보통의 정상적인 식사를 하기 전의 과도기적인 식사예요. 대개 죽과 같은 반고형의 형태로 아기에게 주죠.

헤이연 사람이 먹는 사람 젖도 완전하지 않아 이유식을 하고, 결국 정상적인 보통의 식사를 하게 되는데, 어떻게 소젖이 완전식품이라고 하느냐, 하는 주장이 가능하네요.

주원장 맞습니다! 영양학적으로 아무리 많은 영양소가 함유돼 있어도, 그게 내 몸에서 받아들 수 없다면 그건 무용지물(無用之物)이나 다름 없지 않겠어요?

헤이연 그렇죠! 아무리 좋은 거라도 내가 먹을 수 있어야, 그게 좋은 거죠.

주원장 우유가 그렇게 부작용이 많으니까 이젠 젖당(lactose)이 없는 락토프리 (lacto-free) 우유까지 나왔어요.

헤이연 우유란 게 과연 그렇게 하면서까지 억지로라도 먹어야 하는 식품인가요?

주원장 물론 아니죠!

헤이연 그럼 왜 그러죠?

주원장 그래서 요즘엔 우유에 대해서 완전식품, 이런 말은 별로 안 해요.
대신, 골다공증(osteoporosis)에 좋다고 하면서 우유 마시라고 많이 권하죠.

헤이연 골다공증이란 게 뭐죠?

주원장 골다공증이란 뼈에 구멍이 많이 생기는 증상이란 뜻인데, 뼈에서 칼슘이
빠져나가 골밀도가 감소하는 질환이에요. 주로 나이 많은 노인, 특히 여성에게서
많이 나타나는데, 제일 문제는 골절상을 입기 쉽다는 거예요.
사소한 자극에 뼈가 툭 부러지는 거죠.

헤이연 뼈에 구멍이 숭숭 난다고요? 끔찍하네요!
뼈가 그렇게 쉽게 부서지다니, 불안해서 어디 맘 편히 다니기나 하겠어요?

주원장 특히 고관절에 연결되는 대퇴뼈가 부러지면 정말 재앙이라고 할 수 있어요.
회복이 매우 어렵고, 통증도 심하고, 잘 걷지 못해 간단한 외출도 불가능할 수 있
거든요. 나이 많은 어른이 이런 대퇴골절을 당하면 시름시름 앓다가 심지어는 돌
아가시기도 하죠.

헤이연 돌아가시기까지! 듣고 보니 진짜 무서운 병이네요!
근데 왜 골다공증 환자에게 우유를 권하죠?

주원장 뼈의 주성분이 뭐예요? 칼슘이잖아요. 우유에 풍부한 성분이 바로 칼슘이
에요. 그래서 그렇게 골다공증에 좋다고 우유를 강권하다시피 해요.

헤이연 우유가 그렇게 골다공증에 좋다면야 그럴 만한 것 아니에요?

주원장 그게 그런데, 생각보다 우유가 골다공증 예방에 그다지 도움이 되지 않는
다는 게 문제죠. 우유 소비량이 최상위권에 속하는 스웨덴, 핀란드, 미국, 영국 사
람들이 아이러니하게도 골다공증이 세계 최고라는 통계가 있어요. 우유가 골다공
증 예방에 큰 도움이 되지 않는다는 아주 강력한 증거라 할 수 있죠.

헤이연 그럼 뭣 때문에 골다공증이 발생하는 거죠?

주원장 그건 단백질 때문이라는 연구가 있어요.

헤이연 (깜짝 놀라) 넷? 단백질? 단백질이라면 일반적으로 고기를 말하는 거 아니
에요? 고기하고 뼈하고 대체 무슨 상관관계가 있죠?

주원장 칼슘을 아무리 많이 섭취해도 단백질 섭취가 과다하면 칼슘을 몸 밖으로
배출하는 효과가 발생할 수 있다고 해요.

헤이연 고기를 많이 먹으면 칼슘이 빠져나간다는 말이네요.

주원장 바로 그 말이죠.

헤이연 누가 그런 이론을 발표했어요?

주원장 바젤(Uriel Barzel)과 매씨(Linda Massey)라는 학자가 미국의 『영양학 저
널』에 발표한 논문에서 공동으로 주장한 내용이에요.●
이 논문에 따르면, 평소 과일과 야채를 적게 먹고 단백
질을 과다하게 섭취하면, 산(황산염, 인산염 등)이 다량
발생하므로 이를 소변으로 계속 배출하게 된다고 해요. 그럼 이런 상태를 완충하
기 위해 뼈의 칼슘이 혈액으로 유출(bone resorption)되는 현상이 일어나고,
그에 따라 혈액에 지나치게 증가된 칼슘 역시 소변으로 빠져나가게 된다고 해요
(calciuria). 그리고 이 상황이 지속되면 골다공증이 생길 수 있다는 거죠.

> ● Uriel Barzel and Linda Massey, 『The
> Journal of Nutrition』, Vol. 128, Issue 6, 1
> June 1998, p.1051~1053.

헤이연 너무 전문적인 내용이라 무슨 말인지 잘은 모르겠지만, 하여튼 육식 때문에
칼슘이 빠져 나가 골다공증이 생길 수 있다면 이제부턴 고기 먹으면 안 되겠네요.

주원장 (황급히) 자, 잠깐! 최근 연구에 의하면 단백질 섭취가 골다공증과 상관 없
고, 오히려 뼈에 더 좋다는 결과도 있어요!

헤이연 (어리둥절한 표정) 엥? 그래요? 이번엔 또 누가 그런 말을 했죠?

주원장 '제네바 대학병원 골질환 분과'●의 르네 리졸리
교수(René Rizzoli)가 그런 주장을 하는 사람들 중 한
명이죠.

> ● Division of Bone Diseases of the
> Geneva University Hospitals.

이 분은 과다한 단백질 섭취가 뼈 건강을 해친다는 설을 정면으로 반박하는 입장이에요. 그뿐 아니라 단백질을 너무 적게 섭취하는 게 오히려 문제라고 강조해요. 충분한 단백질을 포함한 균형잡힌 식사가 뼈 건강에 필수적이라는 거죠. 단, 적절한 칼슘 섭취를 같이 해야 한다는 조건을 달고 있지만요.

헤이연 (따지듯이) 아니, 한쪽에서는 단백질이 좋다, 또 한쪽에서는 단백질이 좋지 않다, 이렇게 완전히 상반된 주장을 하면 도대체 어느 장단에 춤을 춰야 하죠?

주원장 (웃으면서) 정답을 알려줄까요?

헤이연 네, 알려주세요!

주원장 '체질장단'에 춤추면 돼요!

헤이연 (한심하다는 듯) 체질장단이라뇨! 주원장님, 농담하시는 거죠?

주원장 (웃으면서) 그럴리가요!
제 말은 체질이라는 변수를 넣어야 해결된다는 말이죠.

헤이연 체질변수?

주원장 네! 고기가 맞지 않는 체질의 경우는 앞에 말한 바젤과 매씨의 말이 맞을 수 있어요. 금양 혹은 금음체질의 경우가 여기 해당될 수 있죠. 그리고 고기가 맞는 체질의 경우는 리졸리 교수의 말이 맞을 거예요. 목양이나 목음체질의 경우가 이에 해당되죠. 그리고 토체질의 경우는 돼지고기를 먹으면 골다공증을 피할 수 있고, 수양체질의 경우는 닭고기를, 그리고 수음체질의 경우는 닭고기와 소고기를 먹으면 골다공증을 피할 수 있을 거예요.

헤이연 그러니까 골다공증의 원인이 체질마다 다를 수 있는데, 모든 사람들한테 똑같은 기준을 적용하니 저런 상반되는 주장이 나오는 거네요!

주원장 헤이연님이 제대로 정리했습니다!

헤이연 하여튼 어떤 상황에서건, 항상 체질이라는 요소를 고려해야 정확한 사실과 정보에 다다를 수 있다는 사실을 새삼 깨달았습니다.

주원장 헤이연님이 정말 중요한 사실을 짚어주셨어요. 우리는 언제나 건강에 대한 정보를 접할 때는 반드시 체질을 명심하고, 그에 따라 생각하고 행동해야 합니다.

헤이연 그럼 주원장님, 끝으로 금체질식에 대해 간단히 마무리 해주시겠어요?

주원장 네. 금체질식의 핵심을 한 문장으로 요약해드리겠습니다. 금체질은 육식, 분식, 유제품, 매운 음식이 해롭고, 생선이나 해물, 쌀, 잎채소가 이롭습니다.

헤이연 아, 그렇군요! 잘 알겠습니다. 그런데 혹시 8체질식에 대해 보다 자세하게 알고 싶은 분들은 어떻게 하면 될까요?

주원장 그런 분들은 저의 저서 『8체질식』을 참고하시기 바랍니다.

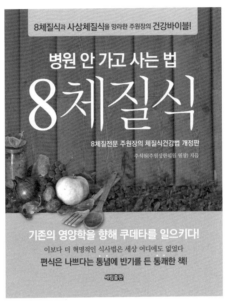

〈주원장의 『병원 안 가고 사는 법 8체질식』〉

체질식에 대한 모든 것을 이 한권에 모두 다 쏟아 부으려고 무진장 노력한 책이에요.

헤이연 지금까지 금체질의 체질식에 대해 알아봤습니다.
주원장님, 다음 시간엔 어느 체질에 대해 알아볼까요?

주원장 다음엔 금체질의 반대 체질인 목체질의 체질식에 대해 알아보고, 시간이 되
면 다른 체질에 대해서도 알아보겠습니다.

헤이연&주원장 여러분 안녕!

이것이 목체질식

헤이연 지난 시간엔 금체질의 체질식에 대해 알아봤습니다.
우유를 가장 많이 섭취하는 나라 중 하나인 스웨덴 같은 나라에 골다공증이 세계 최고 수준이다는 말에 큰 충격을 받았는데요, 오늘은 또 어떤 흥미진진한 얘기가 나올지 기대가 됩니다.

주원장 오늘은 목양과 목음체질, 즉 목체질의 체질식에 대해 먼저 알아보겠습니다.
헤이연님, 혹시 목체질의 장부대소구조에서 최강장부와 최약장부가 뭔지 아세요?

헤이연 (깜짝 놀라며) 아니, 주원장님, 제가 뭘 안다고 처음부터 그런 곤란한 질문을 하세요?

주원장 그동안 체질 장부구조에 대해 그렇게 많이 얘기했는데, 아직도 그걸 모르세요? 아, 실망입니다!

헤이연 잠깐만요! 한번 생각해볼게요.
(머뭇거리며) 에… 목체질은 금체질의 반대니까, 간담이 가장 세고, 그리고 어… 폐대장이 가장 약하겠네요!

주원장 맞았어요! 정말 잘 했어요!
이제 헤이연님도 점점 8체질의 전문가의 레벨로 진입하고 있는 것 같군요.

헤이연 (흡족한 표정) 그래요? 그냥 말이라도 감사합니다!

주원장 하하하! 헤이연님 말씀대로 목체질은 간담이 세므로 금체질과 반대로 육식, 분식, 유제품, 뿌리채소 등이 유익하고, 대신 생선, 해물, 잎채소 등이 해롭습니다. 그래서 금체질로 진단받은 환자들이 목체질을 무척 부러워하죠.

헤이연 (찬탄하며) 와~! 목체질은 금체질에 비하면 정말 신세계네요!
금체질이 진짜 부러워할만합니다.

주원장 하지만 그런 목체질도 서운해하는 바는 있어요. 예를 들어 우리 음식의 상징인 배추김치는 목체질에 해로운데, 배추김치를 좋아하는 목체질도 무척 많거든요. 그래서 다른 좋은 점은 생각 안 하고 김치 못 먹는다고 꽤 투덜거려요.

헤이연 (약간 화난 표정) 아니, 배추김치 말고 무김치 먹으면 되잖아요! 욕심도 참!

주원장 저도 그렇게 말해요, 무김치나 열무김치 먹으라고. 하지만 사람들의 욕심은 끝이 없어요. "난 김치 없으면 밥 못 먹는다"고 부득 부득 우기면서 배추김치를 먹고야 말죠. 목체질이 배추 같은 잎채소를 많이 먹으면 위가 가스가 차서 빵빵해지고, 음식물이 역류하여 목이 조이는 불편한 증상이 생길 수 있거든요. 그래서 역류성식도염(reflux esophagitis) 같은 병이 날 수 있죠.

헤이연 (놀라며) 겨우 배추김치 정도 먹었는데 그런 병이 생길 수 있다니, 의외네요!

주원장 그리고 생선 먹어도 불편한 증상이 잘 생길 수 있어요. 특히 회 같은 날 생선이 위험하죠. 목체질은 속이 좀 찬 편이기 때문에 될 수 있으면 익혀 먹고, 따뜻하게 먹는 게 좋아요. 어떤 사람은 배가 얼음처럼 차가운 경우도 있어요. 이런 사람은 배를 내놓고 잠깐 찬바람만 쐐도 설사해요. 근데 이런 목체질 중 일부는 또, 좋아하는 생선 못 먹게 됐다고 심하게 분통을 터뜨려요.

헤이연 (한심하다는 듯) 야~ 정말 못 말리겠네요!
아니, 그 맛있는 고기도 다 먹을 수 있고, 그 부드러운 빵도 먹을 수 있고, 피자, 스파게티, 칼국수도 죄다 먹을 수 있고, 그 고소한 우유, 치즈, 요쿠르트도 먹을 수 있고, 매콤한 고추장양념도 먹을 수 있고… 도대체 뭐가 불만이죠?

주원장 글쎄 말이에요!
심지어는 목체질인데 꼭 금체질식만 고집하는 사람도 있어요. 본인이 고지혈증, 콜레스테롤, 지방간, 이런 병들이 있다고, 채소나 나물만 먹고, 생선이나 먹고, 목체질이 먹어야 할 고기나 밀가루 음식은 입도 안 대요!

헤이연 (동의하지 않는 표정) 글쎄요, 저는 오히려 그 사람이 옳은 것 같은데요! 고지혈증이나 콜레스테롤이 높은 건 대개 지방이 많은 육식 때문에 그런 건데, 어떻게 거기다가 고기를 또 먹을 수 있겠어요?

주원장 물론 그렇게 생각하는 것도 일리는 있어요. 혈중에 지방이 둥둥 떠다니는데 거기다가 또 고기를 먹어 지방을 가중시키면 안 된다, 이런 생각이잖아요.

헤이연 (맞장구치며) 제 말이요!

주원장 하지만 그런 생각은 철저히 서양의학적 관점일 뿐이에요. 주위에 보면 고기를 무척 많이 먹는데 고지혈증이나 콜레스테롤이 전혀 없이 깨끗한 사람이 흔히 있어요. 예를 들어 김어준 공장장 아시죠?

헤이연 아! 그 교통방송 '뉴스공장' 진행하시는 분요?

주원장 네. 그분이 항상 하는 말이, 자기는 고기만 먹는대요. 채소 거의 안 먹고, 밥도 별로 안 먹고 오로지 고기만 먹을 정도로. 건강을 위해 먹는 비타민 같은 영양보충제도 전혀 안 먹는대요. 그 동안 고기만 그렇게 먹었어도 영양상 아무 문제가 없었다면서. 이를 보고 양의사들은 하나같이 공장장에게 큰 일 난다고 경고한대요. "죽을려고 환장했냐!"면서 말이죠.

헤이연 그분 전에 보니까, 배도 엄청 나오고 얼굴도 터질듯이 부풀었던데, 괜찮대요? 제 생각에도 고기 너무 많이 먹어서 그런 것 같은데….

주원장 공장장이 전에 어떤 병원에서 건강검진 같은 거 받았는데, 결과가 아무 문제 없이 완전 깨끗하게 나왔다고 그래요! 피가 어린 아이 것처럼 아주 수정 같이 맑았다나⋯. 건강검진의 가장 기본이 혈액검사인데, 검진에 아무 문제가 없었다는 말은 고지혈증이나 콜레스테롤혈증 같은 게 전혀 나오지 않았다는 말이거든요.

헤이연 그래요? 정말 의외네요!

주원장 공장장은 아마 목양이나 목음체질일 거예요.
그렇게 줄기차게 고기만 먹는데도 건강검진 결과가 깨끗한 것 보면 말이죠.

헤이연 그런데 제 생각엔 공장장님은 아직 고지혈증이나 콜레스테롤증이 없어서 괜찮겠지만, 만약 고지혈이나 콜레스테롤증이 이미 있다면 이제 얘기는 틀려지는 거 아니에요? 이럴 땐 아무래도 고기 먹는 건 자제해야 할 것 같은데, 안 그래요? 아무리 목체질이라도⋯.

주원장 그럴 것 같죠? 하지만 아니에요! 목체질인 경우는 잎채소, 생선, 해물, 쌀밥, 이런 걸 많이 먹으면 오히려 고지혈증이 생길 수 있어요.

헤이연 네? 그래요?
아니, 고기 같은 기름진 음식을 먹지도 않는데 진짜 그럴 수가 있어요?

주원장 거듭 말하지만, 목체질은 고기를 먹지 않으면 오히려 고지혈증이 생길 소지가 있어요. 물론 밀가루음식이나 유제품, 뿌리채소 같은 다른 목체질 음식들을 자주 섭취하지 않는 것도 영향을 줄 수는 있지만⋯.

헤이연 고기를 먹지 않으면 오히려 고지혈증이 생긴다…
이건 정말 기상천외(奇想天外)●한 얘기네요!

주원장 그래서 사실은 영양학이나 병리학이라는 학문은
완전 다시 씌여야 한다는 게 제 생각이에요. 지금 그런
학문들은 모든 사람을 동일하게 보고 쓴 거잖아요. 그
래서 맨날 같은 원인에 상반되는 결론이 나서 갑론을박
(甲論乙駁)●이 일어나는 거예요. 한 쪽에서 고기가 좋다
하면, 다른 쪽에서는 안 좋다 하고, 언제는 커피가 해롭
다 하더니, 이번엔 또 좋다고 하고, 한 마디로 중구난방

● **기상천외(奇想天外)** 奇 기이할 기, 想 생
각 상, 天 하늘 천, 外 바깥 외: 기발한 생각
이 하늘 바깥까지 미친다. 보통 사람은 상상
도 할 수 없을 만큼 생각이 기발하고 엉뚱한
것을 말한다.

● **갑론을박(甲論乙駁)** 甲 갑옷 갑, 論 논할
론, 乙 새 을, 駁 논박할 박: 갑이 논하면 을이
반박한다. 서로 자기가 옳다고 주장하고 상대
를 반박하는 것을 말한다.

● **중구난방(衆口難防)** 衆 무리 중, 口 입 구,
難 어려울 난, 防 막을 방: 여러 사람의 입은 막
기 어렵다. 여럿이 마구 말을 쏟아냄을 뜻한다.

(衆口難防)●, 제멋대로인 거죠.

헤이연 체질마다 병리가 달라지는데 그걸 고려하시 않으니 연구하는 사람들마다
딴소리를 하는 거군요.

주원장 그래요! 전에 이런 케이스도 있었어요.
중년의 한 남자가 한의원에 왔죠. 이 분이 나이가 들면서 건강을 꼼꼼히 챙기기로
했대요. 티비(TV)만 보면 건강 프로에서 맨날 하는 말이 고기 먹지마라, 기름진
거 먹지마라 하고, 대신 생선 먹어라, 그리고 채소 많이 먹어라, 이런 말을 귀에 못
이 박히도록 하잖아요. 흔히 '건강식'이라고 하는, 그런 식의 식단을 권하는 거죠.
이 분이 그 프로를 보고 갑자기 건강이 걱정이 돼, 그를 따르기로 했대요. 작심하
고 그 날로 좋아하던 고기 끊고, 매일 삼시세끼 채소, 현미, 생선, 이런 것들만 먹
기 시작했죠. 사실 이 분은 당시 건강에 아무런 문제도 없었고, 오히려 아주 건강
했는데도, '예방 차원'에서 그렇게 한 거죠.

헤이연 그런데요?

주원장 처음 며칠은 몸도 좀 가벼운 것 같고 괜찮은 느낌이 들었대요.
"아, 역시 전문가의 조언을 따르니 좋구나!" 생각했죠.
그런데 시간이 지나면서 몸이 별로 안 좋아지는 거예요. 속이 거북하고, 대변 상태
도 나빠지고, 뭣보다도 피곤하고, 몸이 천근 쇳덩어리처럼 무겁고, 눈도 계속 침침
하고, 하여튼 몸 컨디션이 영 바닥인 거죠. 이 사람이 다른 생각은 미쳐 못 하고,
"아, 내가 요즘 너무 무리했나?" 이렇게 생각하고, "건강 식단을 더 철저히 지켜야
겠구나!" 하면서 더욱 열심히 채소, 생선 등을 먹었다고 해요.

헤이연 (안타깝다는 듯) 어쩜 사람이 그렇게 고지식할 수가 있을까요!

주원장 그러니까 말이에요! 이렇게 모범생인 사람들이 오히려 가끔 큰 화를 당
할 수가 있어요. 뭔가 이상하다 싶으면 현재 하고 있는 바를 의심해 봐야 하는데.

헤이연 제 말이요!

주원장 이 분이 날이 갈수록 건강이 나빠지니 결국 병원에 가 검사를 했죠.
그리곤 결과에 그만 충격을 받았어요!

헤이연 왜요?

주원장 그 전에 아무렇지도 않았던 간이 검사 결과 너무 나빠진 거예요.
거의 간경화(liver cirrhosis) 직전까지 갔다는 말을 들은 거죠.

헤이연 간경화?

주원장 간이 딱딱하게 돌처럼 굳어지는 매우 위중한 병이에요.

헤이연 (놀라서) 어떻게 그런 일이 발생한 거죠?

주원장 그 '건강식'이라는 식단 때문이었어요.

헤이연 건강식 때문?

주원장 그분을 제가 진단을 해보니 목양체질, 다시 말해 목체질이었어요.
그러니까 채소나 생선 따위가 아주 해로운 체질인 거죠.
그분 평소 하던 대로 고기 계속 먹고, 밀가루 음식 쭉 먹었으면 건강하게 아무 문
제 없이 잘 살 수 있었을 거예요.

헤이연 와, 그럴 수가요! 정말 허탈하네요!

주원장 그분도 제 말에 재차 충격을 받고 또 허탈해 했어요.
제대로 잘 가고 있는 차를 괜히 휙 돌려 엉뚱한 방향으로 역주행을 한 셈이죠.

헤이연 역주행 잘 못 하면 큰 사고로 죽을 수도 있잖아요!
이 분 자칫 했으면 간경화로 돌아가실 뻔했네요!

주원장 정말 문턱까지 간 거죠!

헤이연 그분은 그 후로 어떻게 됐어요?

주원장 목양체질에 대한 설명을 자세히 해드리고, 목양 체질침과 체질약으로 치료를 잘 해 드렸어요. 물론 목양체질식도 열심히 하라고 조언했죠. 그렇게 몇 주간 정성껏 치료하니, 몸이 점차 회복되어 마침내 다시 예전의 건강을 되찾게 되었어요!

헤이연 그분 고기 많이 드셨겠네요?

주원장 당연하죠! 첨엔 긴가민가 해서 조금씩 먹었는데 몸 컨디션이 점차 좋아지니 점점 늘여서 먹었대요. 그렇게 매일같이 고기 정말 줄기차게 먹었다는 거예요. 그리고 아침마다 빵먹고, 우유 마시고, 점심엔 칼국수 먹고… 저녁엔 또 고기 먹고…. 그러자 큰 걱정거리였던 간경화 징후 소견도 없어지고, 지방간도 없어지고, 소화도 잘 되고, 뭣보다도 예전 몸의 활력을 되찾았다고 해요. 흔히 간이 안 좋으면 양의사님들이 이구동성(異口同聲)●으로, 고기 자제하라고 하는데, 이 사람은 완전 거꾸로죠?

● 이구동성(異口同聲) 異 다를 이, 口 입 구, 同 같을 동, 聲 소리 성: 입은 다른데 소리는 같다. 여러 사람의 말이 모두 같음을 말한다.

헤이연 이거야말로 진짜 상식을 깨는 놀라운 발견이 아닐 수 없네요!
체질이란 게 정말 놀라워요, 주원장님!
이렇게 놀라운 사실이 있는데도 대부분의 세상 사람들이 이런 사실을 까마득하게 모르고 산다는 사실 또한 정말 놀라워요!

주원장 그렇죠! 체질의학도 언젠가는 세상에 알려져 세상 모든 사람들이 체질에 맞춰 섭생을 할 날도 오겠지만, 그 날이 언제일지는 현재로서는 정말 망망대해(茫茫大海)를 운항하는 것처럼 막막할 뿐입니다.

헤이연 그런 걸 보면 갈릴레오가 그 당시 권력을 쥐고 있던 종교계에 대해 얼마나 답답함을 느꼈을지 이제야 좀 이해가 가요.

명백한 지동설의 증거를 과학적으로 제시하고, 심지어는 실험으로 증명까지 했는데도, 막무가내로 그를 종교재판에까지 끌고갔잖아요!

(한숨을 쉬며) 어떻게 이성적 동물이라는 인간이 그럴 수가 있어요?

(흥분해서) 그런데 8체질의학도 마찬가지인 것 같아요.

같은 음식을 먹어도 사람마다 다른 반응이 나올 수 있다는 건 우리가 평소 경험하는 너무도 엄연한 사실인데, 그런 게 전혀 인정되지 않고 똑같은 원인에 똑같은 결과를 모든 사람에다가 일방적으로 강요하고 있잖아요!

(목소리 높여) 이건 너무도 부당해요!

주원장 (맞장구) 백번 지당한 말이에요, 헤이연님!

저도 8체질을 하면서 수도 없이 느낀 게 바로 그거예요.

(분노하며) 어떻게 이렇게 수많은 사람들이 일상적으로 분명히 느끼는 체질적 차이점이 학계나 의료계 전문가들에겐 전혀 받아들여지지 않고 있는가, 해서요.

이건 사실 미스터리예요!

헤이연 참 답답하시겠어요, 주원장님!

주원장 (또렷한 목소리로) 처음엔 화가 많이 났는데, 지금은 정신을 가다듬고 마음을 단단히 다잡았어요.

그저 8체질의학을 위해 묵묵히 내 할 바를 해야겠다, 이렇게 깊이 다짐했죠.

이런 생각을 가진 한의사들과 학자들의 업적이 쌓이고 쌓이면 언젠간 8체질의학이 모든 사람들에게 보편적으로 받아들여지는 때가 오고야 말 것이다, 라는 신념을 갖게 되었어요.

헤이연 저도 그런 때가 올 거라 믿어 의심치 않아요.

주원장 역시 믿을 사람은 헤이연님밖에 없군요!

헤이연 지금까지 주원장님을 모시고 목체질의 체질식에 대해 유익한 얘기 나눠봤습니다.
그럼 다음 시간에도 더욱 흥미로운 얘기로 여러분을 찾아 뵙겠습니다.

헤이연&주원장 여러분, 안녕!

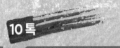

이것이 토체질식

헤이연 주원장님, 오늘은 또 무슨 얘기 보따리를 가져오셨나요?

주원장 지난 시간에 이어 오늘은 토체질의 체질식에 대해 말씀드리겠습니다.

헤이연 토체질이라면 토양과 토음체질을 말씀하시는 거겠죠?

주원장 그렇습니다!
(헤이연의 눈치를 살피며) 혹시 토체질의 최강장부와 최약장부가 뭔지 아세요?

헤이연 (당당하게) 토체질의 최강장부는 비위이고, 최약장부는 신방광입니다!

주원장 (깜짝 놀라) 아니! 생각도 않고 바로 알아맞추다니! 그걸 어떻게 아셨어요? 전혀 기대 안 하고 그냥 한번 던져본 건데.

헤이연 (웃으며) 물어보실 줄 알고 미리 예습 좀 했습니다! 강의할 때마다 해당 체질의 장부대소구조를 항상 물어보셨잖아요!

주원장 아! 일취월장(日就月將)●이란 헤이연님을 두고 한 말이군요!

● 일취월장(日就月將) 日 날 일, 就 나아갈 취, 月 달 월, 將 장수 장: 나날이 나아가고 다달이 발전한다. 학문이나 일의 능력이 빠르게 발전함을 일컫는다.

헤이연 일취월장?

주원장 직역하면 날마다 나아가고, 달마다 장성한다는 말인데, 쉽게 말해 시시각각으로 눈에 띄게 쭉쭉 발전한다는 말이죠!

헤이연 그래요? 감사합니다, 주원장님!

주원장 아까 헤이연님이 토체질은 비위가 강하고, 신방광이 약하다고 했는데, 여기서 비위가 강하다는 점이 토체질식의 가장 중요한 포인트입니다. 왜냐하면, 우리가 음식을 먹으면 맨 먼저 위로 들어가기 때문입니다.

헤이연 그런데 비는 무슨 장기예요? 전에 들은 것 같은데 기억이 안 나네요.

주원장 비는 현대말로 췌장에 속하는 장기입니다. 영어로 판크레아스(pancreas)라고 하는데, 이 장기는 위장(stomach)의 바로 곁에 위치합니다. 췌장이라는 장기는 당뇨병(diabetes)이라는 병 때문에 사람들에게 그리 생소한 장기는 아니죠.

헤이연 제가 당뇨병이라는 말을 많이 들어봤는데, 그게 정확하게 어떤 병이죠?

주원장 말 그대로 풀면 당, 즉 포도당이, 뇨, 즉 오줌에 나오는 병이라는 말이죠.

헤이연 당이란 게 포도당을 말하는 거였군요!

주원장 네! 포도당은 우리 몸이 필요로 하는 3대 영양소(탄수화물, 단백질, 지방) 중의 하나인 탄수화물로서 매우 중요한 영양분인데, 이게 오줌과 같이 빠져나간다는 건 크나큰 손실이 아닐 수 없죠.

헤이연 그런데 당뇨병이 췌장과는 무슨 관계가 있어요?

주원장 췌장에는 인슐린(insulin)이라는 호르몬(hormone)을 만드는 샘이 있어요.

헤이연 호르몬이란 말도 듣긴 많이 들어봤는데 정확하게 뭘 말하는 건지 모르겠어요.

주원장 비라는 장기를 설명하려다 보니까 중요한 의학개념들이 튀어나와서, 배가 자꾸 산으로 가는 느낌이군요. 호르몬이란 우리 몸의 균형을 조절하는 생화학적인 물질이에요.
(난감한 표정) 이거 참, 호르몬을 설명하려면 또 신경도 같이 설명해야 하는데….

헤이연 신경이라는 말도 자주 들어봤지만, 역시 정확히 뭔지는 모르겠네요. 죄송해요, 제가 너무 무식해서….

주원장 (큰 소리로) 하하하하! 그렇게까지 말할 필요는 없어요, 헤이연님. 찬찬히 들어보면 쉽게 알 수 있는 것들이니까요.
(강의 모드) 자~ 먼저, 우리 몸을 조절하는 시스템은 크게 두 가지로 분류돼요. 하나는 신경계(nervous system)이고, 또 다른 하나는 내분비계(endocrine system)죠.

헤이연 신경계는 어림잡아 신경들로 이뤄진 것 같은데, 내분비계는 전혀 감이 안 오네요.

주원장 내분비계는 호르몬을 핏속으로 분비하여 우리 몸의 균형을 조절하는 시스템이에요.

헤이연 아하! 호르몬! 아까 췌장에서 만드는 인슐린이 호르몬이라고 하셨죠!

주원장 그렇습니다! 그에 반해 신경계는 신경이라는 섬유다발을 통해 뇌와 척수로부터 직접 우리 몸을 조절하는 시스템이죠. 그러니까 내분비계는 혈관을 통해 호르몬을 분비하여 조절하는 시스템이고, 신경계는 신경섬유 라인을 통해 신경전달물질(neurotransmitter)을 분비하여 조절하는 시스템입니다.

헤이연 내분비계는 혈관을 통해, 그리고 신경계는 신경라인을 통해 조절하는군요.

주원장 그렇습니다! 한 마디로, 내분비계는 강과 같은 운하시스템이고, 신경계는 집에 많이 깔린 전기시스템이라고 할 수 있죠.

헤이연 호르몬은 물로 전달되고, 신경은 전선으로 전달된다, 이거죠?

주원장 맞아요! 그래서 정보전달이 신경계는 매우 빠르고, 내분비계는 좀 느린 편이에요. 그런데 헤이연님, 혹시 신경을 느껴본 적이 있어요?

헤이연 신경? 네, 있어요! 여기 팔꿈치를 치면 찌릿! 하고 전기가 오잖아요.

주원장 맞아요! 그런데 느낌만 전기 같은 게 아니라, 사실은 신경조직 자체가 방금 전에 말한 전기시스템과 똑같은 거예요. 신경다발이란 게 전선과 똑같은 원리로 돼 있거든요. 그래서 팔꿈치를 치면 거기 있는 신경이 자극받아 감전된 것처럼 찌릿한 느낌이 일어나는 거예요. 그런 수많은 신경다발들이 우리 몸의 조절을 위해 전신에 분포돼 있어요.

헤이연 아하! 그러니까 내 몸에 전기줄이 거미줄처럼 쫙 깔려있는 거네요!

주원장 그렇죠! 그래서 신경은 정보전달이 매우 빨라요. 기본적으로 전기가 전달되는 속도와 같으니까요. 그에 반해 호르몬은 혈액으로 분비되다 보니까 그 작용이 혈액순환 속도에 종속돼서 신경보다는 그 작용 속도가 많이 느리죠. 우리의 관심사인 췌장의 기능 중 하나가 이와 같이 인슐린이라는 호르몬에 의해서 이뤄지는 겁니다.

헤이연 그럼 인슐린은 구체적으로 어떻게 혈당(blood sugar)을 조절하는 거예요?

주원장 인슐린은 혈액에 일정 수준 이상으로 남아 도는 포도당이 있으면 그걸 가만 두지 않습니다. 포도당을 간이나 세포 속으로 끌어옮겨서 글리코겐(glycogen)으로 저장하는 기능을 합니다. 그래서 결과적으로 혈당을 낮추는 역할을 하는 거죠. 이를 췌장의 인슐린의 혈당조절 기능이라고 해요. 그런데 췌장에 문제가 생겨 이 인슐린 합성이 저하되거나 상실되면 당이 세포 속으로 저장되지 못해 소변으로 유출되어 당뇨병이 발생하게 되는 겁니다.

헤이연 인슐린은 핏속에 다니는 포도당을 적당한 수준으로 조절하는 호르몬이군요.

주원장 그렇습니다!
그런데 췌장은 이렇게 혈당조절 기능뿐만 아니라, 또 다른 중요한 기능을 갖고 있어요. 그게 바로 소화효소를 합성하는 일입니다.

헤이연 그럼 췌장은 소화제를 만드는 공장도 되는군요.

주원장 정확한 비유예요!
췌장은 인체가 필요로 하는 많은 양의 소화효소를 생성해내요. 탄수화물분해효소 아밀라제(amylase), 단백질분해효소 트립신(trypsin), 지방분해효소 리파제(lipase) 등등 인체에서 필요로 하는 수많은 소화제를 만들어냅니다. 그래서 위장에서 대충 거칠게 분쇄된 음식물이 십이지장으로 내려오면 소화효소를 그곳으로 분비하여 음식물을 화학적으로 미세하게 분해하는 기능을 합니다.

헤이연 왜 이런 복잡한 과정을 거치는 거죠?

주원장 이렇게 우리가 섭취한 음식물이 아주 작은, 분자 단위 정도의 미세한 크기로 분해돼야 소화관 세포를 투과해서 체내로 들어갈 수 있기 때문입니다.
이 과정을 흔히 말하는 소화(indigestion)라고 하는 거죠.

헤이연 그럼 우리가 흔히 소화는 위장에서 하는 것으로 알고 있는데 그게 아니네요?

주원장 좋은 지적이에요!
위장은 소화의 전단계에서 음식물을 대충 듬성듬성 나누는 정도의 기능을 수행하는 기관에 불과한 거죠. 진짜 소화는 췌장의 소화효소로부터 이뤄지고, 이어 십이지장, 소장에서의 소화효소로 마무리되는 것입니다.

헤이연 어쨌든 토체질은 비위가 가장 큰 체질이니까 소화 하나만은 끝내주겠군요!

주원장 그렇습니다. 그래서 토체질은 먹는 것을 좋아하고 식도락가도 많은 편입니다. 그런데 이런 왕성한 소화기능이 지나치면 오히려 독이 되기도 합니다.

헤이연 그걸 비위기능항진증이라고 하셨죠?

주원장 야! 그걸 아직도 기억하고 있었군요! 그렇습니다! 비위 기능이 너무 지나치게 올라가면 항진증이 나타나 오히려 몸에 큰 해가 될 수 있습니다. 그래서 토체질에도 위장질환이나 소화장애가 발생하는 경우가 드물지 않아요. 소화불량, 위염,

위궤양, 췌장염, 심지어는 위암, 췌장암에 걸리기도 합니다.

헤이연 (눈을 휘둥그레) 그래요? 의외네요!
강하다는 것이 꼭 좋은 것만은 아니군요!

주원장 그렇습니다! 토체질은 또 먹는 것을 좋아하기 때문에 비만에도 잘 걸립니다. 그리고 비만이 오래 가면 아까 말한 당뇨병(diabetes mellitus)●으로 진전될 확률도 급격하게 올라갑니다. 토체질에 당뇨병이 가장 많은 이유가 바로 이것입니다.

● **당뇨병** 당의 대사에 장애가 발생한 병. 공복 혈당 126mg/dL 이상, 식후 2시간 혈당 200mg/dL 이상이면 당뇨병으로 진단한다. 요즘엔 당화혈색소 수치도 진단에 사용된다. 당뇨병 기준은 6.5% 이상이다.

헤이연 당뇨병에 걸리면 어떤 증상이 나타나요?

주원장 우선 당이 소변으로 빠져나가서 소변도 덩달아 자주 보게 됩니다.
이게 되게 귀찮은 일이죠. 또 소변을 자주 보니 수분이 빠져나가 갈증이 자꾸 납니다. 그래서 물을 자꾸 마시게 되죠. 그리고 당이 자꾸 유실되니 에너지가 빠져나가 배가 자주 고파집니다. 그래서 자꾸 먹게 되죠.

헤이연 당뇨병이란 게 사람 참 귀찮게 하는 병이군요!

주원장 그렇죠!
그런데 당뇨병은 혈당이 높아서 생기는 '고혈당'의 문젠데, 반대로 가끔 '저혈당'에 빠져 큰 문제가 발생하기도 합니다.

헤이연 (의외라는 표정) 그래요?

주원장 당이 유실되는데 제 때 식사를 안 하면 이번엔 저혈당이 되는 거죠. 에너지가 급격하게 부족해져서 뇌가 쇼크를 받아 심지어 졸도해 픽 쓰러지는 경우가 생기기도 해요.

헤이연 그래요? 야, 진짜 무서운 병이네요! 근데 왜 뇌가 쇼크를 받아요?

주원장 뇌조직은 주요 에너지원으로 '포도당'만을 사용하기 때문입니다. 지방이나 단백질 같은 다른 영양소가 아무리 많이 저장돼 있어도 무용지물인 거예요.

헤이연 그럼 당뇨병 저혈당 쇼크로 누가 쓰러지면 어떻게 대처해야 해요?

주원장 그럴 땐 빨리 설탕이나 사탕, 초코렛 같은 단맛이 나는 것을 공급해줘야 합니다. 만일 의식이 없어 사탕을 빨지 못하면 주위 사람이라도 (조금은 비위생적이겠지만) 신속하게 녹여서 그 사람 입에 흘려넣어줘야 해요. 가능한 한 빨리 해야지 늦으면 뇌에 치명타를 입어 자칫 생명을 잃을 수도 있습니다.

헤이연 우와! 진짜 끔찍하네요!

주원장 대개는 당분을 공급해주면 얼마 안 있어 금방 의식을 회복합니다. 하지만 만일을 대비해서 119에 구조 요청을 같이 하는 것이 안전합니다.

헤이연 당뇨병 환자가 주위에 많아서 잘 몰랐는데, 정말 주의를 많이 해야하는 병이군요! 그럼 당뇨병 환자는 평소 어떻게 건강 관리를 해야 하죠?

주원장 당뇨병은 혈당조절이 잘 안 되는 병이기 때문에 음식 섭취량을 엄격하게 제한해야 하는 문제가 있어요. 생각보다 음식을 상당히 적게 먹어야 하는 거죠. 먹는 것을 좋아하는 토체질이 적게 먹어야 한다는 것은 정말 고통스러운 일이죠.

헤이연 당뇨병이란 맘대로 먹을 수가 없는 병이군요!

주원장 그러니 얼마나 괴롭겠어요? 그 맛있는 것들을 맘대로 먹을 수 없고, 그림의 떡처럼 가만 보고만 있어야 한다니… 고문 아니겠어요?

헤이연 토체질이 그렇게 좋은 체질은 아니군요!
전 비위가 좋아 먹고 싶은 걸 마음껏 먹을 수 있어 참 좋은 체질로 알았는데.

주원장 그건 잘못된 생각이에요! 좋은 체질, 나쁜 체질, 그런 건 절대 없어요!
명심하세요! 모든 체질이 장점과 단점이 다같이 있는 거예요.
다만 어떻게 체질에 맞춰 섭생(攝生)을 하느냐, 그게 문제인 거지.

헤이연 모든 체질이 좋은 점과 나쁜 점이 공평하게 있다, 다만 체질에 맞는 음식을 먹으면 좋은 거고, 맞지 않은 음식을 먹으면 나쁜 거다?

주원장 (바로 이어서) 그렇습니다! 그게 정답이죠!

헤이연 그런데 왜 사람들은 어떤 체질은 좋아하고, 또 어떤 체질은 싫어하는 거죠?
솔직히 다들 금체질은 좋아하지 않잖아요!

주원장 다는 아니지만 그런 면이 있는 건 사실이죠. 물론 이유는 단순해요. 금체질은 현재 음식 트렌드에서 가장 불리한 체질이니까요.

헤이연 음식 트렌드라고요?

주원장 요즘 유행하는 음식을 말해요. 유행이 옷에만 있는 게 아니에요! 음식도 유행을 타요!

헤이연 아하! 요즘 사람들이 먹기 좋아하는 음식을 말하는 거죠?

주원장 그래요! 삼겹살, 치킨, 스테이크, 피자, 스파게티, 햄버거, 우유, 치즈, 이런 거 요즘 사람들이 많이 먹잖아요. 이런 게 어느 체질에 맞는 것 같아요? 대표적으로 목체질에 맞는 음식들이에요!

헤이연 그러고 보니 그렇네요!

주원장 그럼 이런 음식들은 어느 체질에 가장 해롭겠어요?

헤이연 목체질에 가장 맞는 음식이라…. 그렇다면 반대로 금체질에 가장 해롭겠군요!

주원장 맞았어요! 그래서 요즘 사람들이 목체질을 가장 부러워하는 거예요!

헤이연 반대로 금체질은 가장 싫어하겠군요!

주원장 맞아요! 그러니까 좋은 체질, 나쁜 체질, 이런 건 없지만, 그 시대의 음식 트렌드에 따라 유리한 체질, 불리한 체질, 이런 게 있는 거예요.

헤이연 아하! 그렇군요! 그런데 왜 우리가 좋아하는 음식들이 금체질에 일방적으로 불리하게 형성됐을까요?

주원장 꼭 그렇진 않아요! 아까 예를 든 음식 트렌드는 외식에 주로 등장하는 것들이에요. 여전히 집에서는 이와는 꽤 다른 음식들을 먹고 있어요.
헤이연님은 집에서 주로 뭘 먹어요?

헤이연 그거야 엄마 맘이죠!

주원장 (크게 웃으며) 하하하, 그게 정답이네요!
흥미롭게도 우리가 집에서 먹는 건 대체로 전통적 식단이에요. 밥, 김치, 나물, 된장국, 김치찌개, 주로 이런 걸 평소에 먹잖아요. 아마 밥과 김치는 거의 하루도 빠지지 않을 거예요. 재밌는 건 이런 음식들이 대개 금체질에 맞는 것들이라는 거죠.

헤이연 그럼 집에서는 금체질식을 하고, 밖에 나가서는 목체질식을 하는 셈이네요. 정반대 체질의 식생활을 교대로 한다는 건데, 왜 이런 이상한 일이 발생했죠?

주원장 그건 아마도 산업화와 관련이 있는 것 같아요. 원래 우리나라 사람들의 식생활은 쌀을 주식으로 하는 농경시대의 전통과, 거기에 삼면이 바다인 까닭에 발달한 수산업의 전통에 기반한 것이었죠. 그래서 쌀과 채소, 그리고 생선, 이런 것들이 주된 식단을 형성한 거예요.

헤이연 바로 금체질식이네요!

주원장 그래요. 그러니까 우리나라 사람들의 식생활은 기본적으로 금체질식인 거죠.

헤이연 그럼 다른 체질들은 뭐 먹고 살았죠? 목체질에겐 특히 불리하잖아요!

주원장 과거에는 금체질에 가장 유리한 식생활 패턴을 갖고 있었던 게 사실이죠. 금체질에게 황금시대였어요. 그래서 말씀하신 것처럼 과거에 목체질은 건강상 아주 큰 문제를 안고 살았을 거예요.

헤이연 원래 체질이란 다양하게 존재하는 건데, 왜 특정 체질에 특히 유리하게 식생활이 형성되는 거죠?

주원장 그건 사실 잘 알 수 없죠. 제 생각에, 인간의 식생활이란 지정학적 특성에 따라 수동적으로 주어지는 거예요. 자신이 처한 환경에서 구할 수 있는 음식들이 주식을 형성한다는 건 너무도 당연한 거잖아요. 그래서 그 음식들에 유리한 체질들이 진화적 관점에서 볼 때 더 잘 번성하겠죠. 이 말은 우리나라 사람들 중에 많은 사람이 금체질일 거라는 추측을 가능케 하죠.

헤이연 그러면 지금은 왜 그들에게 불리한 식생활을 하게 된 거죠?
자신에게 해로운 음식을 스스로 찾은 거나 마찬가진데, 그건 진화의 법칙에 거스르는 거잖아요.

주원장 그게 아까 말한 산업화와 관계가 있다는 거예요.

우리나라가 70년대부터 본격적으로 경제발전에 박차를 가하면서, 공업과 함께 축산업과 낙농업도 비약적으로 발달하게 됐어요. 그 전엔 생전 못 먹어 보던 고기들을 드디어 먹기 시작한 거죠. 제 기억에 지금처럼 본격적으로 삼겹살을 불판에 구워 먹기 시작한 건 아마도 1980년대 후반인 것 같아요. 그 전엔 고기를 그렇게 아무 조리 없이 마구 불에다 구워 먹는다는 건 상상도 못 했죠. 김치찌개에 조금 썰어 넣거나, 양파나 당근, 채소와 함께 양념해서 볶아 먹는 게 대부분이었어요. 80년대를 전후로 맥도날드 햄버거나 케이에프씨(KFC) 같은 다국적 패스트 푸드 프랜차이즈를 위시로 서구적 식생활이 물밀듯이 들어오게 되죠. 하루 아침에 우리 식단이 서구적 식생활에 완전 점령당한 꼴이 됐어요.

헤이연 제가 이해를 못 하는 건 체질에 맞지 않는데, 왜 그런 음식을 단 시간에 일제히 선택하게 된 거죠? 그래도 자기 체질에 맞으니까 그런 선택을 한 게 아닐까요? 그 전에 먹던 전통 음식은, 먹을 게 별로 없어서 어쩔 수 없이 주변에 구하기 쉬운 것들을 구해서 먹었던 거고.

주원장 그런 것 같지는 않아요. 우리의 전통 음식은 하루 아침에 그냥 생긴 게 아니에요. 수천년이라는 기나긴 시간 동안 서서히 정착된 거예요. 당연히 그런 음식에 적응하고 맞는 사람들이 번성해서 주류를 형성했을 거예요.
이런 현상은 매우 자연스런 과정이잖아요. 그런데 최근의 식생활의 변화는 그와는 전혀 달라요. 겨우 수십년의 시간 동안에 인위적으로 급조된 거라고 할 수 있죠. 산업화가 식생활에 마수를 뻗쳐서 그 질서를 송두리째 바꿔버린 거죠.
육상과 항공 운송업이 크게 발달하여 전에는 꿈도 못 꿀, 아주 먼 곳의 식품이 어렵지 않게 식단에 오르게 됐어요. 전국의, 아니 전세계의 다양하고 희귀한 식품들이 하루가 멀다하고 우리의 입맛을 자극하고 있죠.

몸이라는 자연(自然)을 망각하고 미각에 취해서 아무 거나 먹게 된 거죠.

헤이연 그러니까 우리가 원하지도 않았는데, 그런 경제적, 기술적 발달이 우리 식생활을 강제로 바꿨다는 거네요. 그런데 사람들이 자기 체질에 맞지도 않는데 어떻게 그런 불리한 변화를 스스로 택할 수가 있죠?
그건 생명의 법칙에 어긋나는 거 아니에요? 그리고 아까 전통적 식단을 선택한 건 자연스런 거라고 하고, 여기 최근에 선택한 새로운 형태의 식생활은 자연스럽지 않은, 그래서 뭔가 좋지 않은 뉘앙스로 말한 것은 무슨 근거로 그런 거죠?

주원장 그건 시간과 공간이라는, 우리가 결코 피할 수 없는 제약을 근거로 하는 말이에요. 기본적으로 음식이란 것도 시간과 공간의 제한을 받죠.
음식이란 원래는 자기가 살고 있는 지역의 것을 그 당시에 먹는 거였어요.
그게 전통 음식의 뿌리예요. 그리고 이건 아까 말한 대로 기나긴 세월 동안 축적된 거예요. 그래서 자연스럽다고 말한 거예요. 그런데 최근의 새로운 음식들은 이런 조건을 위배하거나 뛰어넘는 것들이 많아요. 짧은 시간 동안에 형성돼 우리에게 갑자기 주어진 것이고, 또 주변에서 구할 수 없는, 대개는 아주 먼 곳에서 이동해 온 거죠. 그래서 자연스럽지 않다고 한 거예요. 그러니까 우리 몸의 테스트를 아직 확실히 거치지 않고 우리 주변에 그냥 넘쳐나게 된 거죠.

헤이연 그래도 몸에 해로운데 사람들이 그런 음식들을 즐겨 먹는 이유를 아직 이해하지 못 하겠어요.

주원장 (낮은 목소리로 힘 주어) 그 이유 중의 중요한 것이 바로 요리(cooking)라는 거예요.

헤이연 (의외란 표정으로) 요리?

주원장 우리 인간만의 독특한 음식 문화라고 할 수 있죠. 어떤 동물도 음식을 요리해서 먹지는 않잖아요? 기본적으로 모든 동물은 생식주의자(生食主義者)들이에요.

헤이연 그러고 보니 진짜 그렇네요!

주원장 인간도 원래는 요리를 하지 않고 생식을 했었죠. 물론 원시시대였지만!
최근에 건강을 위해 생식을 주창하는 사람들도 있지만, 그건 일부 체질에만 괜찮아요.

헤이연 생식이 어느 체질에 좋죠?

주원장 토양이나 토음, 즉 토체질에 좋죠.
하지만 다른 체질들은 일부 음식을 제외하곤 대개 좋지 않아요. 특히 수체질은 소화기관의 중추인 비(췌장)와 위가 약해서 매우 해롭죠. 생식은 자연스런 상태에나 어울리는 식생활이죠. 지금처럼 문명에 젖은 인간에겐 오히려 부자연스러운 거예요. 어쨌든 인간은 요리를 통한 식생활을 하고 있어요.

헤이연 그런데 왜 요리라는 걸 하게 됐죠? 그냥 먹어도 됐는데 말이죠.
원래는 생식을 했다고 했잖아요.

주원장 그건 아마도 불과 관련이 있는 것 같아요.

헤이연 불?

주원장 네, 불! 헤이연님, 혹시 산불 나는 걸 본 적 있어요?

헤이연 직접 보지는 못했지만, 티비(TV) 뉴스에 본 적은 있어요.

● 2019년 4월 4일에 전봇대의 불꽃으로 인해 발화한 산불. 자칫 대형 산불로 번질 뻔했으나, 발화 초기 전국 소방서에서 파견된 소방관들의 신속한 대처로 단 하루 만인 4월 5일에 완전 진화에 성공하였다.

지난 번에도 강원도에서 큰 산불이 났잖아요.● 전봇대에서 스파크가 불꽃놀이처럼 터지고, 산에 불이 순식간에 옮겨 붙고, 그 불이 도깨비처럼 어지러이 날아다니고, 집들이 삽시간에 불길에 휩싸이고, 온산이 화산처럼 붉게 타오르고… 정말 끔찍했어요! 전국에서 달려온 우리 소방관 아저씨들 아니었으면 정말 큰일 날 뻔했잖아요! 고속도로를 줄줄이 이어서 강원도 산불지역으로 행진하는 소방차들을 보고 얼마나 기뻤는데요! 마음이 참 든든했구요, 자랑스러웠구요, 그리고 무엇보다 정말 고마웠어요!

주원장 그래요! 정말 영화에서나 나올 법한 장쾌한 광경이었어요!
이제야 우리 국민이 국가로부터 따뜻한 보호를 받고 있다는 것을 느끼고 눈물을 흘리는 사람들도 많았죠. 하지만 티비에서 무시무시한 산불이 집들을 집어삼키고, 무고한 사람들에게 커다란 상처를 주는, 그런 끔찍한 장면을 보면 정말 온몸에 소름이 쫙 돋죠! 얼마나 무서운지 몰라요!
공포라는 말이 그야말로 실감이 되죠.
추측컨대 옛날 원시시대에도 그런 산불이 당연히 났겠죠!

헤이연 그랬겠죠! 근데 산불과 요리가 무슨 상관이죠?

주원장 요즘 산불에서는 사실 이런 장면을 보기 힘들지만, 원시시대에는 심심치 않게 봤을 거예요.

헤이연 무슨 장면을요?

주원장 동물들이 불에 타 죽는 모습!

헤이연 (목소리 높여) 아! 그렇죠! 영화에서는 가끔 본 것 같아요.

주원장 불에 동물들이 타 죽었을 때, 우리 인류 조상들에게는 아마도 큰 축복이었을 거예요.

헤이연 (어리둥절) 아니, 불이 났는데 무슨 축복?

주원장 불이 나면 힘들지 않고 귀한 동물들을 그냥 주워담을 수 있잖아요! 물론 완전 새카맣게 탄 것은 못 먹었겠지만, 적당하게 탄 동물은 사실 값비싼 통구이 요리나 마찬가지죠. 아마도 전에 동물들을 어렵사리 사로잡아, 생고기 육회로 먹어야만 했을 때 느끼지 못 했던, 그야말로 환상적인 맛을 느꼈을 거예요. "아, 구운 고기가 이렇게도 맛있을 줄이야!" 이러면서요.

헤이연 완전 행운의 바베큐 파티를 했겠네요!

주원장 그렇죠! 이후 불을 스스로 피울 수 있게 된 인간은 동물을 사냥하면 의례 나무 꼬챙이이 끼워 불에다 구워서 먹었겠죠?

'정글의 법칙'이라는, 캡틴 김병만이 이끄는 티비 프로그램 보면 그런 장면 자주 나오잖아요. 밤 새서 낚시 해서 달랑 고기 한 마리 잡아, 근처 나뭇가지로 모닥불 피워 온 정성 다해 고기 구울 때, 뚝뚝 떨어지는 육즙과 함께 사방으로 퍼지는 살인적인 냄새에, 극한의 인고 속에 침 꼴깍 삼키며 숨죽이다, (신파조로 톤을 바꿔) 마침내 한 조각씩 나눠 먹으며 한없이 황홀해 하는 그 유명 연예인 부족의 눈물겨운 모습!
(변사처럼 목소리 높여) 눈물 없이는 맛 볼 수 없는, 환상의 통구이!

헤이연 (탄식하듯) 아! 배가 꼬르륵하고, 입에서 군침이 미친듯이 핑핑 도네요!
(애절하게) 우리 이거 그만 하고 통돼지 구이 먹으러 가면 안 될까요?

주원장 (큰 소리로) 하하하하! 우리 오늘 시간 끝나고 삼겹살이라도 먹으러 가야겠군요.

헤이연 (눈을 반짝이며) 정말요? 아싸!

주원장 (웃으며) 이렇게 불을 이용하여 음식을 먹게 되는 게 아마도 요리의 시작이라고 생각해요. 한번 이렇게 물꼬를 트면 사람들은 거기서 멈추지 않잖아요?
고기만 구워 먹었겠어요? 열매도 굽고, 곡식도 굽고, 산천초목 뭐든 구울 수 있는 건 죄다 구웠겠지. 그리고 토기 그릇을 발명한 후부터는 물을 넣고 음식을 끓이기도 했을 거고. 요리의 시작은 문명(文明)의 시작이라고도 할 수 있어요.
혹은 문명의 시작과 함께 요리가 시작됐다고도 할 수 있겠죠.
문명을 한자로 어떻게 쓰죠? 글월 '문(文)' 자와, 밝을 '명(明)' 자를 쓰잖아요?
밝을 명이 어디서 왔겠어요? 불 아니겠어요?

헤이연 불을 켜니 밝음이 왔다, 이 말이군요!
그런데, 지금 요리 얘기는 왜 하고 있는 거죠?

주원장 아까 헤이연님이 왜 사람들이 체질에 해로운 음식을 먹느냐고 물었었죠?
그에 대한 저의 답이 바로 이런 요리라는 거죠. 요리는 날 것, 즉 익히지 않아 소화
가 어려운 음식과, 냄새가 역하여 먹기 어려운 음식들을 소화가 잘 되게 하고 먹기
쉽게 하는 마법을 일으켰죠. 이로 인해 인간의 식생활에 놀라운 변화를 가져온 거
예요. 근래 자리잡은 식생활의 급격한 서구화도 결국 요리라는 문명의 기술 때문
에 가능했던 거라고 생각해요.

헤이연 말하자면, 요리 덕택에 서구적인 식생활이 삽시간에 우리 식탁을 점령했다
는 말이군요. 설사 체질에 맞지 않은 것이라 할지라도.

주원장 완전히 맞는 말은 아니나, 그런 시각으로 이해할 수 있다는 말이죠.
실제 금체질 중에 이런 말을 하는 사람들이 종종 있어요. 돼지고기는 냄새 때문에
잘 안 먹지만, 소고기는 살코기로 조금 먹는다고.
같은 요리를 해도, 돼지고기는 특유의 냄새 때문에 잘 못 먹지만, 소고기는 그런
역한 냄새가 없어서 그나마 먹는다는 말이죠. 이런 사람들은 냄새를 죽이기 위해
향신료 계통의 양념을 많이 써요. 요리의 중요한 분야가 또, 이 냄새 제거거든요.
이런 식으로 해서 체질적으로 맞지 않은 음식들을 먹을 수 있게 하고, 맛있는 요
리로 탈바꿈시키는 거죠.
금체질 중에는 육회는 아예 입도 안 대는 사람도 많아요. 심하게 탈이 나서 안 먹
는 경우도 자주 있고요. 반면 토체질의 경우는 건강의 측면에서 보면 육회가 오히
려 더 좋다고 할 수 있어요. 아까 말했듯이 토체질은 생식이 좋은 체질이니까요.

헤이연 그럼 이렇게 요리를 해서 해로운 음식을 먹을 수 있게 바꾸면, 체질에 맞지 않은 음식이라도 괜찮지 않나요?

주원장 또, 그런 말씀을 하시는군요!
잊었어요? 아무리 먹을 수 있고, 좋아하고, 심지어는 소화가 잘 된다고 해도 체질에 맞지 않으면 결국 큰 문제를 일으킬 수 있다고.
당장 소화의 문제는 없더라도 알레르기 같은 면역의 문제나, 간이나 신장 같은 다른 장기의 질병을 일으킬 수 있고, 고지혈증이나 콜레스테롤 같은 순환계의 문제도 일어날 수 있다고 몇 번이나 얘기했어요!

헤이연 아참! 그랬죠!
(시무룩하게) 죄송해요! 왜 나는 항상 이 모양이지?

주원장 (큰 소리로) 하하하! 너무 자학하지 마세요!
사실은 거의 대부분의 사람들이 항상 이런 실수를 반복하죠.

헤이연 그래요? 아, 다행이네요! 전 또, 저만 그런 줄 알고….

주원장 그래서 항상 정신 차려 생각하고 행동하라고 말씀드린 거예요.

헤이연 (머리를 긁적이며) 아, 예. 잘 명심하겠습니다!

주원장 그리고 또 하나 여기서 짚고 넘어갈 게 있어요. 바로 '엠에스쥐(MSG)'와 같은 화학조미료예요.

제 임상 경험에 따르면 이것의 해악은 사실 매우 심각한 것으로 추정돼요. 엠에스 쥐가 든 음식을 먹기만 하면 바로 화장실 가서 설사를 하는 사람도 많아요. 피부가 민감한 환자들, 특히 아토피나 두드러기 같은 질환에 시달리는 사람들 다수가 바로 증상이 악화되는 것도 임상에서 자주 확인할 수 있어요.

혜연 아, 그게 그렇게 심한 부작용을 일으켜요? 정말 나쁜 '쥐'네요!

주원장 (웃으면서) 하하하! 그럼요!
그런데 이 화학조미료의 맛이 놀랍도록 '좋고' 또 '중독적'이기 때문에 사람들이 아주 쉽게 현혹돼요. 그리고 맞지 않은 음식을 거부할 수 없도록 맛을 조작하는 바람에, 체질에 맞건 안 맞건 사람들이 무심코 계속 먹게 만들어요.
사람들이 '맛'에 혹해서 몸에 해로운데도 일단 먹고 보는 거죠.

혜연 저도 짬뽕 엄청 좋아하는데, 엄마가 항상 그건 화학조미료 맛이니 먹지 말라고 귀에 못이 박히도록 경고하죠.

주원장 우리 외식 문화의 가장 큰 문제의 하나가 저는 이 화학조미료 사용이라고 생각해요. 음식 재료의 수순한 맛을 가리고 인공적인 맛으로 포장해서 사람들의 미각을 왜곡하는 거죠. 좋은 음식 재료의 담백하고 정갈한 맛을 느끼지 못하게 미각을 마비시키고, 우리를 인공의 추한 맛의 노예로 만드는 무서운 독소라고 생각해요. 얼마 전에 한의원에 20세의 청년이 조현병으로 왔는데, 부모 말이 1년 가량 피시(PC)방 아르바이트를 밤에 하면서 맨날 패스트 푸드, 정크푸드만 먹는 바람에 몸이 망가져 그런 것 같다고 했어요.
내 생각도 비슷한데, 아마 그 식품들에 들어 있는 화학조미료 때문이 아닌가 추측하고 있어요. 물론 심한 스트레스와 영양결핍도 그 청년의 질환에 상당한 영향을 줬겠지만요. 하여튼 정신질환까지는 아직 몰라도, 일부 금체질이나 토체질의 경우에는 건강의 측면에서 MSG가 매우 해롭다는 것을 임상에서 수도 없이 확인했어요.

헤이연 그런데 토체질식에 대해선 아직 구체적으로 아무 말도 안 한 것 같네요.

주원장 그래요? 이것 참, 서론에 너무 시간을 많이 썼네요.
그럼 구체적으로 토체질에 어떤 음식이 해로운가를 먼저 알아보겠습니다.
우선 토체질은 매운 음식이 해롭습니다. 이건 앞에서 이미 말씀드린 것 같아 간략히만 말씀드리겠습니다. 매운 음식의 대표인 고추가 특히 해로운데, 이건 고추가 지닌 매운 맛이 위장의 활성을 너무 지나치게 증가시켜 비위기능항진증을 유발하기 때문이라고 했죠. 고추뿐만 아니라 후추, 카레, 겨자 같은 후끈한 맛을 지닌 것들은 대부분 해롭습니다.

헤이연 그렇군요. 우리나라 음식이 매운 요리가 무척 많은데, 매운 것을 좋아하는 토체질 사람들 신음소리가 여기저기 들리는 것 같군요.

주원장 제 귀에도 많이 들리는군요. 매운 맛도 좀 중독성이 있어요.
그래서 토체질 중에 청양고추처럼 무지막지하게 매운 맛을 무지 좋아하는 사람들이 또 꽤 많습니다. 중독이란 게, 몸에 맞으면 사실 중독을 잘 일으키지 않아요. 자신의 체질에 해로운 것에 사람들은 곧잘 중독을 일으키는 겁니다. 예를 들자면, 알코올중독 같은 게 있어요. 금체질에 의외로 알코올중독이 매우 많거든요. 금체질이 장부구조상 간이 가장 약한 체질인데 말이에요!
참 아이러니가 아닐 수 없어요.

헤이연 인간이란 정말 알다가도 모르겠군요!

주원장 그러게요!

헤이연 그럼 토체질은 고추 대신 뭘 쓸 수 있어요?

주원장 마늘을 양념으로 쓸 수 있어요. 다만 생마늘보다는 매운 맛을 죽인, 익힌 마늘이 괜찮습니다.

헤이연 또 뭐가 토체질에 해롭죠?

주원장 뜨거운 음식이 해로워요.

헤이연 뜨거운 음식요? 그러니까 음식의 종류가 아니라 이건 음식의 성질이라고 할 수 있네요!

주원장 그렇습니다. 토체질은 사실 음식을 익힐 필요가 없는 체질이에요. 아까 말했듯이 화식(火食)보다는 생식(生食)이 더 좋으니까요. 그 말은 열을 가하지 않은 상태가 더 좋다는 거죠.
왠지 알겠어요?

헤이연 (거만한 표정으로) 거야, 쉽죠!
비위의 기능이 항진되기 쉽기 때문이지 않겠어요?

주원장 이젠 8체질의 전문가가 다 됐군요!

맞아요, 비위의 기능이 강화되기 쉽기 때문에 비위의 활성을 촉진하는 뜨거운 음식은 맞지가 않는 거죠. 그래서 토체질은 음식을 차갑게 먹는 게 좋아요. 찬 물, 얼음, 냉면, 냉모밀, 등 등이죠. 채소도 나물요리보다는 생채소로 그냥 먹는 게 좋죠. 밥도 식은 밥이 좋아요. 식은 밥은 사람들이 대개 기피하잖아요.

그런데 토체질은 반대예요. 따뜻하게 먹지 말고 차라리 차게 먹는 게 나아요.

헤이연 그럼 토체질은 '찬밥신세'가 돼야겠네요!

주원장 (크게 웃으며) 하하하! 그런 셈이네요!

헤이연 또 어떤 음식들을 주의해야 하죠?

주원장 김, 미역 같은 해조류가 좋지 않아요!

헤이연 네? 저 같이 김 좋아하는 사람이 토체질이면 완전 죽음이겠네요!
제가 얼마나 김을 좋아했으면, 별명이 '김순이'인데….

주원장 그래요? 김도 김이지만, 미역도 우리나라 사람들이 무척 좋아하는 음식인데, 역시 토체질에는 무척 해로워요. 특히 여자들이 출산하면 미역국을 엄청 먹는데, 만약 토체질이라면 미역국을 절대 많이 먹으면 안돼요.

헤이연 네? 그럼 토체질은 출산하면 뭘 먹어요?

주원장 어쩜 우리나라 사람들은 이렇게 하나같이 반응이 똑 같을까요? 한의원에 오는 토체질 여성 환자들에게 미역이 해롭다고 하면, 다들 이구동성으로 그렇게 물어봐요. 그러면 저는 이렇게 대답하죠. "그냥 토체질식을 잘 하세요!"

헤이연 그렇게 대충 말씀하지 마시고, 뭔가 미역을 대체할만한 구체적인 식품이 있을 거 아니에요!

주원장 (놀리듯) 어쩜 되묻는 것도 이렇게 한결같이 같을까?
꼭 대체 식품을 찾는다면 미역처럼 요오드 함량이 풍부한 식품에서 구하면 돼요. 우유, 요거트, 치즈 등 유제품, 대구, 멸치, 생굴 등 생선이나 해물, 그리고 딸기, 블루베리, 크랜베리, 라스베리 같은 베리류, 두류, 마지막으로 브로콜리 등의 채소를 많이 드세요. 이런 식품들에 요오드가 많거든요.

헤이연 아하, 요오드가 풍부한 식품들로 대체하면 되겠군요.
혹시 또 주의해야 할 식품이 있어요?

주원장 과일 중에는 사과, 오렌지, 귤, 토마토, 포도 등이 안 좋습니다.

헤이연 사과, 오렌지, 귤, 토마토, 포도?
놀랍군요! 우리가 흔히 접하는 과일들 중에 해로운 게 꽤나 많이 포함돼 있네요.

주원장 그게 좀 특이하죠? 이런 과일들은 비위의 기능을 촉진하는 성질이 강하기 때문에 토체질에 해로운 것으로 생각됩니다.

헤이연 일반적으로 과일을 좋아하는 사람이 토체질이라면 상당한 충격이겠네요.

주원장 하지만 토체질에 좋은 다른 과일들이 있으니, 그런 것들로 대신하면 아무 문제 없을 것입니다.

헤이연 토체질에 좋은 과일들은 뭐가 있죠?

주원장 딸기, 바나나, 수박, 참외, 배, 감, 블루베리 등이 있습니다.

헤이연 신맛이 강한 특징을 가진 과일들은 별로 없는 것 같군요.

주원장 그렇죠!

헤이연 고기 중에 혹시 해로운 게 있어요?

주원장 당연히 있죠! 해로운 고기로는 닭, 오리, 염소, 양 등이 있습니다. 주로 성질이 열성인 고기들이 해로운 것에 포함된다고 할 수 있죠.

헤이연 닭고기를 못 먹는다는 게 아마 토체질에겐 가장 충격적이겠네요. 닭고기 좋아하는 사람 주변에 참 많잖아요!

주원장 그렇죠! 하지만 대신에 돼지고기 같은 걸 먹으면 되니 크게 걱정할 건 없을 거예요. 소고기도 돼지고기만큼은 안 돼도 역시 괜찮은 편이에요.

헤이연 바삭바삭하고 고소한 프라이드 치킨은 못 먹는다 해도, 대신 삼겹살을 먹을 수 있다는 점이 큰 장점이니, 뭐, 괜찮은 것 같아요. 물론 튀긴 닭에서 풍기는 그 군침 쫙 돌게 하는 냄새를 거역하기가 그리 쉽지는 않겠지만요.

주원장 저도 그런 생각을 좀 하긴 해요. 가끔 프라이드 치킨점 앞을 지날 때 풍기는 냄새에 강한 유혹을 느끼는 경우가 많거든요.

헤이연 토체질에 좋은 음식들은 또 뭐가 있을까요?

주원장 채소가 떠오르네요.
좋은 채소에는 배추, 양배추, 브로콜리, 오이, 당근, 호박, 케일, 셀러리, 숙주나물, 미나리 등이 있어요.

헤이연 생선이나 해물은 어때요?

주원장 좋아요!
거의 대부분의 생선이나 새우, 게, 조개 등 해물이 유익합니다.
회도 싱싱한 것이면 역시 대부분 좋구요.

헤이연 토체질이 생각보다 음식의 범위가 꽤 넓네요.
목체질보다 더 다양한 것 같아요.

주원장 그래요!
사실 유익한 음식의 종류가 가장 다양한 체질이 바로 토체질이에요.

헤이연　저도 그걸 방금 문득 깨달았어요! 고기 중에 돼지고기가 좋고, 생선도 대부분이 좋고, 해물 역시 적지 않은 수가 좋고, 이거 알고 보니 사실은 토체질이 가장 복이 많은 체질이네요. 혹시 토체질에 좋은 음식 중에 특별히 소개할만한 게 또 있을까요?

주원장　두류, 다시 말해 콩이 또 대부분 좋아요. 그리고 녹두도 좋고, 팥도 역시 좋아요.

헤이연　야, 이거 진짜 좋은 음식이 나오는 게, 파도 파도 끝이 없네요.
지난 번에는 목체질이 참 부러웠는데, 아니네요!
이젠 토체질이 제일 되고 싶어요!

주원장　하하하! 체질이란 게 그렇게 맘대로 되고 싶다고 되는 게 아닌데….

헤이연　알아요! 제 소망이 그렇다는 거죠!
자, 오늘도 체질식에 대해 꽤 심도 있게 알아봤습니다.
그럼 다음 시간에 또 뵙겠습니다.

헤이연&주원장　여러분, 안녕!

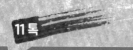

이것이 수체질식

헤이연 오늘도 계속 체질식 이야기를 이어가야 할 것 같은데요.

주원장 오늘은 마지막으로 남은 수체질식에 대해 알아보겠습니다.
수체질의 최강장부와 최약장부가 무엇인지 아세요?

헤이연 오늘도 역시 그 질문부터 하시는군요!
그래서 예습 좀 했습니다. 수체질의 최강장부는 신방광, 최약장부는 비위입니다.

주원장 역시 저를 실망시키지 않으시군요. 맞았습니다!
신방광이 제일 항진되기 쉽고, 비위가 제일 저하되기 쉬운 체질이 수체질입니다.
여기서 중요한 장부가 바로 최약장부인 비위입니다.

헤이연 지난 토체질에서도 주목해야할 장부가 비위였는데, 수체질도 같군요.

주원장 그렇습니다. 이유가 뭘까요?

헤이연 그거야 우리가 먹는 음식이 맨 먼저 위장으로 들어가기 때문이겠죠?

주원장 와! 이거 정말 놀랍네요! 어떻게 아셨죠?

헤이연 거야, 지난 시간에 주원장님께서 그렇게 말씀하셨잖아요!

주원장 아~ 제가 그랬었나요? (웃음)
에~ 수체질은 비위가 가장 작기 때문에 소화기능이 가장 문제가 될 수 있습니다. 말하자면 아킬레스건(Achilles tendon) 같은 거라고 할 수 있죠. 아킬레스건이 무슨 뜻인지 알죠?

헤이연 그게 아마… 가장 큰 약점 같은 거라고 알고 있는데 맞죠?

주원장 맞았어요! 근데 왜 아킬레스건이 약점이란 뜻이 된 줄 알아요?

헤이연 그게… 그리스 신화에서 나온 말 아니에요? 아킬레우스(Achilleus)가 파리스(Paris) 왕자가 쏜 화살을 발꿈치에 맞고 죽었잖아요.

주원장 맞아요! 대략의 줄거리는 이렇죠.
(동화 읽어주듯이) 옛날 옛적에 그리스에는 저승에 흐르는 강 스틱스(Styx)에 들

어갔다 나오면 불사신이 된다는 얘기가 있었어요. 그래서 아킬레우스의 엄마 테티스(Thetys)는 아기 아킬레우스를 스틱스 강에 담갔죠. 그런데 하필이면 발목을 잡고 물에 넣는 바람에 발목까지 미처 담그지 못했어요. 테티스는 그 사실을 까마득히 몰랐죠. 아기는 자라서 위대한 전사로 성장했어요. 그 때 트로이(Troy) 전쟁이 터졌고, 아킬레우스도 참전하게 됐어요. 아무도 영웅 아킬레우스를 막을 수는 없었죠. 트로이의 왕자 파리스는 전쟁에서 이기기 위해 아폴론 신전에 가서 신탁을 받았어요. 아킬레우스의 발꿈치가 치명적인 약점이라는 예언을 들었죠. 결국 아킬레우스는 파리스 왕자가 쏜 독화살에 발꿈치를 맞고 그 자리에서 쓰러져 죽고 말았어요.

헤이연 아! 이 무슨 운명의 장난이란 말예요! 정말 허무해요!

주원장 이건 그리스 신화의 일관된 특징이에요. 운명에 거역할 수 없는 인간의 숙명!

헤이연 그 화살이 발뒤꿈치를 맞히는 게 쉽지도 않은데 말이에요!

주원장 발뒤꿈치에는 종아리근육이 붙어 있는 커다란 힘줄(건, tendon)이 있어요. 그게 바로 이 아킬레우스 신화에서 따온 아킬레스건이라는 거예요. 아마도 고대 그리스인들은 아킬레스건을 다치면 심한 후유증을 얻게 된다는 사실을 오랜 경험으로 알고 있었던 것 같아요. 실화를 바탕으로 한 감동의 명화 '일급살인'●에서도 형

● **일급살인(Murder In The First)**
마크 로코(Marc Rocco) 감독, 크리스찬 슬레이터(Christian Slater), 케빈 베이컨(Kevin Bacon), 게리 올드만(Gary OLdman) 주연의 1995년 영화. 가혹하기로 악명 높았던 샌 프란시스코 앞 바다의 알카트라즈(Alcatraz) 섬 형무소에서 1938년 있었던 탈옥 사건 실화를 바탕으로 한 감동적인 법정 드라마. 주인공 헨리 영(Henri Young)은 굶주린 여동생을 위해 단돈 5달러를 훔친 죄로 무려 8년이라는 중형을 받고 감옥에 갇힌다. 영은 사랑하는 여동생을 만나기 위해 다른 2명의 죄수와 함께 탈옥을 감행하지만 동료 메케인의 밀고로 다시 붙잡힌다. 그는 잔인하기로 악명 높은 형무소 부소장(게리 올드만 분)에게 무자비한 폭력을 당하고 면도칼로 발꿈치의 아킬레스건이 잘린 후, 빛 한 줄기 비치지 않는 칠흑같은 지하 독방에 갇히는데….

무소 부소장이 탈옥한 죄수 헨리 영에게 다시는 그런 짓 못하게 싹을 자르려고 그 발꿈치를 면도칼로 잘라 절름발이로 만드는 장면이 나오죠. 옛날 중국에도 중형 중 하나로 '월(刖)'이라는 형벌이 있었는데, 그게 바로 발뒤꿈치를 잘라내는 형벌이었어요. 아킬레스건이 끊어지면 제대로 걷지 못하게 돼 불구가 되거든요. 동서양이 공히 아킬레스건이 치명적인 약점이란 걸 알고 있었던 거죠. 이런 의미로 수체질의 비위를 아킬레스건이라고 한 거예요.

헤이연 비위가 수체질의 아킬레스건이라면 수체질은 소화가 제일 문제가 된다는 말이겠네요?

주원장 그래요. 그래서 건강이 좋지 않은 수체질은 대개 이 소화계통의 질환에 시달리는 경우가 많죠. 수체질이 가장 흔히 말하는 병의 증상이 '체했다'는 거예요.

헤이연 체했다는 게 정확히 뭘 말하죠? 많이 들어보긴 했는데, 그런 증상을 제가 한번도 안 겪어봐서 무슨 말인지 잘 모르겠어요.

주원장 체(滯)했다는 말은 정체했다는 뜻이에요. 다시 말해, 멈춰섰다는 말이죠. 뭘 먹고 체하면 여기 가슴이나 명치 부위가 뭐가 딱 걸린 느낌이 들어요. 그 상태에서 내려가지 않고 그대로 있는 거예요. 그래서 가슴이 답답하고 심하면 숨도 잘 쉬어지지 않는 증상까지 생기죠. 그래서 어떤 사람은 "죽을 것 같다"는 말까지 해요.

헤이연 잘은 모르지만, 말만 들어도 속이 아주 갑갑한 생각이 드네요.

주원장 심지어 "뭐든 먹기만 하면 체한다"는 사람도 많아요. "물만 먹어도 체한다"

는 사람도 있죠. 그래서 항상 명치 부근에 체기가 있다고 그래요. 그리고 식욕이 아주 없는 사람들도 많아요. "대체 뭘 먹고 싶은 생각이 전혀 없어요!" 이런 말을 자주 하죠. 이런 사람들은 실제로 평소 음식을 아주 '쬐끔'밖에 안 먹어요.

헤이연 그럼 무슨 재미로 산대요?

주원장 글쎄 말이에요! 이들은 종종 먹고 싶어 먹기보단, 살기 위해 '의무감'으로 먹는다고 해요. 그리고 체하는 것만 있는게 아니라, 변비나 설사 같은 다른 소화계 질환으로 고생하는 사람도 많아요.

헤이연 제대로 먹지도 못하는데, 게다가 설사, 변비까지…. 얘기만 들어도 참 안됐다는 생각이 드네요. 이 분들이 이런 고통으로부터 벗어나는 방법은 없나요?

주원장 당연히 있죠! 먼저, 수체질은 찬 음식을 먹으면 안돼요! 차가운 물, 얼음, 아이스크림, 냉장고에서 바로 꺼낸 음식, 냉동식품 등 등, 온도가 낮은 상태로 음식을 먹는 것은 아주 좋지 않아요.

헤이연 그럼 여름에 시원한 빙수도 안 된다는 거예요?

주원장 여름에 아무리 더워도 이 체질은 찬 음식을 먹지 않는 것이 좋습니다. 위장이 냉각되면 더욱 소화력이 떨어져서 더 심한 소화불량에 시달릴 수 있기 때문이에요.

헤이연 그럼 더운 여름에 이 체질은 어떻게 더위를 쫓죠?

● 이열치열(以熱治熱) 以 써 이, 熱 더울 열,
治 다스릴 치, 熱 더울 열: 열을 열로서 다스린
다는 뜻이다.

주원장 이 체질은 더울수록 오히려 따뜻하게 음식을 먹는 것이 (더위를 쫓는데) 더 유리해요. 흔히 말하는 이열치열(以熱治熱)●이란 이런 체질에 좋은 건강법이죠.

헤이연 이열치열이란 게 무슨 뜻이죠?

주원장 직역하면 열을 가지고 열을 다스린다는 말이에요.
더운 여름에 삼계탕을 먹는 것이 대표적인 이열치열법이라고 할 수 있죠. 삼계탕이란, 열이 많은 음식인 닭과 인삼, 그리고 찹쌀, 대추 등을 같이 넣고 끓인 음식을 말해요. 이런 것들은 허약해진 비위를 북돋워 소화력을 증진시켜주고 기를 보강해주는 효능을 가지고 있죠.

헤이연 근데 그게 어떻게 더위를 물리치는 거예요?
오히려 온몸에 땀이 줄줄 흐르고 더 더워질 것 같은데요?

주원장 그럴 것 같죠? 하지만 수체질의 장부구조를 적용해서 보면 그렇지 않아요. 수체질은 약한 비위를 가지고 있기 때문에 겉(表, 표)에 비해 속(裏, 리)이 상대적으로 찬 상태에 있어요. 따라서 상대적으로 열이 높은 상태에 있는 겉에 더운 여름의 열기가 작용하면 더 심하게 더위를 느낄 수 있죠. 그래서 이 불균형을 바로잡으려면 속의 열을 올려줘야해요. 닭이나 인삼은 대표적으로 비위를 활성을 높여주는 성질을 갖는 음식이예요. 비위가 최약장기인 수체질에 잘 맞는 조합이죠. 거기에다 뜨끈한 음식도 비위의 활성을 높여주니 이 역시 수체질에 찰떡 궁합인 셈이죠. 그래서 얼핏 더운 날씨에 더운 음식을 먹는 것이 맞지 않을 것 같지만, 수체질은 더운 여름에 뜨거운 삼계탕을 먹으면 오히려 시원함을 느낍니다.

겉과 속의 열의 균형이 맞춰져서 그런 상쾌한 느낌을 갖는 것이죠.
삼계탕이야말로 체질장부구조로 보면 수체질의 최고의 처방인 겁니다.

헤이연 결국 모든 것은 균형의 문제군요!

주원장 맞아요, 바로 그겁니다!
건강이란 결국 어떻게 균형을 회복하느냐, 이 한 마디에 달려 있습니다.

헤이연 삼계탕은 그럼 수체질에만 좋은 건가요?

주원장 목체질도 좋은 편인데, 그 중에서도 목양체질에 더 좋습니다.
목체질은 땀을 내면 좋은 체질인데, 뜨거운 삼계탕을 먹으면 땀이 쫙 나와 신진대
사를 촉진시켜 주므로 이들 체질에 상당히 좋은 건강법이라 할 수 있죠.

헤이연 결론적으로 삼계탕은 수체질에 가장 좋고 그 다음이 목체질이군요.
그렇다면 복날에 누구나 삼계탕 먹으러 가는 건 상당히 잘못된 거네요!

주원장 그렇습니다!
토체질에 삼계탕은 사실 독약이나 마찬 가지예요!
대부분의 삼계탕의 구성 식품들이 토체질에 가장 해로운 것들 일색이니까요.

헤이연 독약이라고요?
(안내 방송하듯) 여러분 중에 토양이나 토음체질인 분들은 삼계탕 절대 드시지 말
기 바랍니다!

주원장 금체질도 삼계탕은 그다지 좋지 않아요!
평소 속이 아주 냉한 일부 금체질들에겐 일시적으로 괜찮은 느낌도 줄 수 있지만,
근본적으로는 그다지 좋지 않다는 것을 반드시 명심해야 합니다.

헤이연 (역시 안내 방송하듯) 금체질도 삼계탕 주의하셔야겠네요!
(본래 목소리로) 그럼 찬 음식 말고, 수체질에 또 주의할 것에는 뭐가 있어요?

주원장 익히지 않은 음식, 즉 날 것을 피해야 합니다.

헤이연 그래요? 그럼 수체질은 그 맛있는 회를 못 먹는다는 거네요?

주원장 그렇죠!

헤이연 그럼 산낙지도 좋지 않겠네요!

주원장 당연하죠! 헤이연님, 산낙지를 상당히 좋아하는 모양이군요.
보기와는 달리 식성이 꽤 특이해요!

헤이연 저도 그렇게 생각해요!

주원장 그런 걸 보면 아마도 헤이연님은 수체질은 아닐 것 같아요.

헤이연 그래요? 그렇담 다행이네요!
산낙지를 먹을 수 있으니!

주원장 수체질에 날 것이 좋지 않는 것은 앞의 찬 것이 맞지 않은 것과 관련이 있어요. 날 것은 익히지 않아 대체로 온도가 낮기 때문이죠. 그리고 익힌다는 건 비위의 소화과정을 덜어주는 효과가 있습니다. 익힌 음식이 당연히 소화가 잘 되기 때문이죠. 그래서 비위가 약한 수체질은 익힌 음식을 먹는 것이 좋습니다.

헤이연 찬 것이 안 좋고, 날 것이 안 좋고, 그럼 수체질에 또 뭐가 해로운가요?

주원장 과식이 해롭습니다.

헤이연 과식? 이거야 모든 체질에 다 해로운 거 아니에요?

주원장 물론 그런데, 수체질에 특히 더 과식이 해롭다는 거죠.

헤이연 그것도 비위가 약해서 그런 건가요?

주원장 당연히 그렇습니다!
그래서 수체질은 과식을 피하고, 적게, 생각보다 아주 적게 음식을 섭취해야 합니다. 과장해서 말하자면 눈꼽만큼만 먹어도 될 정도로 아주 적게 먹는 것이 좋습니다. 그래야 위장이 활성을 잘 유지하면서 소화작용을 원활히 할 수 있기 때문입니다. 과식을 자주 하면 위가 더 이상 감당을 못 해 자칫 위무력증이 발생할 수 있어요. 심지어 위가 축 늘어져 위하수증(gastroptosis)까지 생길 수도 있어요.
이렇게 되면 식후에 항상 드러누워 있어야만 소화가 되는 사람도 있어요.

헤이연 밥을 먹자 마자 방바닥에 누워 있다니, 남들 보기 참 싫겠네요.

주원장 그렇죠! 사람이 본의 아니게 게으르게 보여 나쁜 인상을 줄 수 있죠.

헤이연 좀 억울하겠어요! 위하수증 같은 난치의 질환에 매일 시달리는 것도 서러운데, 의도치 않은 나쁜 인상으로 사람들에게 괜한 반감까지 사게 되니 말이에요.

주원장 저도 이런 분들 한의원에서 보면 참 안 됐다는 생각이 들어요.
하지만 비위가 작기 때문에 누리는 장점도 있어요!

헤이연 장점도 있어요? 그게 뭐죠?

주원장 그건 식비가 적게 든다는 거예요!

헤이연 (발끈하며) 그게 무슨 장점이에요!
먹고 싶은데 위가 워낙 작아 어쩔 수 없이 조금밖에 못 먹는 건데. 농담이시죠?

주원장 (크게 웃으며) 하하하! 농담반 진담반입니다.
비위가 작기 때문에 필연적으로 아주 소식을 해야 하고, 그래서 먹는데 필요한 소비량이 적어서 식비 지출 비용이 줄어드는 겁니다.

헤이연 지출이 좀 되더라도 전 잘 먹을 수 있었으면 좋겠어요.
먹는 즐거움이 얼마나 큰 건데….

주원장 저도 동감입니다. 다만, 소식하면서 얻을 수 있는 것도 많다는 걸 얘기하고 싶어서 그런 예를 든 겁니다.

혜이연 알겠습니다! 그럼 주원장님, 이제 보다 구체적으로 수체질에 해로운 음식과 유익한 음식에 대해 소개해주시겠어요?

주원장 네, 그러죠!
먼저, 수체질에 해로운 음식으로는 첫번째로 돼지고기를 들 수 있어요.

혜이연 아! 돼지고기! 사실 이건 이미 앞에서 말씀하신 것 같은데, 그래도 여전히 이건 큰 상실로 보이네요. 그런데 왜 돼지고기가 해롭죠?

주원장 돼지고기는 폐대장과 신방광을 강화하는 성질있는데, 수체질의 경우 최강 장부가 신방광이고 차강장부가 폐대장이라서 강한 장부를 더욱 강하게 하므로 장부의 불균형을 심하게 해서 맞지 않은 거죠.

혜이연 첫번째로 말씀하시는 걸 보니, 돼지고기가 정말 수체질에 해롭긴 해로운 모양이네요. 우리나라 사람들이 제일 좋아하는 음식의 하나가 삼겹살인데, 이걸 피해야 한다니….

주원장 대신 닭고기나 소고기 살코기를 먹으면 되니, 그렇게 너무 상심할 필요는 없어요. 금체질을 생각해 보세요. 고기란 고기는 거의 다 못 먹는 금체질 말이에요.

혜이연 그래요. 하지만 사람 욕심이란 게 한이 없잖아요.

주원장 체질식이란, 그래서 끊임없이 인간의 욕심을 경계하도록 독려하는 식이요법이에요. 체질식은 마음의 수양 같은 거지요.

헤이연 "마음을 닦는 건강법, 체질식!" 이렇게요?
갑자기 도덕 수업 같은 분위기가 됐어요!

주원장 하하하! 사실 체질의학은 그런 면이 좀 있어요.
해롭지만 먹고 싶은, 음식의 유혹과 끊임없이 싸워야 하거든요.

헤이연 그렇군요! 또 다른 수체질식의 주의사항에 대해 알려주세요.

주원장 생선이나 해물도 수체질에 별로 좋지 않은 편이에요.

헤이연 제가 수체질이라면 이 대목에서도 좀 충격을 받겠는데요!
이건 또, 왜 해롭죠?

주원장 생선이나 해물의 냉한 성질이 수체질의 위장의 활성을 더욱 떨어뜨리기 때문입니다. 특히 생선회나 생굴처럼 익히지 않고 날 걸로 먹을 땐 더더욱 해롭습니다. 아주 심한 식중독을 일으킬 수 있거든요.

헤이연 지금 보니 수체질도 금체질 못지 않게 먹지 못 할 게 많은 것 같아요.

주원장 그런 면이 좀 있다는 건 부정할 수 없죠.

헤이연 그렇다면 바다에서 나는 건 죄다 좋지 않은 건가요?

주원장 몇 가지 이로운 것도 있긴 해요. 예를 들어 김, 미역, 다시마 같은 해조류가 좋고, 생선 중에선 조기나 굴비 정도는 괜찮아요.

헤이연 제가 다 좋아하는 것들이네요. 그 중에도 특히 김을 무척 좋아해요. 그리고 엄마가 끓여주는 소고기 미역국도 좋아하고, 구워 먹는 조기, 굴비 다 좋아해요. 혹시 제가 수체질 아닐까요?

주원장 체질을 진단할 때 제일 주의해야 할 사항 중의 하나가 바로 내가 좋아하는 게 내 체질에 맞는 거라는 생각이라고, 전에 말씀드리지 않았어요?

헤이연 앗! 제가 그랬나요? 사람이 자기가 보고 싶은 것만 본다더니, 체질을 생각할 때 항상 이게 문제군요. "좋아하는 게 꼭 자기 체질에 맞는 것은 아니다", 이 말을 정말 뼛속까지 깊이 새겨야겠어요.

주원장 그렇습니다! 그리고 채소의 경우도, 샐러드 같은 잎채소는 수체질에 좋지 않는 게 많아요. 배추, 양배추 이런 게 좋지 않은 데 속하죠.

헤이연 아니, 그러면 수체질도 김치가 해롭겠네요!

주원장 잘 익은 김치는 좀 먹어도 괜찮지만, 많이 먹는 건 역시 좋지 않아요. 하지만 김치가 꼭 배추김치만 있는 건 아니잖아요! 대신 무김치를 먹으면 되죠. 일반적으로 수체질은 잎채소보다 뿌리채소가 좋으니까, 무, 도라지, 연근, 달래, 냉이, 우엉, 이런 뿌리채소를 주로 섭취하면 됩니다.

헤이연 앞 시간에 했던 다른 체질들을 포함해서 종합하면, 대체로 목체질과 수체질은 뿌리채소가 좋고, 금체질과 토체질은 잎채소가 좋다, 이렇게 되는 거군요!

주원장 헤이연님, 핵심정리 완전 잘 했어요! 그래요, 맞습니다!

헤이연 수체질식에 또 특기할 만한 건 뭐가 있을까요?

주원장 헤이연님, 현미 아시죠? 이 현미가 좋은, 대표적 체질이 바로 수체질입니다!

헤이연 그래요? 이 역시 좀 특이하군요! 원래 현미는 소화가 잘 안 되는 음식 중 하나인데, 소화기관이 잘 발달되지 않은 수체질에 현미가 좋다니, 말이에요.

주원장 그래서 오래 꼭꼭 잘 씹어먹어야 한다는 전제조건이 있어요.
그렇지 않으면 소화장애를 일으킬 수 있으니까요.

헤이연 다른 체질 중에 현미가 좋은 체질은 없어요?

주원장 제 임상에서 관찰한 결과는 금체질이 그 다음으로 좋아요. 금음체질이 더 좋고, 다음으로 금양체질이 좋은 편이죠. 하지만 금체질 중에 간혹 소화가 잘 안 되고 부작용이 있는 사람들이 있어서 주의할 필요는 있어요.

헤이연 그럼 토체질이나 목체질은 현미가 좋지 않아요?

주원장 네! 특히 토체질은 현미가 아주 좋지 않아요!
근데 또, 토체질 중에 현미 먹는 사람들이 꽤 많아요.

헤이연 정말 이상하네요!
어쩜 사람들이 해롭다는 걸 그렇게 스스로 잘 찾아서 먹을까요?

주원장 그건 인간만이 갖는 미스터리라고 생각해요.

헤이연 무슨 뜻이죠?

주원장 대부분의 동물이 해로운 음식은 본능적으로 피하게 돼 있거든요. 그런데 인간만이 그렇게 해로운 음식을 스스로 찾아서 먹어요. 이유야 여러 가지겠지만, 아마도 문명적 삶이 너무 깊어져서 선척적으로 가졌던 본능적 감각을 많이 상실한 거라고 생각해요.

헤이연 무슨 말인지 잘 이해가 안 가는데요?

주원장 문명이란 자연에서 벗어난 인간의 모든 인위적 행위를 말해요. 예를 들면 맨발로 다닐 수도 있는데 신발을 신는다든지, 그냥 땅바닥에 잘 수도 있었는데 집을 짓고 산다든지, 이런 게 다 문명이란 거예요. 없이 살아도 무방하던 것을 인위적으로 만들어서, 보다 편리하고 안락함을 추구하는 모든 인간의 행위를 문명이라고 하죠.

헤이연 그게 뭐가 나빠요? 편하면 좋잖아요!

주원장 문제는 그러면서 자연적으로 갖춰져 있던 많은 본능적 능력을 잃게 된다는 거죠. 예를 들면 맨발로 다닐 때는 발바닥이 아주 두텁고 단단하게 적응되어 왠만한 거친 길도 다 다닐 수 있었는데, 신을 신은 다음부터는 맨발로는 아파서 길을 다닐 수 없게 되는 것과 같은 거죠. 집도, 원래 땅바닥에서 적당히 거적대기 같은 것으로 덮고 자면 잘 수 있었는데, 일단 집을 짓고 그 안에서 살다보면 나중엔 밖에서는 도저히 잘 수가 없게 되는 거예요.

헤이연 근데 이게 지금 체질에 맞지 않는 것을 찾아 먹는 것과는 무슨 상관이 있죠?

주원장 (낮고 힘 있는 소리로) 관계가 있어요!
먹는 것도, 문명생활 이전에는 자연에서 채취한 것을 있는 그대로 가공하지 않고 먹었어요. 그럴 때는 후각 같은 것을 통해 체질에 맞는 것을 본능적으로 알아차려서 먹었을 거예요. 주위에 보면, 개나 고양이는 냄새 맡아서 자기에게 맞지 않는 것은 아무리 억지로 먹이려 해도 먹지 않잖아요. 그런데 앞서 얘기한 대로 인간은 문명에 접어들면서 요리라는 인간 특유의 기법을 개발해낸 후로, 체질에 맞지 않아도 먹을 수 있도록 음식에 변화를 가할 수 있게 됐어요. 그러면서 인간은 입맛에만 맞으면 아무거나 먹을 수 있게 바뀐 거죠. 대신 후각은 엄청 후퇴하게 되었고….

헤이연 아하! 그러니까 미각과 후각을 맞바꾼 거네요.
그래서 체질에 맞지도 않는데 맛만 좋으면 아무 거나 다 먹을 수가 있는 거군요.

주원장 그렇습니다.

헤이연 아무 거나 다 먹을 수 있다는 거, 이걸 좋아해야 할지, 슬퍼해야 할지 진짜 모르겠네요!

주원장 인간이 안고 있는 거의 모든 문제는, 다 이런 자연과 문명의 대립관계에서 비롯됐다고 봐도 크게 틀린 건 아닐 거예요.

헤이연 자연, 문명, 사실 이런 것에 대해서 제가 잘은 모르지만, 주원장님 말씀을 듣고 보니, 최소한 왜 체질식이란 게 우리에게 필요한 건지는 확실히 알겠어요.

주원장 그 정도만 이해했다 해도 대성공입니다!
저는 체질식이 문명에 의해 훼손된 우리 몸의 자연을 회복하는 매우 소중한 운동이라고 생각합니다. 물론 그렇게 해서 몸의 건강도 얻을 수 있는 것이구요.

헤이연 알겠습니다!
지금까지 주원장님을 모시고 체질식에 대해 알아봤습니다.
다음 시간도 더욱 알찬 체질 이야기를 가지고 여러분을 노크하겠습니다.

헤이연&주원장 여러분, 안녕!

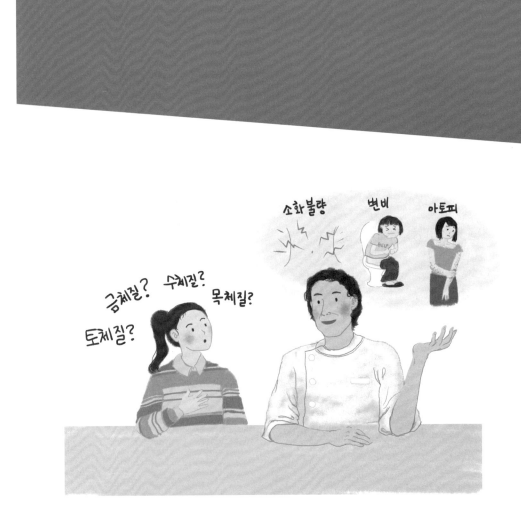

넷째 엮음

가장 궁금한 것,
나는 무슨 체질일까?

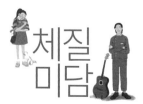

체질
미담

이렇게 체질진단

헤이연 지난 시간까지 몇 차례에 걸쳐 체질식의 핵심적인 내용을 알아봤습니다.
오늘은 또 무슨 주제로 8체질의 세계를 여행해볼까요?

주원장 오늘부터는 체질의학에서 여러분들의 관심이 가장 큰 분야라고 할 수 있는
체질진단에 대해 알아보겠습니다.
이것을 통해 자신의 체질도 대략 짐작할 수 있을 것입니다.

헤이연 아! 드디어 그 날이 왔군요! 어서 들려주세요, 주원장님!

주원장 우선, 체질진단에 대해 말하기 전에 먼저 짚고 넘어가야 할 게 있습니다.
첫째, 체질의 특징은 주로 건강이 좋지 않을 경우에 잘 나타난다는 것입니다.

헤이연 그래요? 왜 그렇죠?

주원장 왜냐하면, 체질의 특징이 주로 병으로 인한 증상으로 잘 나타나기 때문입니다.

헤이연 그럼 병이 없는 건강한 사람은 자기 체질을 알기 쉽지 않겠네요?

주원장 그렇습니다! 병이 없는 건강한 상태의 경우는 이런 특징이 잘 나타나지 않아 체질진단이 꽤 어렵게 됩니다.

헤이연 그럼 건강한 사람은 어떻게 체질을 알 수 있나요?

주원장 먼저 과거 병력, 즉 전에 걸렸던 병의 특징에 대해 면밀하게 살펴볼 필요가 있습니다. 현재는 건강하다고 할지라도 과거에 병에 걸렸을 때가 있을 것이기 때문에 그 때를 잘 상기해봐야 하는 거지요.

헤이연 저처럼 감기 같은 증상 외에 대체로 병을 거의 앓지 않은 경우는 어떻게 하나요?

주원장 그런 경우는 오로지 그 사람의 생리적 특징만으로 판단해야 합니다.
땀의 유무, 체형, 소화, 대소변, 식습관 등 등, 거의 모든 몸의 현상을 두루 체크해야 하지요.

헤이연 아! 생각보다 체질을 안다는 게 쉽지 않군요!

주원장 물론 저처럼 8체질 전문 한의사인 경우는 맥진이나 체질설문 등을 통해 더 전문적으로 체질진단을 할 수 있습니다. 하지만 여기서는 그런 걸 할 수 없기 때문에, 일반인의 경우는 부득이 본인들이 평소 보이는 갖가지 특징을 토대로 체질을 추론할 수밖에 없습니다. 그런데 재밌는 것은 많은 사람들이 평소 자기가 어떤 증상이나 반응을 보이는지 잘 모르고 산다는 것입니다.

헤이연 "등잔 밑이 어둡다"더니, 의외로 내가 나를 잘 모르는군요!

주원장 그렇습니다!
이런 현상은 사람들이 평소 자기를 객관화해서 보질 않기 때문에 일어납니다.

헤이연 객관화해서 본다는 건 무슨 뜻이에요?

주원장 남이 나를 보듯이 자신을 보는 것을 말합니다.
다른 사람의 눈으로 자기를 보는 것과 같은 것이죠.

헤이연 남의 입장에서 나를 보는 것이군요!

주원장 바로 그 말입니다! 그래서 체질을 진단하려면 항상 그런 객관적 시각을 가지고 본인을 관찰해 보기를 권합니다.
자, 그럼 음식반응부터 이야기를 한번 풀어보겠습니다.
먼저 육식에 대해 얘기해보죠.

헤이연 네!

주원장 여기 어떤 사람이 있다고 가정하죠. 그 사람이 육식을 할 때 일반적으로 안 좋은 반응이 자주 나타난다면, 그 사람은 어떤 체질일까요?

헤이연 (자신 있게) 그야 육식이 맞지 않는 체질이니까 금체질 아닐까요?

주원장 맞습니다! 그 사람은 우선 금체질일 확률이 많습니다.
문제는 육식을 해도 아무렇지도 않은 금체질도 무척 많기 때문에, 육식을 해서 문제가 없다고 해서 그 사람이 금체질이 아니라고 속단해서는 절대 안 된다는 겁니다. 그래서 다른 체질일 가능성도 열어둬야 합니다.

헤이연 아하! 그런 문제가 있군요!

주원장 여기서 체질진단의 중요한 원리가 있습니다.
그것은 "뭔가를 먹었을 때 좋다는 반응을 더 경계하라"는 것입니다.

헤이연 좋다는 반응을 경계하라는 게 무슨 뜻인가요?

주원장 어떤 음식을 먹고 좋은 반응, 즉 기운이 난다, 소화가 잘 된다, 기분이 좋다, 이런 반응은 주의하라는 겁니다. 체질진단에 잘못된 판단을 줄 수 있으므로 그런 말을 너무 액면 그대로 받아들이지 마라는 말입니다.

헤이연 이해가 잘 안 되는데요, 왜 그렇죠?

주원장 이런 좋다는 반응은 매우 주관적일 수 있고, 그래서 그 음식을 먹고 싶거나 좋아할 경우 이런 반응을 의식적으로 선호할 수 있기 때문입니다.

헤이연 그 음식을 먹고 싶으니까 그 음식이 좋다고 생각한다는 말인가요?

주원장 그렇습니다! 많은 사람들이 좋아하는 삼겹살을 예로 들어보죠.
여기 삼겹살을 좋아하는 사람이 있습니다. 그런데 그 사람이 사실은 삼겹살을 먹
으면 어딘지 모르게 좋지 않은 느낌이 있다고 해보죠.
가령 속이 좀 더부룩하거나 변이 물러지거나 하는 증상이 있는 겁니다. 하지만 먹
을 때 너무 맛있고 기분이 좋으니까 그런 부정적인 느낌은 대수롭지 않게 무시할
수 있어요. 그리고 삼겹살 먹으면 몸에 좋다라는 '생각'만 남게 되는 겁니다. 결국
"삼겹살은 내게 좋다"라는 결론에 이릅니다.

헤이연 듣고 보니 저도 그런 것 같아요!
라면 같은 게 그런데, 라면 먹으면 맛있으니까, 먹고 불편감이 좀 있어도 그냥 무시
하고 라면 먹으면 좋다, 이렇게 생각하는 것 같아요.

주원장 그래서 체질진단에 있어서는 '좋다'라는 반응은 믿지 않는 게 나아요.
그에 비해 좋지 않다는 반응은 오히려 높은 신뢰도를 매겨도 좋아요.

헤이연 왜 그렇죠? 둘 다 똑같은 주관적 반응 아닌가요?

주원장 다시 말하지만 '좋아한다', 혹은 '싫어한다'처럼 나의 호불호의 개인적 감정
이 들어가는 표현은 신뢰도가 높지 않은 편이에요.
하지만 뭘 먹으면 불편하다, 예를 들어 소화가 잘 안 된다, 설사를 한다, 머리가 아

프다, 이런 구체적인 몸의 증상은 진실한 편이에요. 그래서 안 좋은 반응을 더 중시해야 하고, 이런 부정적인 반응을 체질진단에서는 더 신뢰도가 높은 사인으로 간주해야 하는 거예요.

헤이연 좋다는 반응은 거짓말일 확률이 높은데 반해, 안 좋다는 반응은 오히려 참말일 더 가능성이 높다, 이런 뜻이군요. 아~ 이제 좀 이해가 갑니다!

주원장 그럼 이런 방법을 지금 육식에 구체적으로 적용해보죠.
만약 어떤 사람이 육식을 해서 안 좋은 반응이 난다고 해보죠. 속이 거북하고, 체기가 있고, 설사를 한다, 이렇게요. 그럴 경우 우선 그 사람은 목체질일 확률이 매우 적어집니다. 따라서 목체질은 배제할 수 있는 1순위 체질이 되는 거죠.

헤이연 '배제'라면 뺀다는 말인가요?

주원장 네! 제거한다는 말이죠. 그럼 이제 앞의 논의를 모두 종합해보죠.
여기 어떤 사람이 육식을 해서 안 좋은 반응이 나타납니다. 그렇다면 이 사람은 목체질은 배제할 수 있고, 대신 금체질일 확률은 높다라고 결론을 내릴 수 있습니다.

헤이연 그럼 금체질과 목체질을 제외한 다른 체질들은요?

주원장 토체질과 수체질을 말하는 거죠?
이 체질들일 가능성은 아직 남아있으므로 이들은 배제해서는 안 됩니다.

헤이연 결론적으로 육식을 해서 안 좋은 반응이 있을 경우, 목체질을 제외한 다른 체질들은 모두 가능성이 있는 거네요.

주원장 그렇습니다!

헤이연 만약에 육식에 대해서도 종류에 따라 반응이 다른 경우는 어떻게 해야 하죠?

주원장 그럼, 육식에 대해 보다 디테일하게 분석해봐야 합니다.
예를 들어 돼지고기 먹었을 때 안 좋다면, 목체질뿐만 아니라 토체질도 배제 대상
이 되는 겁니다. 토체질은 돼지고기가 좋은 체질이기 때문입니다.

헤이연 이 때는 목체질과 토체질이 제외되고, 대신 금체질과 수체질의 가능성은
남게 되는 거네요.

주원장 그렇습니다.

헤이연 닭고기의 경우는 어떻게 돼요?

주원장 만약 닭고기 먹었을 때 안 좋다면 이 때는 목체질과 수체질이 제외되어 금
체질과 토체질이 남게 됩니다.

헤이연 그럼 소고기의 경우는요?

주원장 소고기 먹었을 때 안 좋은 경우는 좀 애매합니다.
왜냐하면 토체질과 수체질의 소고기에 대한 반응이 좋은 사람도 있고 안 좋은 사

람도 있어 다양하기 때문입니다. 따라서 목체질은 확실히 배제할 수 있지만, 토체질과 수체질은 배제하기 어렵습니다.

헤이연 야, 이거 진짜 복잡하네요!

주원장 얼핏 복잡한 것처럼 보이지만, 실제 하나 하나 이런 배제의 방법을 적용해보면 가능한 체질이 상당히 줄어들게 됩니다. 그런 다음, 남은 체질들을 대상으로 특정 체질의 확증을 잡아 올바른 체질진단으로 나아갈 수 있습니다.
이걸 저는 '체질진단의 배제의 원리'라고 스스로 명명했습니다.

헤이연 배제의 원리?

주원장 네. 서양의학에서 질병을 진단할 때 적용하는 기본원리인데, 그걸 저는 체질진단에 응용해 본 겁니다.

헤이연 그럼 이제 육식 말고 다른 음식을 가지고 체질진단을 한번 얘기해보죠!

주원장 그러죠! 또 다른, 체질진단에서 중요한 음식은 바로 밀가루 음식입니다.

헤이연 빵, 국수, 라면, 피자, 스파게티, 자장면, 이런 음식들 말이죠?

주원장 네! 헤이연님, 이런 밀가루 음식들 좋아하세요?

헤이연 좋아하다 마다요! 라면하고 스파게티는 매일이라도 먹을 수 있죠!

주원장 밀가루 음식은 정말 좋아하는 사람들이 많은 음식이죠.
근데 또, 밀가루 음식처럼 부작용이 많은 음식도 별로 없어요.

헤이연 그래요?

주원장 저는 한의원에서 새 환자가 오면 체질진단에 참고하기 위해 설문을 하도록
하고 있어요. 결과를 보면 아마도 밀가루 음식 먹으면 불편하다는 사람이 제일 많
을지도 몰라요.

헤이연 그 정도예요?

주원장 네. 뭐, 속이 더부룩하다, 잘 체한다, 변비가 생긴다, 설사한다, 등 등 이루
헤아릴 수가 없죠.

헤이연 그럼 그런 사람들은 무슨 체질이죠?

주원장 그것도 그렇게 무작정 추측하려 들지 말고 배제될 만한 체질을 먼저 생각
하는 것이 중요해요.

헤이연 아참! 그렇죠!
에~ 배제의 원리를 적용한다면, 맨 먼저 목체질이 배제될 수 있겠네요.

주원장 맞았습니다!
그런데 다른 체질들은 실상 배제하기가 어려워요.

금체질과 수체질은 대표적으로 밀가루 음식이 좋지 않은 체질이고, 토체질의 경우도 밀가루 음식이 맞지 않는다는 사람들이 적지 않기 때문이죠.

헤이연 그럼 이 경우는 목체질 외에는 다들 진단 가능한 체질이 되겠네요!

주원장 그렇습니다.

헤이연 그럼 밀가루 음식으로는 체질진단에 그다지 도움이 안 되는 것 아니에요?

주원장 그렇지 않습니다. 이렇게 어느 한 체질이라도 확실하게 배제할 수 있다면 그건 큰 수확입니다. 생각보다 배제할 수 있는 음식들이 그리 많지 않기 때문입니다. 이런 식으로 주요 음식들에 대해서 하나 하나 이 배제의 원리를 이용해 제거하여 나가면, 가능한 체질이 대개 한 두가지 체질로 압축이 됩니다. 그럼 이 때 비로소 각 체질의 일반 특징을 잘 고려하여 자신의 체질을 확정하면 됩니다.

헤이연 그렇군요. 체질진단이 생각보다 쉽지는 않겠지만 그 원리는 그리 어렵지 않은 것 같아요. 해당 안 되는 체질들을 차근차근 빼내 나간다면 결국 남는 것들 중에 분명 자기 체질이 있게 될 거니까요. 가만 보니 이건 꼭 월드컵 축구경기에서 16강, 8강, 4강, 이렇게 약한 팀들을 탈락시켜 우승 가능한 팀의 숫자를 좁혀나가는 것과 똑같네요!

주원장 역시 헤이연님은 간결하게 이해하는 능력이 출중하네요!

헤이연 뭘요! 과찬의 말씀!

주원장 하하하!

헤이연 그럼 오늘은 이만 여기까지!
다음 시간 또 더 좋은 에피소드로 여러분을 찾아뵙겠습니다.

헤이연&주원장 여러분, 안녕!

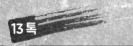

금양체질의 특징은?

헤이연 지난 시간은 체질진단에 대해 알아봤는데요, 오늘은 어떤 주제를 가지고 오셨는지 궁금하네요?

주원장 오늘은 지난 시간의 체질진단에 이어 각 체질의 특징에 대해 알아보겠습니다. 지난 시간에 알려드린 체질진단 요령과 오늘 이 시간의 체질 특징을 종합하면 한결 더 정확한 체질진단에 이를 것이라고 생각합니다.

헤이연 오늘 이 시간도 많은 관심을 불러일으킬 것 같은데요, 그럼 지체없이 한번 떠나볼까요?

주원장 먼저 금양체질의 특징에 대해서 알아보겠습니다.

먼저 체형에 대해 말씀해보죠. 금양체질의 체형은 사실 다양합니다.
아주 마른 체형부터 아주 고도비만까지 다 있다고 보면 될 겁니다.

헤이연 모든 체형이 다 포함된다면, 체형으로는 체질을 알아내기가 거의 불가능하겠네요.

주원장 그렇습니다! 따라서 A란 체질은 이런 체형이고, 또 B란 체질은 저런 체형이다, 이런 식의 말은 다 엉터리라고 보면 됩니다.

헤이연 그래요? 이거 초장부터 완전 멘붕이네요!
저는 체질마다 특징적인 체형이 있는 것으로 알았는데….

주원장 그렇게 생각하는 경우가 많은데요, 전혀 그렇지 않습니다.
물론 어떤 사람의 체형을 봤을 때 그가 어떤 체질일 것이다, 이런 식의 직감이 전혀 없는 건 아닙니다. 그러나 예외가 너무 많다 보니 그걸 일반화해서 말하기가 매우 어렵다는 것입니다.

헤이연 그래도 조금이나마 체질에 따른 체형의 단서는 있지 않겠어요?

주원장 그렇긴 하죠. 예를 들어 어떤 사람이 무척 말랐다, 이런 경우 그 사람은 대개 금체질 아니면 수체질일 확률이 높습니다.
하지만 어떤 사람이 보통 체격이거나 살이 많이 찐 사람이다, 이런 경우라면 모든 체질이 다 가능하게 됩니다. 금체질, 토체질, 목체질, 수체질, 모두 다 보통 체격은 다 있고, 또 뚱뚱한 사람도 적지 않기 때문이죠.

헤이연 체질에 따른 특정 체형은 없다, 이렇게 결론을 내릴 수밖에 없겠네요.

주원장 그렇습니다!
그럼 이제 본격적으로 금양체질의 특징을 말해보겠습니다. 먼저, 금양체질은 알레르기(allergy)가 많은 편입니다. 물론 그렇지 않은 사람도 많습니다. 하지만 다른 체질에 비해 알레르기에 시달리는 사람이 상당히 많은 편입니다.

헤이연 그런데 실례지만 알레르기란 게 도대체 뭘 말하죠?

주원장 한 마디로 면역과민(hypersensitive immunity)을 말합니다.
면역반응이 너무 지나치게 민감하게 나타난다는 말이죠.

헤이연 이거, 또 질문이 줄줄이 이어지겠네요.
그럼 면역(immunity)이란 게 뭐죠?

주원장 면역이란 '나(self)'와 '나 아닌 것(nonself)'을 구별해서 나 아닌 것을 내 몸 바깥으로 물리치는 것을 말합니다.

헤이연 '나 아닌 거'라니요?

주원장 말 그대로 내가 아닌 것, 즉 내 몸에 침투해온 세균이나 바이러스 같은 미생물, 혹은 먼지나 꽃가루, 매연 같은 환경오염물질 같은 것을 말합니다.

헤이연 아하! 그러니까 나를 침입한 나쁜 놈들을 말하는군요!

그런데 좀 이상하네요!

나쁜 놈들을 물리치는 기능이 면역이라면, 오히려 지나칠수록 좋은 것 아닌가요?

● 과유불급(過猶不及) 過 지날 과, 猶 오히려 유, 不 아닐 불, 及 미칠 급: 지나침은 미치지 못함과 같다. 『논어(論語)』 「선진편(先進編)」 에서 공자가 자장(子張)과 자하(子夏)라는 두 제자를 평하여 자장은 지나치고 자하는 미치지 못하다고 하면서, 이 둘은 같은 것이라고 한 말에서 유래한다.

주원장 그럴 것 같지만, 실상은 그렇지 않습니다! 모든 반응은 적당한 정도가 있는 거죠. 공자님 말씀 중에 과유불급(過猶不及)●이라는 말 아세요?

헤이연 잘 모르겠는데요.

주원장 공자님께서 자장(子張)과 자하(子夏)라는 제자를 평가하면서 한 말이에요. 자장은 지나치고 자하는 미치지 못했다(부족하다)고 하면서 둘 다 마찬가지로 적절하지 않다고 비판한 것이죠. 이걸 이 면역이라는 문제에 적용하면, "면역이 지나친 거나 부족한 거나 둘 다 우리 몸에 해롭다"라고 말할 수 있죠.

헤이연 하지만 아직도 저는 그 문제가 석연치 않아요. 면역이 지나치다는 건 너무 강하다는 말인데, 면역은 강하면 강할수록 좋은 것 아니냔 말이에요?

주원장 그럼 이렇게 설명해보죠.

자, 여기 한 나라가 있어요. 면역이란 국가로 치면 군사력이라고 말할 수 있을 거예요. 그러니까 면역이 지나치다는 건 군대의 화력이 너무 센 것과 같은 거예요. 만약 적군이 쳐들어오게 되면 이를 물리치기 위해 총도 쏘고 포도 쏘고 그렇겠죠?

헤이연 당연히 그렇죠!

주원장 문제는 어느 정도 수준으로 대항하느냐예요.
만약 적군이 3명 정도가 우리나라를 쳐들어 온다면 어떻게 대항하면 되겠어요?

헤이연 꼴랑 3명이라고요? 그럼 우리도 그에 맞게 몇 명 보내 막으면 되겠죠.
뭐, 넉넉 잡아 2,30명 정도 출동하게 하던지….

주원장 그렇죠! 그다지 큰 병력을 보낼 필요가 없을 거예요. 대개 소대병력이나 많으면 중대병력 정도만 나가서 소총 같은 소형 화기로 적을 격퇴하면 되죠. 그런데 만약 수천 명의 병력을 보내고, 거기에 대포를 마구 쏘고, 또 미사일을 퍼붓고, 게다가 하늘에 수백 대의 전투기와 폭격기를 띄워 융단폭격을 한다면 어떨까요?

헤이연 주원장님, 농담하세요? 무슨 큰 전쟁이 난 것도 아닌데, 왜 그렇게 바보 같이 군수물자를 철철 낭비하면서 대항해요?

주원장 그렇죠! 그런데 알레르기는 그런 식으로 과잉대응하는 것과 같아요.
별것도 아닌 침입자에 대해 엄청난 규모로 면역계에 총동원령을 내려 결사적으로 항전하는 것과 비슷한, 그런 미치광이 같은 면역반응을 일으키는 것을 말해요.

헤이연 그런 거예요?

주원장 네, 그래서 먼지 약간 마신 거에 불과한 것에 대해 재채기를 수백 번씩 해대고, 콧물을 폭우처럼 마구 쏟아부으면서 총력으로 방어를 하는 거죠.
그러니 정말 미치고 환장일 지경인 거죠!

헤이연 알레르기란 게 정말 그런 건줄은 꿈에도 몰랐어요!

주원장 전쟁에서 이러면 적도 물론 타격을 엄청 받겠지만, 우리 아군도 엄청 타격을 받아요. 물자도 엄청 소모되고 잘못하면 포탄이나 미사일공격이 아군에게 떨어질 수도 있고, 게다가 우리 국토가 엄청 손상되잖아요?
그와 똑같이 알레르기가 심하면 내 몸도 상당히 많이 손상을 받게 돼요.

헤이연 이제야 완전히 알레르기와 면역에 대해서 이해했어요!

주원장 금양체질은 다른 체질에 비해 이러한 알레르기가 상대적으로 매우 많이 나타나는 편이에요. 가장 대표적인 게 아까 콧물, 재채기의 예로 설명한 알레르기비염이고, 그 외에 알레르기천식 등과 같은 호흡기알레르기, 그리고 두드러기나 원인불명의 가려움증, 접촉성피부염, 금속알레르기 등과 같이 피부에 주로 나타나는 알레르기피부염 같은 증상입니다.

헤이연 그럼 이런 알레르기가 많은 사람이라면 일단 금양체질을 의심해볼 수 있겠네요.

주원장 그런데 문제는 역시 알레르기가 금양체질뿐만 아니라, 금음체질에도 많고, 토양체질, 토음체질, 그리고 수양체질 등에도 적지 않다는 거예요.

헤이연 아이, 그러면 이것도 거의 모든 체질에 다 있는 거잖아요!
이래 가지고 어떻게 체질을 진단할 수 있어요?

주원장 안타깝게도 그런 문제가 항상 체질진단 할 때 일어나요. 그렇지만 그 사람의 증상과 병력을 잘 청취하면 단서를 잡을 수 있어요. 그리고 이런 병력(medical history)을 들을 때 항상 주목해야 할 게 있어요.

헤이연 그게 뭐예요?

주원장 그건 평소 식습관이 어떤가, 하는 거예요.

헤이연 평소 식습관?

주원장 평소에 주로 뭘 먹느냐, 하는 겁니다.

헤이연 그건 알아서 뭐 하게요?

주원장 그 사람이 평소 어떤 류의 음식을 먹느냐가 그 사람의 현재의 증상과 밀접한 관련이 있기 때문입니다.

헤이연 예를 든다면요?

주원장 예를 들어 여기 어떤 사람이 알레르기비염이나 혹은 두드러기 같은 알레르기피부질환으로 시달리고 있어요. 그런데 알고 보니 그 사람이 평소 고기나 밀가루 음식을 아주 좋아해서 자주 먹는 겁니다. 그러면 이 사람은 금체질일 확률이 높은 거죠. 그 다음으로 수체질, 그 중에서도 수양체질일 확률도 좀 있습니다. 반대로 목체질일 확률은 배제할 수 있을 정도로 매우 낮게 됩니다.

그리고 토체질일 확률은 반반 정도?

헤이연 그렇게 되는군요! 그럼 만약 어떤 사람이 평소 알레르기 질환에 시달리는데, 이 사람이 주로 먹는 음식이 채소나 생선류라면 어떻게 되는 거죠?

주원장 그런 경우 이 사람은 목체질일 확률이 높게 됩니다. 수체질일 확률도 그 다음으로 높습니다. 반대로 금체질일 확률은 상당히 낮을 것입니다.
또한 토체질일 확률도 역시 꽤 낮게 됩니다.

헤이연 이건 그야말로 체질식의 관점에서 체질을 진단하는 방법이네요.

주원장 그렇죠! 또 하나 금양체질에서 주목할 질환이 있습니다.
그건 바로 아토피피부염(atopic dermatitis)이라는 질환이에요.

헤이연 아토피! 이거 저도 많이 들어봤어요!
우리 학교 친구들 중에도 아토피 있는 애들이 꽤 있거든요.

주원장 아토피는 다른 체질에도 좀 있지만, 주로 금양체질에 나타나는 상징적인 피부병 중 하나에요. 심하면 온몸이 각질로 덮이고 진물이 흐르고 코끼리 가죽처럼 아주 딱딱한 조직으로 바뀌어요. 그리고 그 가려움이 상상을 초월할만큼 심해요. 온몸이 피가 날 정도로 밤새 박박 긁고 그 고통으로 한잠도 못 자는 사람도 있어요.

헤이연 정말 말만 들어도 너무너무 힘들겠네요!

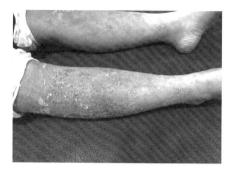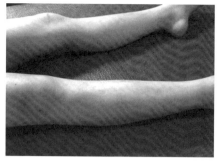

〈주원장한의원에 온 아토피피부염 환자의 치료 전과 치료 후의 모습〉

왜 이런 지독한 피부병이 생기는 거죠?

주원장 대개 금양체질이 육식이나 밀가루 음식, 유제품, 매운 음식 등 체질에 맞지 않은 음식을 자주 먹어서 그런 경우가 많습니다. 특히 육식을 많이 하는 금양체질에게 잘 나타나요.

헤이연 육식을 많이 해도 아토피가 없는 사람은 금양체질이 아니겠네요?

주원장 이런 게 체질에 대해 사람들이 늘상 범하는 전형적인 오류입니다. 그래서 환자들이 항상 이렇게 반문하거든요. "저는 아토피도 없는데 왜 금양체질이에요?" 이렇게요. 고기 먹는다고 모든 금양체질이 다 아토피 증상을 나타내는 건 아닙니다. 고기를 즐기는 금양체질 중 이 병에 민감한 사람이 걸리는 거예요.

헤이연 아~ 제가 또 무지한 질문을 했군요!

주원장 헤이연님만 그런 게 아니라, 거의 모든 사람들이 수시로 이런 잘못을 저지르는 경향이 있어요. 그 만큼 사람들이 논리적으로 생각하지 않고 무심코 생각한다는 반증입니다. 그래서 모든 금양체질이 다 아토피가 있는 게 아니고, 모든 금양체질이 다 두드러기가 있는 게 아니고, 모든 금양체질이 다 알레르기비염이 있는 게 아니다, 이런 생각을 항상 철저하게 염두에 두고 생활하는 게 필요해요.

헤이연 그러니까 금양체질 중에 다 있는 게 아니라, 일부만 아토피나 알레르기 같은 질환이 있다는 말이죠?

주원장 네. 그리고 꼭 알레르기뿐만 아니라 모든 병이 다 마찬가지예요.
같은 체질이라 할지라도 일부의 사람에게서만 그런 병이 나타나는 것이고, 대부분은 오히려 별 이상 없는 경우가 더 많아요.

헤이연 그렇군요! 어쨌든 확실한 건 체질식을 잘 지키지 않는 사람들 중에 이런 질병이 더 많이 생길 수 있다는 거죠?

주원장 그렇죠!
그래서 어떤 사람이 질병으로 고생하는 경우, 아까 말한 대로 당시 또는 평소 어떤 음식을 주로 먹었는가, 이걸 꼭 확인할 필요가 있어요.

헤이연 항상 음식과 연관지어 몸의 상태를 관찰하라, 이게 핵심이네요.

주원장 그렇죠!

헤이연 금양체질에 특징적인 게 또 뭐가 있을까요?

주원장 금양체질에는 자가면역 질환(autoimmune disease)이 많아요.

헤이연 자가면역 질환은 또 뭐예요?

주원장 자가면역이란 면역세포가 자기를 공격하는 병이에요. 면역이란 게 앞에 말했듯이 '자기 아닌 것'을 제거하는 작용인데, 자가면역 질환에서는 면역세포가 정신 나간 사람처럼 자기 몸을 공격해요. 말하자면 자해(自害), 즉 내가 나 스스로를 해치는 꼴이죠.

헤이연 구체적으로 어떤 게 자가면역 질환이에요?

주원장 대표적인 게 류마티스 관절염(rheumatoid arthritis)이에요. 내 몸을 지켜야 할 면역세포가 오히려 내 몸의 관절들을 공격해서 손가락이나 발가락이 붓고 아프고 심지어는 흉하게 변형되는 증상을 보이죠.

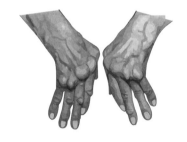

〈류마티스 관절염〉

헤이연 말만 들어도 좀 무서워요. 이것도 체질에 맞지 않은 음식을 먹어서 그런 건가요?

주원장 그래요. 류마티스 관절염 환자들이 체질식을 안 하면 바로 통증이 심해지거든요. 음식 말고 또 다른 요인으로는 정신적 스트레스를 들 수 있어요. 역시 심한 스트레스를 받으면 증상이 심해지죠.

헤이연 그 외 자가면역 질환은 뭐가 있죠?

주원장 대장에 만성염증을 일으키는 크론병(Crohn's disease)과 궤양성대장염 (ulcerative colitis), 피부가 하얗게 탈색되는 백반증(vitiligo), 온몸의 근육이 통증을 일으키는 섬유근육통(fibromyalgia), 뺨의 발진이 특징인 전신성홍반성 루프스(systemic lupus erythematosus) 등이 있어요.

헤이연 이름만 들어도 무시무시한 느낌이 드네요! 이런 면역계 질환이 금양체질에 많다니, 하여튼 금양체질은 조심해야 할 게 참 많은 체질이군요.

주원장 그래요. 그래서 금양체질은 평소에 섭생을 잘 해야 해요.

헤이연 금양체질에 다른 특징은 또 뭐가 있을까요?

주원장 이것도 중요한 건데, 금양체질은 양약의 부작용이 많아요.

헤이연 양약이라면?

주원장 진통제나 항생제, 호르몬제, 스테로이드제, 이런 서양의학에 쓰는 치료약 들을 말해요.

헤이연 야~ 이것도 참 곤란한 거네요!
사람이 병이 걸리면 약을 먹어서 치료하는 경우가 많은데, 이렇게 약물 부작용이 많으면 어떻게 치료해요?

주원장 무슨 걱정이에요? 8체질의학을 찾으면 되지!
금양체질은 그래서, 이 체질의학에 가장 적합한 체질이라고 할 수 있어요.

헤이연 아! 그렇죠! 8체질의학이 있어 진짜 다행이네요!

주원장 정말 그래요! 이건 자화자찬(自畫自讚)●이 아니
에요!
환자들 중에 양약에 특히 부작용이 심하게 나타나는 사
람들이 있어요.
이런 사람들은 사실 8체질의학이 없으면 정말 죽음이에요!

● 자화자찬(自畫自讚) 自 스스로 자, 畫 그
림 화, 讚 기릴 찬: 자기가 그린 그림을 자기 스
스로 칭찬한다. 자기가 한 일을 본인이 자랑한
다는 말이다.

헤이연 그런데 양약 부작용은 주로 어떤 식으로 나타나요?

주원장 굉장히 다양해요. 예를 들면, 일전에 어떤 여성 환자가 한의원에 왔는데,
대상포진 때문에 병원에서 처방받은 양약 먹고 부작용이 심하게 왔다고 했어요.
증상이 눈 주위가 띵띵 붓고 진물 나고, 얼굴이 풍선처럼 붓고 그랬다는 거예요.
보름 후에 또 왔는데 이번에는 병원에서 주는 알레르기 약 먹고 또 부작용 나서 왔
어요. 알레르기 약을 한 포밖에 안 먹었는데 얼굴이 또 띵띵 붓고 눈도 거의 안 보
일 정도로 붓고, 얼굴이 빨갛게 발진이 올라오고, 전신이 아프고, 하여튼 그분 말
로 "죽다 살아났다"는 거예요.
제가 봐도 정말 눈 뜨고 보기 어려울 정도의 상태가 돼서 온 거예요.

헤이연 약의 부작용이 그 정도예요? 진짜 끔찍하네요!

주원장 기가 찬 것은, 그 여성이 병원에 찾아가서 알레르기 약 먹고 심한 부작용이 났다고 하는데도, 그 의사가 약을 계속 먹으라고 했다는 거예요.

헤이연 (납득할 수 없다는 듯) 아니, 부작용이 나는데도 그 약을 계속 먹으라니 그게 무슨 경우에요?

주원장 참 이해하기 어렵죠? 그래서 그 여성이 무서워서 못 먹겠다고 하니까, 의사가 되레 화를 내면서 막무가내로 계속 그 약을 먹으라고 했대요.

● 적반하장(賊反荷杖) 賊 도둑 적, 反 돌이킬 반, 荷 멜 하, 杖 지팡이 장: 도둑이 도리어 몽둥이를 든다. 잘못한 사람이 오히려 잘 한 사람을 나무라는 것을 말한다.

헤이연 화를 내요? 아니, 적반하장(賊反荷杖)●도 유분수지, 어떻게 화를 낼 수가 있죠?

주원장 아마도 그 환자가 자신의 권위에 도전한다고 생각했던지, 아니면 자신의 실수를 인정하기 싫어서 그런 건지, 계속 그런 고압적인 자세를 취한 것 같아요.

헤이연 야~ 진짜 너무하네요! 미안하다고 백배사죄해도 부족한 판에….

주원장 요즘은 그런 불통 의사가 사실 드문데, 아직도 그런 자세로 환자를 대하는 의사가 있다니 저도 참 놀랐어요!

헤이연 양약이 그렇게 심한 부작용이 있을 수 있다는 게 놀랍네요.
전 이제껏 양약은 거의 먹어본 적이 없어서 잘 몰랐는데….

주원장 그런데 이런 치료약만 문제가 있는 게 아니에요. 수술할 때 쓰는 마취제나 검사할 때 쓰는 조영제도 큰 부작용을 일으키는 경우가 있어요.

헤이연 어떤 부작용요?

주원장 쇼크를 일으켜요.

헤이연 쇼크라면 충격을 받는다는 거예요?

주원장 그건 일상에서 놀랐을 때 하는 말이고, 의학에서 쇼크란 신체의 주요 기관에 혈액공급이 급격히 부족해지는 상태를 말해요. 잘못 되면 심장마비까지 일어날 수 있어요.

헤이연 (깜짝 놀라) 심장마비? 우와 대박! 어떻게 심장마비까지? 아니, 무슨 독한 치료약도 아니고, 그냥 수술하기 전에 아프지 마라고 놓는 마취제하고, 검사하는 데 쓰는 보조제 같은 게 그런 엄청난 부작용을 일으킨다는 거예요?

주원장 그래요. 참 놀랍죠? 제가 가장 안타깝게 생각하는 건 건강검진을 위해 쓴 조영제 쇼크로 사망하는 거예요. 병이 있는 것도 아니고 단지 건강 점검을 위해 받은 검사 때문에 세상과 등지는 거니까요.

헤이연 진짜 그러네요! 이러면 건강검진 꼭 받아야 하나, 하는 생각까지 드네요.

주원장 그래도 필요하면 건강검진은 받아야 해요. 중요한 건 체질에 따라 이런 검사 약물로 쇼크가 나는 경우가 있으니까 그에 대비해야 한다는 거죠. 미리 대비하고 하는 것과 무방비로 검사하다 당하는 것과는 천지 차이가 있으니까요.

헤이연 그래서 체질을 아는 게 중요하군요.

주원장 그렇습니다! 결론적으로 이런 약물 부작용은 다른 체질보다 금양체질에 가장 잘 나타납니다. 그리고 금음체질에도 잘 일어나고요. 그런데 금체질에 왜 이런 약물 부작용이 잘 나타나는지 아세요?

헤이연 그게 혹시 간이 가장 작은 체질이라서 그런 것 아니에요?

주원장 와! 바로 맞았어요! 아니, 어떻게 그걸 알았어요?

헤이연 그냥 금체질 하면 아예 자동으로 간이 떠올라요! 하도 많이 들어서….

주원장 하하하! 그래서 반복학습이 그렇게 중요한 거예요!

헤이연 이건 반복학습을 넘어서 아예 세뇌(洗腦) 같은데요!

주원장 (큰 소리로) 하하하! 그래요! 거의 세뇌 수준이죠!

헤이연 그럼 금체질을 제외한 다른 체질들은 양약 부작용 걱정은 안 해도 되나요?

주원장 아니에요!

금체질 외에 토양, 토음체질도 약물 부작용이 만만치 않게 많이 나타나는 편이므로 역시 주의가 필요해요. 그리고 그 다음으로 수양, 수음체질, 그리고 목음체질에도 가끔 나타나는 편이에요. 반면 목양체질은 저의 임상경험으로 보면 양약 부작용이 가장 드문 것 같아요.

헤이연 가능성으로 보면 모든 체질에 양약 부작용이 다 나타날 수 있다는 말이네요. 단지 발생 빈도가 차이가 날 뿐이지….

주원장 그렇습니다!

헤이연 지금까지 금양체질의 특징을 알아봤습니다.
그럼 다음 시간에 이어서 금음체질에 대해 알아보기로 하겠습니다.

헤이연&주원장 여러분, 안녕!

금양체질의 특징 요약

::: 체형의 특징 :::

주로 보통 체격이나 마른 체격을 갖는 사람이 많다. 마른 사람 중에 아무리 먹어도 살이 안 찐다는 사람이 있다. 키가 크고 늘씬한 사람들 중에 이 체질이 꽤 많다(패션 모델형). 근래엔 비만인 사람도 상당히 많다.

::: 음식과 관련된 특징 :::

육식을 싫어하는 사람들 중에 이 체질이 많으며 대개 육식에 소화장애를 잘 일으킨다. 다만, 소화력이 좋은 금양체질의 경우 육식을 해도 소화장애를 일으키지 않는다. 튀긴 음식이나 기름진 음식에 소화장애를 일으키는 사람들이 많다.

밀가루 음식 먹고 소화장애를 일으키는 사람들 중에 이 체질이 많다. 다만, 소화력이 좋은 금양체질의 경우 밀가루 음식을 먹어도 소화장애를 일으키지 않는다.

우유를 마시면 속이 좋지 않거나 설사를 하는 사람들이 많다. 하지만 우유를 아무리 마셔도 소화장애를 일으키지 않는 사람들도 있다.

매운 음식에 속이 불편하거나 설사를 하는 사람들이 많다. 하지만 매운 음식을 좋아하고 아무런 불편을 보이지 않는 사람들도 있다.

생선이나 해물을 좋아하는 사람들이 많다. 하지만 간혹 고등어나 꽁치 같은 기름기 많은 생선에 속이 불편함을 느끼는 사람들이 있다. 또는 조개나 생굴에 속이 불편하거나 설사하는 사람들도 있다. 생선이나 해물이 맞는 체질임에도 냄새 등의 이유로 싫어하는 사람들이 있다. 익힌 생선은 싫어하나 회는 좋아하는 사람들도 있다.

채소를 좋아하는 사람들이 많다. 채소가 맞는 체질이지만 간혹 채소 먹기를 싫어하는 사람들도 있다. 과일을 좋아하는 사람들이 많다. 하지만 일부 과일에 알레르기를 일으키는 사람들도 있다.

::: **질병의 특징** :::

알레르기 질환에 시달리는 사람들이 많다. 자주 발생하는 피부 알레르기로서 두드러기(담마진), 피부소양증(가려움증), 접촉성피부염, 금속알레르기, 피부묘기증(dermographism, 피부를 긁거나 압박을 가했을 때 붉혀 오르는 증상) 등이 있다. 피부건조증, 피부각질, 지루성피부염도 많이 나타난다. 흔히 걸리는 호흡기 알레르기로서 알레르기비염이나 천식 등이 있다. 꽃가루, 동물털, 먼지, 진드기, 찬 공기 등으로 인한 알레르기가 상당히 많은 체질이다.

아토피피부염은 이 체질의 특징적 질환이라 할 수 있다. 주로 유아나 아동기에 발생하는 피부질환으로 극심한 가려움과 특징적인 피부의 각질화가 나타나는 질환이다. 팔꿈치나 무릎 안쪽 접히는 부위나, 눈 주위, 목, 그리고 귀 바퀴와 얼굴이 접하는 부위 등 비교적 연약한 부위에 초기증상이 나타나며, 점차 전신으로 발전한다. 가려움에 자꾸 긁으면 염증이 반복적으로 발생해, 심하면 피부가 나무의 껍질처럼 두터운 각질로 변하기도 한다(태선화).

오래 지속되는 기침이나 만성 폐질환을 앓는 사람이 종종 있다. 식체, 복부팽만, 속쓰림, 역류성 식도염, 변비, 설사 등 소화기 질환으로 고생하는 사람이 많은 편이다. 자가면역질환이나 희귀병으로 시달리는 사람이 다른 체질에 비해 많다.

성격이 예민한 사람이 많은 편이며, 심계, 불안 등이 잘 나타나고, 가정불화나 장기적인 스트레스에 처하면 화병, 우울증 같은 정신적 고통을 잘 겪는다.

항생제나 진통제, 호르몬제 등 일반적인 약물에 부작용이 많고, 마취제나 조영제에 쇼크를 일으키는 사람도 상대적으로 많은 편이다.

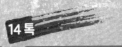

금음체질의 특징은?

헤이연 지난 시간에는 금양체질의 특징에 대해 집중적으로 알아봤어요.

오늘 이 시간에는 금음체질에 대해서 알아보는 게 순서일 것 같은데요, 우선, 금음체질은 금양체질과 뭐가 다른가요?

주원장 사실 금음체질과 금양체질은 그 특징이 거의 비슷해요.

체질의 주된 특징이 드러나게 하는 최강장부(폐대장)와 최약장부(간담)가 같기 때문이죠.

헤이연 그럼 그냥 금체질로 하지 왜 금양, 금음체질로 세분했죠?

주원장 두 번째로 강한 장부, 즉 차강장부(B)와, 두 번째로 약한 장부, 즉 차약장부

(D), 그리고 중앙장부(C)가 달라서 그에 따른 차이가 좀 있기 때문이지요.

체질일반식: A (최강장부) 〉 B (차강) 〉 C (중앙) 〉 D (차약) 〉 E (최약장부)

금양체질: 폐대장(최강) 〉 비위(차강) 〉 심소장(중앙) 〉 신방광(차약) 〉 간담(최약)

금음체질: 폐대장(최강) 〉 신방광(차강) 〉 비위(중앙) 〉 심소장(차약) 〉 간담(최약)

하지만 최강장부와 최약장부가 같으므로 같은 점이 더 많고 다른 점은 생각보다 많지 않아요. 흔히 대동소이 (大同小異)●라는 표현이 있는데, 이게 여기 딱 맞는 표현 이라고 할 수 있을 것입니다.

● 대동소이(大同小異)　大 큰 대, 同 한가지 동, 小 작을 소, 異 다를 이: 크게 같고, 작게 다 르다. 거의 같고 약간만 다르다는 말이다.

헤이연 그렇군요! 각 체질의 장부대소배열이 달라서 차이가 생기는 건 당연한 게 아 닌가 생각합니다. 그럼 이제 금음체질의 특징을 펼쳐 봐 주시겠어요?

주원장 네, 체형부터 먼저 알아보죠. 금음체질도 역시 마른 체격부터 비만인 체격 까지 고루 있지만, 보통 체격이나 마른 체격이 금양체질보다는 더 많은 편입니다. 고도비만도 상대적으로 덜 보입니다.

헤이연 체형으로는 특별히 구별되는 특징을 찾아낼 수 없다는 점에선 금양체질과 유사하군요.

주원장 네. 다시 말하지만 체형으로 체질을 판단하는 건 거의 무의미하다고 할 수 있습니다. 일부 한의 의료기관에서 사상의학을 근거로 머리, 어깨, 가슴, 허리, 엉 덩이 등과 같은 부위의 길이를 재서 체질진단의 근거로 삼는다고 하는데, 저는 이에 대해 상당히 회의적입니다. 임상을 해보면 같은 체질에 다양한 체형이 정말 무궁무진하게 많으니까요.

헤이연 체형이 체질과는 그렇게 많은 상관관계가 없다는 것은 알겠어요.
그럼 금음체질의 다른 특징으로는 뭐가 있을까요?

주원장 금음체질의 특징 중 가장 눈에 띄는 것 중 하나가 바로 난변(難便)이라는 것입니다.

헤이연 난변? 난변이 뭐죠?

주원장 변 보기가 힘들다는 것입니다.

헤이연 변비하고 뭐가 다르죠?

주원장 다른 점은 대변이 무른데도 잘 안 나오고 후중기(後重氣), 즉 뒤가 무거운 증상이 남는다는 겁니다. 변을 다 안 본 느낌, 그래서 다시 화장실을 가서 힘을 써야 할 것 같은 생각이 계속 듭니다. 결국 화장실에 되돌아가 힘을 쓰는데 역시 잘 나오지 않죠. 생각보단 상당히 괴로운 증상입니다. 사람에 따라서는 돌처럼 딱딱하거나 염소똥처럼 똥글똥글 나오는 사람도 있습니다.

헤이연 변비하고 비슷하면서 미묘하게 차이가 좀 있군요.
그런데 왜 금음체질에 이런 증상이 있죠?

주원장 그건 대장이 다른 체질에 비해 상대적으로 매우 길기 때문입니다.

가끔 환자들 중에 대장 내시경 하면 의사로부터 "대장이 아주 기네요!"라는 말을 듣는다고 해요. 그래서 내시경 하면서 아주 고생한다는 말을 해요. 그리고 성격 안 좋은 의사는 엄청 짜증을 내기도 해요. 너무 꼬불꼬불 하니까 내시경으로 장을 헤쳐나가는 게 힘들어서 그런 거죠. 잘못하면 사고로 장 천공(colonic perforation)이 일어나기까지도 해요.

헤이연 장 천공이라뇨?

주원장 내시경 할 때 장이 너무 꼬불꼬불하니까 잘못 찔러 빵꾸가 나는 거죠.

헤이연 (입을 쫙 벌리며) 우와! 끔찍하네요!

그럼 대장 안에 있던 그… 똥은 어떻게 돼요?

주원장 뱃속으로 흘러나오는 거죠! 그래서 대형사고가 나는 거예요!

헤이연 그, 그럼 어떻게 해요? 가만 보고만 있으면 안 되잖아요!

주원장 가능한 한 빨리 배를 갈라 장 밖으로 나온 음식물과 똥을 세척하고 뚫린 장을 꿰매야해요. 안 그러면 세균이 복막으로 퍼져 급성복막염(acute peritonitis) 같은 아주 위중한 병이 될 수 있거든요. 이건 말 그대로 죽느냐, 사느냐, 초를 다투는 응급상황이죠!

헤이연 그렇군요! 금음체질은 대장 내시경 할 때 상당히 주의해야겠네요!

주원장 그렇습니다! 금음체질은, 그래서 배변 관리에 항상 신경 써야 합니다.
재밌는 것은 건강한 금음체질의 경우 배변이 반대로 아주 극적인 쾌변이 된다는
거예요. 환자들 말이 굉장히 인상적인데, 대변이 아주 굵고, 쾌속으로 나오고, 양
도 엄청나다고 해요.
"원장님, 먹은 게 죄다 대변으로 나온 것 같아요! 이래도 괜찮은 거예요?"
이렇게 말하는 사람이 있을 정도니까요.
예전에 한 코미디언이 "그래, 니 똥 굵다!"라는 개그를 한 적이 있는데, 금음체질의
퍼펙트한 대변은 딱 이 표현 같다고 보면 돼요.
이 세상 모든 변비인들에겐 정말 꿈 같은 얘기죠!

헤이연 (배꼽을 쥐고) 하하하! 참 재밌네요!
그런데 어떻게 해야 그런 꿈 같은 똥을 쌀 수 있어요?

주원장 당연히 체질식을 잘 해야겠지요. 고기나 밀가루 음식, 유제품, 매운 음식 등
을 삼가고, 잎채소, 생선, 해물 등을 주로 섭취하면 됩니다.

헤이연 이렇게 음식만 잘 지키면 완벽한 똥을 눌 수 있다는 거죠?

주원장 간혹 음식을 잘 지켜도, 난변이 너무 심한 사람의 경우는 대변이 잘 안 나
올 수 있어요.

헤이연 그런 경우는 어떻게 해야 해요?

주원장 그런 경우는 운동을 해야죠!

헤이연 어떤 운동요?

주원장 달리기가 가장 좋아요. 하루에 천천히 대략 30분에서 1시간 정도 달리면
됩니다.

헤이연 달리기가 좋은 특별한 이유라도 있어요?

주원장 원래 마라톤이 가장 잘 맞는 체질이 8체질 중에 금음체질이에요.
체질장부대소로 보면 '폐〉신〉비〉심〉간'의 순서로서 폐활량이 좋고, 심장이 쉽게
흥분하지 않는 조건을 가져서 장거리 달리기에 가장 적합한 구조를 타고났다고 해
요. 일반인은 마라톤까지 하기는 어렵겠지만, 동네나 운동장에서 적당하게 달리
면 그것만큼 좋은 것은 없습니다.

헤이연 이렇게 달리기를 열심히 하면 똥이 쑥쑥 잘 나온다는 거죠?

주원장 네! 하여튼 금음체질이라면 건강의 지표로 배변 상태가 매우 중요하다는
건 반드시 기억해야 합니다.

헤이연 금음체질이 잘 걸리는 질환에는 또 어떤 것들이 있어요?

주원장 아까 장과 관련해서 더 얘기를 하면 과민성대장증상이 있어요.
체질식을 안 하거나 스트레스를 자주 받는 사람에게 잘 나타날 수 있죠.
배가 살살 아프고 대변이 자주 마려워 자꾸 화장실에 들락거리게 되죠.
심한 사람은 아예 여행도 잘 못 갈 지경이니까 보통 불편한 질환이 아니에요.

헤이연 듣기만 해도 정말 귀찮겠네요!

주원장 또 까다로운 질환 중에 궤양성대장염이나 크론병 같은 자가면역 질환이 있어요.

헤이연 자가면역이라면 면역세포가 나를 공격하는 그걸 말씀하신 거예요?

주원장 맞아요! 자가면역의 대상이 대장인 경우로서 대장이 광범위하게 염증을 일으켜 설사, 농혈변(곱똥, 피똥) 등이 나타나는 심각한 질환이죠.
금음체질뿐만 아니라 금양체질도 잘 걸리는 경향이 있어요.

헤이연 이것 참, 금체질은 조심해야 할 게 많네요.

주원장 하지만 이런 병은 전체 금체질에서 보면 매우 소수에게 해당되는 병이기 때문에 평소 체질섭생을 잘 지킨다면 크게 걱정할 필요는 없어요.

헤이연 그렇죠! 이 체질의 모든 사람들이 다 이런 병이 걸리는 게 아닌데, 자꾸 극단적인 상황을 생각하는 버릇이 있어서, 이를 떨쳐버리기 쉽지 않네요.

주원장 금음체질은 또, 금양체질처럼 알레르기가 많은 체질이에요.
알레르기비염, 피부 가려움증, 피부묘기증, 금속알레르기, 햇빛알레르기 등등.

헤이연 이것도 금양체질과 유사하네요.

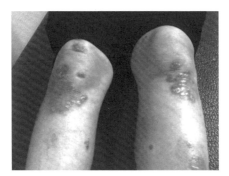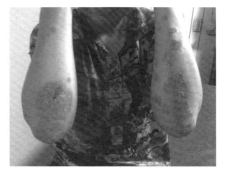

〈건선〉

주원장 금음체질이 잘 걸리는 피부병으로 건선(psoriasis)이 특히 주목할 만해요. 주로 팔꿈치나 무릎, 엉덩이, 두피 등에 잘 나타나고 심한 경우 가려움증이 많이 나타나죠. 겉으로 보면 아토피와 흡사하나, 다른 점은 팔꿈치나 무릎의 접힌 부위가 아닌, 바깥 돌출부에 주로 나타난다는 점이에요. 그리고 색조가 아토피보다 좀 더 붉은 편에 속해요.

헤이연 금음체질도 금양체질 못지 않게 피부질환이 상당히 많은 편이군요.

주원장 그래요. 금음체질 환자 중에 특이한 케이스로, 찬바람만 불면 손가락 끝마디 내측 피부가 갈라지면서 심하면 피가 나고 통증이 심해 힘들어 하던 만성 피부습진 환자도 기억나네요. 침과 체질약으로 몇달 치료해서 완쾌해 기뻐하던 모습이 아직도 눈에 선합니다.

헤이연 이 역시 특이하고 까다로운 병이군요!

주원장 진짜 힘든 병은 지금부터라고 해야할 걸요!

헤이연 그래요? 어떤 병들이 그렇죠?

주원장 중증근무력증(myasthenia gravis)을 대표로 들 수 있어요. 흔히들 근무력증이라고 약칭하죠.

헤이연 그게 어떤 병이에요?

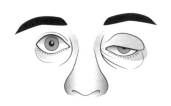

〈중증근무력증으로 발생한 안검하수증
(blepharoptosis: 윗 눈꺼풀이 아래로 처지는 증상)〉

주원장 말 그대로 근무력, 즉 근육에 힘이 빠지는 병이에요. 그래서 전조증으로 극심한 피로가 오는 경향이 있어요. 이 병은 대개 운동신경의 작용을 받는 골격근이 영향을 받기 때문에, 잘 걷지 못하고, 손에 힘이 없어 가벼운 물건도 잘 들지 못하고, 눈꺼풀을 올린 힘조차 없어 눈꺼풀이 아래로 처지고(안검하수), 종국에는 호흡근이 마비되어 호흡부전, 즉 숨을 못 쉬어서 죽게 돼요.

헤이연 듣다 보니 제가 다 숨쉬기가 힘든 느낌이 들어요.

이런 병에 고통받는 건 어떤 느낌일까, 그런 생각이 갑자기 저를 엄습하네요.

주원장 파킨슨병(Parkinson's disease)도 금음체질에 많다고 알려져 있어요.
몸이나 손발을 떨고, 근육이 강직되는 증상이 특징으로 이 역시 근육마비 질환에 속해요.
전설적인 복서, 헤비급 챔피언 무하마드 알리(Muhammad Ali, 1942~2016)가 이 병에 걸

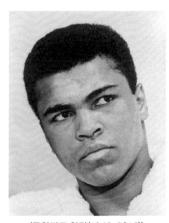

〈무하마드 알리(1942~2016)〉

려 오랜 기간 투병하다 결국 2016년에 사망했죠.

헤이연 무하마드 알리? 어떤 선수였어요?

주원장 위대한 복서이자 사회운동가, 특히 흑인 인권운동가였죠. 1964년에 소니 리스턴(Sonny Liston)을 꺾고 최초로 복싱 헤비급 챔피언이 되었어요. 얼마 후 흑인 인권운동가 말콤 엑스(Malcolm X)의 운동에 감화되어 이슬람교로 개종하고, 이름도 개명하여 지금의 이름을 갖게 됐죠. 그에게 있어 가장 큰 사건의 하나는 미국의 베트남 전쟁 참전(1964~1973)에 반대하고, 종교적인 신념을 이유로 1967년 징집을 거부한 거예요. 이 때문에 체포되어 병역거부로 유죄 선고를 받고 챔피언 타이틀까지 박탈당했죠.

헤이연 우리도 최근 양심적 병역거부가 화제가 됐는데, 알리가 말하자면 원조격이네요.

주원장 네! 우리는 최근에야 겨우 양심적 병역거부가 합법적으로 인정되는 판결이 있었는데, 알리는 무려 52년 전쯤 이 문제를 제기한 거니까 정말 까마득한 선구자인 셈이죠.

헤이연 그리고 어떻게 됐어요?

주원장 그 후 몇 년에 걸쳐 지리한 법정 공방이 있었죠. 그리고 1971년에야 대법원에서 무죄선고를 받고 극적으로 명예를 회복했어요. 하지만 권투선수로서 최전성기인 25세에서 29세까지 무려 4년 동안 권투선수 생활을 못한 게 참 뼈 아팠죠.

그럼에도 불구하고 1974년, 당시 24세의 세계 최고의 강펀치의 소유자, '돌주먹' 조지 포먼(George Foreman)을 상대로, 권투선수로선 전성기가 훌쩍 지난 32세의 늙은(?) 나이에 8회 KO로 극적으로 승리하며 다시 세계 헤비급 챔피언 타이틀을 거머쥐었죠! 이 경기는 권투 역사상 가장 위대한 경기 중 하나로 손꼽히는 명승부였어요.

헤이연 야~ 대단하네요!
그런데 어떻게 그런 위대한 선수가 파킨슨병에 걸리게 됐죠?

주원장 알리는 1981년 현역 권투선수로서 완전히 은퇴했어요. 이제 좀 편하게 인생을 즐길만도 했는데, 불행히도 얼마 안 있어 파킨슨병이란 청천벽력 같은 진단을 받은 거예요. 원인은 확실하지 않으나, 선수 시절 머리에 받은 수많은 펀치의 충격이 누적되어 뇌세포에 데미지를 줬다는 설이 가장 우세해요. 그래서 알리와 같은 파킨슨병을 '펀치드렁크 증후군(punch-drunk syndrome)'이라고 하죠. 펀치에 취했다는 말이죠.

헤이연 가엾게도 많이 맞으면 그렇게 되는군요!

주원장 하지만 체질의학적 관점에서는 그렇게만 보지 않아요.

헤이연 (눈을 크게 뜨고) 체질의학에서는 원인을 달리 본다는 거예요?

주원장 네! 파킨슨병은 8체질에서 금음체질에 가장 많이 발생하는 것으로 보고 있어요. 임상에서 보면 금음체질에 상당히 많거든요. 그리고 금양체질에서도 종종 나타나죠. 이를 토대로 8체질의학에서는 금체질이 육식을 많이 해서 오는 병으로 판단하고 있어요. 아마 무하마드 알리도 육식을 많이 했을 거예요. 운동선수들이 대부분 강한 파워를 갖기 위해 고기를 엄청 먹거든요. 운동하던 당시 알리 체격을 보면 100키로가 넘는 체중을 갖고 있었어요. 어디서 그런 근육이 생겼겠어요?

헤이연 고기겠죠. 저도 소고기 스테이크 좋아하고, 돼지고기 삼겹살도 엄청 좋아하는데, 제가 만일 금체질이라면 저 역시도 파킨슨병에 걸릴 수도 있겠다는 생각이 드네요. 그런데 파킨슨병은 주로 어떤 증상을 보여요?

주원장 다리에 힘이 없어지고, 걸음이 불규칙해지며, 근육운동이 느려지고, 손이 떨고, 말이 어눌해지고, 정신이 둔한 증상 등이 나타나요. 한 마디로 모든 방면의 거동이 매우 불편한 증상을 보이죠. 알리도 30년 가량 이 파킨슨병으로 힘들게 투병하다, 2016년 74세를 일기로 세상을 떠났어요.

헤이연 그 위대한 복서가 그렇게 평생을 제대로 잘 걷지도 못하는 삶을 살아야만 했다니 참 슬퍼요!

주원장 정말 짠하죠! 하지만 전 그가 후회없는 삶을 살았다고 생각해요. 알리가 권투선수로 날릴 때는 현란한 말솜씨로도 유명했죠. 그래서 명언도 많이 남겼어요. 가장 많이 알려진 말은 "나비처럼 날아 벌처럼 쏜다(Float like a butterfly, and sting like a bee!)"예요.

헤이연 나비처럼 날아서 벌처럼 쏜다?

(입을 쩍 벌리며) 와! 진짜 멋있는 말이네요! 이건 그냥 시(詩)예요! 어떻게 권투선수가 시인처럼 그런 멋진 표현을 할 수 있죠? 운동하느라 책도 별로 못 봤을텐데.

> ● 라임(rhyme) 운. 시에서 비슷한 음조를 가진 말로써 표현하는 기법으로, 대개 끝 소리를 맞추는 각운이 많다. 예로 "Snug as a bug in a rug(스너그 애스 어 버그 인 어 러그; 양탄자에 있는 벌레처럼 아늑하게)."
>
> ● 천부적(天賦的) 天 하늘 천, 賦 부세(세금을 매김) 부, 的 과녁 적(관형격 조사. 꾸며주는 말로 만들어주는 조사로 영어의 'of'에 해당): 하늘이 준, 선천적으로 받은.
>
> ● 전율(戰慄) 戰 떨 전, 慄 떨릴 율: 두려움에 떨다. 몹시 두렵거나 큰 감동으로 몸이 별별 떨리는 것을 말한다.

주원장 자신의 권투 스타일을 라임(rhyme)●에 맞춰 정말 멋드러지게 표현했죠? 뭐, 천부적(天賦的)●이라고 봐야죠! 그래서 혹자는 랩(rap) 음악의 원조가 알리다, 이런 말까지 해요. 과장이라고 생각할지도 모르지만, 전혀 그렇지 않아요! 알리가 경기가 끝난 후 기자 회견하는 장면을 본 적이 있어요. 경기 직후라 숨을 헐떡이면서 속사포로 말을 막 쏟아내는데, 진짜 웬만한 랩은 저리가라, 할 정도로 기막히게 언어를 구사하는 거예요. 온몸에 전율(戰慄)●이 쫙 끼치더군요!

헤이연 듣기만 해서는 어느 정돈지 잘 상상이 안 가요. 저도 꼭 한 번 보고 싶어요!

주원장 그래요, 이따가 보여줄게요! 그리고 베트남전 징집 반대 때는 이런 말도 했어요. "나는 당신들이 아니라 내가 원하는 챔피언이 되겠다. 베트콩들은 우리를 검둥이라고 욕하지 않는다. 베트콩과 싸우느니 흑인을 억압하는 세상과 싸우겠다!"

헤이연 자신의 주관이 아주 뚜렷한, 깨어있는 사람, 요즘 말로 '깨시민'이었네요!

주원장 그래요! 그래서 알리는 지금도 많은 사람들의 존경을 받고 있어요!

헤이연 지금 듣고 있는 저도 존경심이 팍팍 우러나오네요!

주원장 알츠하이머병(Alzheimer's disease)도 금음체질에 빈도가 많은 병이에요.

헤이연 그게 무슨 병이죠?

주원장 흔히 노인성 치매(痴呆)라고 알려진 병이죠. 요즘엔 이 치매를 인지(認知)장애●라고도 해요.

헤이연 아~ 치매를 말하는 군요! 근데 도대체 치매가 왜 오는 거죠?

주원장 나이가 들면서 뇌세포의 대뇌 피질이라는 부위가 주로 위축되면서 발생한다고 알려져 있어요. 일종에 뇌가 퇴화하는 현상 같은 거죠. 초기에는 이름이나 날짜, 장소 등을 잊어먹는 단기기억상실이 오고, 심해지면 혼란, 격한 행동, 조울증, 언어장애, 장기기억상실 등의 증상이 나타나죠. 결국에는 가족도 몰라 보고, 대소변도 가리지 못하고, 기이한 행동까지 하는 인격장애도 보여요. 이럴 땐 가족이 같이 살기가 참 어렵게 되죠. 며칠 전 뉴스에도 40대 남자가 치매를 앓

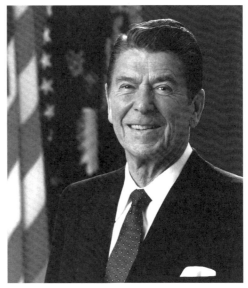

〈알츠하이머병으로 고생한 레이건 전 대통령(1911~2004)〉

던 아버지를 살해하고 아파트에서 투신 자살한 사건이 있었잖아요. 요즘 특히 급격하게 고령화 사회로 이행하면서 이런 사건이 빈발하고 있는데, 뚜렷한 해결책이 별로 없으니 참 답답할 노릇이죠.

헤이연 그러게 말이에요!
지금까지 금음체질의 특징에 대해 듣다보니 훌쩍 시간이 흐른 것 같습니다.
그럼 다음 시간에 또 다른 체질들의 특징을 알아보는 시간을 갖겠습니다.

헤이연&주원장 여러분, 안녕!

금음체질의 특징 요약

::: 체형의 특징 :::

주로 보통 체격이나 마른 체격을 갖는 사람이 많다. 마른 사람 중에 아무리 먹어도 살이 안 찐다는 사람이 있다. 키가 크고 늘씬한 사람들 중에 이 체질이 꽤 많다. 비만인 사람도 가끔 있으나, 그리 많지는 않다.

::: 음식과 관련된 특징 :::

육식이나 밀가루 음식을 먹으면 소화장애가 많아, 가슴이 답답하거나, 체하거나, 무른 변 또는 잦은 변의(便意) 등이 나타날 수 있다. 특히 대변이 가늘거나 무르면서도 변 보기가 어려운 증상인 난변(難便)은 이 체질에서 흔히 나타나는 증상이다. 하지만 육식이나 밀가루 음식을 좋아하고 먹어도 아무렇지도 않은 사람도 드물지 않다.

튀긴 음식이나 기름진 음식에 소화장애를 일으키는 사람들이 많다.

우유 마시면 속이 좋지 않거나 설사를 하는 사람들이 많다. 하지만 우유를 아무리 마셔도 소화장애를 일으키지 않는 사람들도 있다.

매운 음식에 속이 불편하거나 설사를 하는 사람들이 많다. 하지만 매운 음식을 좋아하고 아무런 불편을 보이지 않는 사람들도 있다.

생선이나 해물을 좋아하는 사람들이 많다. 하지만 간혹 고등어나 꽁치 같은 기름기 많은 생선에 속이 불편함을 느끼는 사람들이 있다. 또는 새우나 생굴 등 갑각류나 패류에 속이 불편하거나 설사하는 사람들도 있다. 생선이나 해물이 맞는 체질임에도 싫어하는 사람들이 있다.

채소나 과일 좋아하는 사람들이 많다. 하지만 간혹 싫어하는 사람들도 있다.

정상적인 경우 채식과 생선, 해물을 주로 즐기며, 이럴 때 대변은 매우 굵고 다량으로 속히 나와 극적인 쾌변을 경험한다.

::: 질병의 특징 :::

체질에 맞지 않은 음식을 먹거나 신경을 많이 써서 스트레스가 심한 경우, 설사가 나거나 대변이 가늘어지면서 자주 마려운 증상이 나타날 수 있다. 대개 배가 차고 아랫배가 잘 아픈 경우가 흔하다. 특히 육식이나 밀가루 음식, 콩 음식 등을 많이 먹으면 장에 가스가 많이 찬다.

음식이나 약물에 대한 알레르기 반응이 가끔 있으며, 알레르기비염, 피부건조증, 가려움증, 피부묘기증, 금속 및 햇빛 알레르기가 있는 사람도 있다.

건선(psoriasis)으로 고생하는 환자가 이 체질에 가끔 있다. 건선은 발진이 전신의 피부에 나타나는 만성 염증성 피부병으로, 주로 팔꿈치나 무릎, 엉덩이, 두피, 손발바닥의 피부 등에 나타난다. 팔꿈치나 무릎의 내측 접힌 부분보다, 외측의 돌출부에 나타나는 것이 아토피피부염과 구별되는 점이다.

아토피피부염과 유사한 피부병을 가진 사람들도 가끔 보인다.

찬바람이 불면 손가락 피부가 갈라지면서 심하면 피가 나고 아픈, 습진과 유사한 특징적 피부질환이 발생할 수 있다.

중증근무력증이나 파킨슨병(Parkinson's disease) 등 난치의 근육-신경계 질환이 발생할 수 있다.

알쯔하이머병(노인성치매)도 다른 체질에 비해 많이 있는 편이다.

토양체질의 특징은?

헤이연 지난 시간까지 금체질의 특징에 대해 알아봤어요!
그럼 오늘은 어느 체질에 대해 알아볼까요?

주원장 오늘은 토양체질에 대해 알아볼까 해요.
토양체질은 체형이 대개 토실토실한 느낌을 주는 사람들이 많습니다. 물론 마른
체질도 없는 것은 아닙니다. 특히 어릴 때 혹은 젊을 때 상당히 마른 편이었다가 나
이 들면서 살이 많이 찌기 시작했다는 사람이 꽤 있습니다.

헤이연 저도 좀 마른 편인데, 혹시 토양체질이면 커서 살이 많이 찔 수도 있겠네요.

주원장 물론 그렇죠!

그러니 평소 과식이나 밤 늦게 뭘 먹고 자는 습관을 경계해야죠. 그런데 토양체질은 이런 게 좀 어려울 수 있습니다. 식탐이 있는 사람이 많은 편이거든요. 전에 얘기했죠? 식욕이 좋고, 먹는 것을 즐기는 식도락가가 많다고 했던 거.

헤이연 저도 먹는 건 좋아하지만 어느 정도 배가 차면 안 먹는 편이에요.
그냥 먹기 싫거든요.

주원장 그런 건 참 복 받은 거예요. 식탐이 있는 사람은 그게 저절로 제어가 안돼요.
끝없이 먹어, 끝을 볼 때까지 먹는 성향이 있거든요.
그런 사람이 토양체질에 많은 편이에요.

헤이연 그럼 전 토양체질이 아니겠네요?
그렇게 끝까지 식욕이 계속 있는 건 아니니까요.

주원장 하지만 꼭 그런 건 아니에요.
"예외 없는 법칙은 없다(There is no rule but has exception)", 이런 말이 있잖아요. 일부지만 토양체질도 그리 식욕이 많지 않고, 조금만 먹는 사람이 있어요.
그래서 항상 한 가지 것만 가지고 단정하면 안돼요.
그렇게 되면 체질진단을 그르치게 되죠.

헤이연 그게 참 어려운 것 같아요.
이렇게 들을 때는 알겠는데, 시간이 지나면 또 항상 깜빡하거든요!

주원장 그래서 평소 매사에 철저히 사고하는 습관을 가져야 해요.

항상 기본에 충실한 자세로 임해야 한다는 거죠.

헤이연 알겠습니다!

주원장 토양체질에 식욕이 별로 없는 사람도 있는 것처럼, 또 반대로 토양체질이 아닌 체질에 식탐 성향이 있는 강한 사람들이 꽤 있어요.
목체질도 토양체질 못지않게 식탐이 강한 사람들이 많아요.
그리고 금체질에도 상당히 있고, 심지어는 수체질에도 드물지 않게 있어요.

헤이연 (놀라는 표정) 수체질요?
아니, 수체질은 비위가 가장 작은 체질이라 소화력이 매우 약한 편인데도 식탐이 있다고요?

주원장 그렇습니다.
전에 한의원에 수양체질 환자가 왔는데, 폭식증(bulimia nervosa)이 있었어요.

헤이연 폭식증이라고요? 그럼 그냥 식욕이 좋은 게 아니네요!

주원장 그래요. 음식을 과다하게 먹는다는 일반적 표현이 아니라, 병적으로 무지막지하게 먹는, 그런 증상이에요. 그분은 여성이었는데, 음식을 하루 종일 계속 먹는다고 했어요. 더 이상 먹을 수 없는, 목까지 음식이 찰 때까지. 그리고 화장실 가서 먹은 것을 다 토해낸다고 했어요. 그래야 과식을 한 것에 대한 죄책감을 덜고, 또 속도 편해지니까.

헤이연 아니! 배 터지게 먹고 일부러 토한다고요? 무슨 그런 경우가 있어요?

주원장 그래서 이런 건 정신병의 일종으로 간주해요. 재밌는 건 폭식증과 거식증(anorexia nervosa)이 짝을 이루는 경우가 많다는 거예요.

헤이연 거식증은 또 뭐예요?

주원장 말 그대로 먹는 것을 거부하는 병이죠. 거식증이 있는 사람은 평소 체중증가와 비만에 대해 강한 두려움을 가지고, 그와 관련하여 매우 특이하게 먹는 행동을 보여요. 그런데 대개 몰래 그런 행동을 하기 때문에 남들이 빨리 알아채리지 못하는 경향이 있어요. 가족과 함께, 또는 식당 같은 공공장소에서 음식 먹는 걸 꺼려해서 더욱 그렇죠. 아까 그 환자처럼 폭식 후 스스로 토하거나 하제를 먹고 설사를 하는 경우도 많아요. 그리고 습관적으로 심한 운동을 하고, 음식을 온 집안에 숨겨 놓는 등 기이한 행동을 하는 경우도 있어요.

헤이연 듣다보니 좀 소름이 끼치네요! 무슨 공포영화를 보는 듯한 느낌?

주원장 그럴 거예요.
혹시 미국의 유명한 남매, 팝 듀엣 카펜터스(Carpenters) 알아요?

헤이연 (밝은 표정) 네, 알아요!
저, 카펜터스의 '클로스 투 유(Close To You)' 같은 노래 아주 좋아해요.

주원장 저 역시도 카펜터스 참 좋아했어요. 지구상에 카펜터스 노래 싫어할 사람이 있을까요? 카펜터스의 노래를 듣고 있노라면 누구나 평화로운 행복감에 푹 젖게 되잖아요! 그런데 그 감미롭고 부드럽고 편안한 목소리로 수많은 히트곡들을 선사했던 보컬 카렌 카펜터(Karen Carpenter)가 바로 이 거식증으로 사망했다고 해요.

헤이연 정말 의외네요!
그렇게 사랑스럽고 평화로운 느낌을 주는 사람이 그런 병이 있었다니!

주원장 카렌이 연예인이다 보니 항상 체중증가에 스트레스를 많이 받았다고 해요. 그래서 자꾸 음식을 멀리하는 심리적 부담이 심해져서 결국 거식증이라는 무서운 병에 걸리고 만 거죠.

헤이연 아! 정말 인간이란 이해할 수가 없군요!
아무리 그래도 그렇지, 어떻게 그럴 수 있어요?

주원장 그러니까 말이에요! 제가 카렌을 보면 잘은 모르지만 수체질이나 금체질로 추측이 돼요. 토양체질은 아니란 말이죠.

헤이연 비위가 강한 토양체질이 그런 행동을 할 것 같은데 그게 아니군요.

주원장 그렇게 참 아이러니죠! 이런 케이스는 있었어요.
내가 잘 아는 토양체질 친군데, 이 사람이 젊을 때 아마레슬링을 했었어요.
레슬링은 체급 경기라서 체중조절이 매우 중요해요. 대개 자신의 평소 체중보다 10킬로 이상, 심하면 20킬로까지 빼야 자기 체급에 들어가게 되는 거예요.

헤이연 우와! 어떻게 20킬로까지 그리 무지막지하게 살을 빼요?

주원장 그러니까 말이에요! 훈련하느라고 엄청 운동하는데, 체중조절 때문에 제대
로 먹지를 못하니 얼마나 배가 고프겠어요!
어마어마한 에너지로 넘치는 그 건장한 운동선수가!
거의 굶어 죽지 않을 정도로만 쬐끔 먹고선, 하루 종일 죽어라고 지옥 훈련하고,
끝나면 사우나 들어가서 죽자사자 땀 빼고… 이런 생활을 반복해야 하는 거예요.

주원장 (깜짝 놀라) 아니, 그렇게 끔찍하게 운동을 한다는 거예요?
정말 지옥이 따로 없겠네요!
올림픽에서 우리 선수들이 딴 메달이 그런 어마무시한 훈련의 결과인지는 몰랐어
요. 저 같으면 죽어도 못할 것 같은데요!

주원장 그렇죠! 그건 정말 아무도 못할 일이에요. 메달을 목에 걸겠다는 그 불타는
사명감에서 나온, 인간의 한계를 넘어선 투혼이 그걸 가능하게 한 거죠.
사실 그건 미친 짓이라고 보면 돼요!

헤이연 저도 그렇게 생각해요. 미치지 않으면 어떻게 그걸 견딜 수 있겠어요!

주원장 문제는 그러다 정말 미친다는 거죠.
그 친구도 하는 말이 그런 지옥훈련 받는다는 건 정말 정신이 나간 상태에서 하는
거래요. 그럴 땐 오로지 한 생각만 머리에 맴돈대요.
"아, 먹고 싶다!"
정말 너무너무 먹고 싶대요.

헤이연 (측은한 표정으로) 불쌍해요!

주원장 한번은 라면이 너무 먹고 싶었대요.
그래서 생라면을 몇 개 화장실에 몰래 가지고 가서 숨어서 그걸 한숨에 다 씹어 먹었대요! 그렇게 해서 포만감을 느낀 다음, 손가락을 넣어서 다 토했대요, 살 찌면 큰일 나니까. 체중감량에 실패하면 아예 경기 출전도 못하고 그냥 거기서 끝이잖아요! 하지만 그런 식으로라도 잠시 먹고 싶은 욕망을 채운 거죠.

헤이연 (신파조로) 아! 이건 정말 눈물 없이는 들을 수 없는 이야기네요!

주원장 그래서 이번에 빙상 심석희 선수의 미투 사건을 계기로 학교체육 정상화를 위해 문체부에서 새로운 스포츠 혁신 정책을 발표했죠.
그런 비인간적인 엘리트 선수 양성을 위한 체육교육에서 벗어나 정말 학생들의 건강을 위한 참다운 체육교육으로 나가기 위해.

헤이연 그건 정말 잘한 것 같아요!
어떻게 그런 비인간적인 교육이 있을 수 있었는지 정말 이해가 안 되네요!

주원장 그 친구가 한 행동도 사실 거식증과 매우 유사하죠?
만일 한발만 더 나갔다면 그 무서운 정신병에 걸렸을 거예요. 그 친구가 종종 선수 시절을 돌이키며 하는 말이 있어요. "우리나라에서 운동선수가 된다는 것은 건강을 망치는 길을 자초하는 것이다!"

헤이연 그분은 그럼 어떻게 됐어요?

주원장 이대로 가면 내가 정말 폐인이 되겠구나 싶어서 운동 그만 두고, 체육과에서 열심히 공부해서 석사까지 마치고, 지금은 사회인으로서 우리 나라를 위해 보람 있는 일을 하면서 잘 살고 있어요.

헤이연 아! 다행이네요!
근데 그분도 폭식증과 거식증이 있었던 것 같은데, 그럼 토양체질도 이런 병이 있을 수 있는 거네요.

주원장 그럴 가능성을 배제할 수는 없죠. 하지만 제 임상에서는 그 사람 말고는 토양체질에서 실제 사례를 보지는 못했어요.
그분은 운동선수라는 특수 상황에서 어쩔 수 없이 그런 행동을 한 거고, 일반 토양인은 그와는 달리, 대개 음식을 자제하지 못하고 계속 먹어대는 바람에, 결국 과체중이나 비만인이 되는 경우가 대부분이죠.

헤이연 그렇군요!
토양체질의 다른 특징을 또 알아볼까요?

주원장 네. 전에도 얘기했지만 토양체질은 매운 음식에 설사나 위통, 속쓰림 등과 같은 소화장애를 일으키는 경우가 많은 편이에요.

헤이연 그건 금체질도 해당되는 얘기잖아요!

주원장 그렇죠! 그러니까 이렇게 한 가지 특징만으로 토양체질을 단정하면 안 되는 거죠. 항상 다른 체질의 가능성도 같이 열어둬야 해요.

헤이연 한 체질에만 고유한 그런 특징이 있으면 참 좋을텐데, 그런 건 없는 모양이죠?

주원장 네, 아쉽게도 그렇습니다.
대신에 이와 같은 정보로부터 배제할 수 있는 체질을 알아낼 수 있다는 것은 중요한 수확이 될 수 있어요.

헤이연 그게 어떤 체질이죠?

주원장 예를 들면 수체질, 그 중에서도 수음체질은 확실히 배제할 수 있어요.
8체질 중에 매운 음식에 가장 부작용이 없는 체질이니까요.
아니, 오히려 매운 음식이 수음체질에는 매우 좋아요!

헤이연 (눈을 휘둥그레 하며) 그런 정도예요?

주원장 네! 그래서 수음체질은 매운 음식을 되레 찾아 먹어야 하지요.
그리고 수양체질도 속 쓰린 사람이 가끔 있지만 일반적으로 매운 음식을 잘 먹는 편이고, 목체질도 역시 잘 먹는 편이에요. 그러니가 매운 음식에 탈을 내는 사람이 있다면, 수체질이나 목체질은 배제할 수 있는 가능성이 높아지죠.

헤이연 항상 어떤 체질일까를 생각하기 전에 어떤 체질이 아닐까를 먼저 생각해야겠네요!

주원장 맞아요! 그게 체질진단의 핵심이란 걸 자나깨나 명심해야 해요.

헤이연   토양체질의 또 다른 특징에 대해 계속 알아볼까요?

주원장   토양체질은 차가운 음식을 아주 좋아하고, 또 잘 먹어요.
얼음, 빙수, 아주 차가운 냉수, 이런 것들을 자주 먹어도 별 탈이 없죠.

헤이연   저도 찬 물, 얼음 이런 걸 참 좋아하는데, 다시 토양체질의 가능성을 열어
둬야 할까봐요.

주원장   임상에서 보면 사실 대부분의 사람들이 따뜻한 물보다 찬 물을 좋아합니
다. 그래서 이것도 반대로 생각해야 해요.

헤이연   반대로라면?

주원장   찬 음료를 마실 때 속이 불편하거나 싫어하거나 아예 찬 것을 먹지 못하는
사람에게 주목해야 한다는 말이예요. 그래서 이런 사람들은 토양체질에서 배제
할 수 있다는 말이죠.

헤이연   그러니까 항상 역으로 생각하고, 또 좋은 반응보다 좋지 않은 반응에 착안
하라는 말이군요.

주원장   그렇습니다!
이런 생각을 가지고 항상 신중하게 체질진단에 접근하라는 말이죠.
내가 무척 좋아하고, 먹으면 기분 좋고, 이런 것은 오히려 부정확한 정보를 줘서 잘
못된 판단으로 이끌 수 있기 때문에 그것은 100프로 다 믿으면 안 돼요.

헤이연 알겠습니다! 단단히 가슴에 새기겠습니다!

주원장 토양체질 중에 특히 당뇨병이 잘 생길 수 있다는 말은 전에 충분히 설파했으니까 여기서는 이렇게 언급하는 정도로 넘어가겠습니다. 특히 체중이 많이 나가는 토양체질이 당뇨에 걸릴 확률이 매우 높아지므로, 항상 체중관리에 최선을 다해야 할 것입니다.

헤이연 그럼 날씬한 사람들은 당뇨 걱정은 안 해도 되겠네요!

주원장 그렇지 않아요!
마른 사람도 얼마든지 당뇨 걸릴 수 있습니다. 다만 그 확률이 살찐 사람들보다 낮다는 말입니다. 또 하나 지적할 것은 당뇨병은 토양에 많기는 하지만, 다른 체질에도 적지 않은 편이므로 이 역시 유념해야 합니다.
제 경험에 금체질에도 상당히 많고, 목양체질에도 가끔 보이고, 심지어 수양체질에도 심심찮게 보입니다. 하여튼 모든 체질에 당뇨가 있다고 보면 될 것입니다.

헤이연 이제까지 쭉 보면 어떤 한 체질에만 있는 병이나 증상은 없는 것 같네요.

주원장 거의 그렇습니다!
그래서 좋은 반응보다는 좋지 않은 반응에 더 주의를 기울이라고 한 겁니다.
우리 몸에서는 부정적인 반응이 더 진실한 메시지일 확률이 높으니까요.

헤이연 다시금 그 말 명심하겠습니다!

주원장 토양체질은 신방광이 가장 작은 장부이기 때문에 비뇨생식기 질환도 많은 편입니다. 몸이 평소 잘 붓고 소변 보는 횟수도 많은 편이에요. 물론 다른 체질도 순환이 안 좋아지면 부종이 생기고 빈뇨도 잘 발생하므로, 그런 체질이 배제되는지 확인할 필요가 있습니다. 그리고 토양체질이 살이 잘 찌는 게 이렇게 잘 붓기 때문일 수 있습니다. 붓기가 안 빠지고 그냥 살로 고착되는 것입니다.

헤이연 저도 가끔 아침에 눈이 퉁퉁 부을 때가 있는데, 그럴 때는 대개 몸이 안 좋은 것 같아요.

주원장 순환이 안 좋아지면 흔히 붓고, 저리고, 시린 증상들이 동반되죠. 심한 경우가 아니면 음식을 절제하고 운동을 적절히 해서 피가 잘 돌도록 하면 그런 증상들이 없어집니다.

헤이연 음식을 적당히 섭취하고 꾸준히 운동을 한다, 이게 말이 쉽지 정말 세상에서 제일 어려운 것 같아요!

주원장 그건 저도 인정! 누구나 아는 솔루션인데, 이 세상에서 가장 실천하기 어려운 문제라고나 할까요?

헤이연 토양체질의 특징에 대해 계속 얘기해주시겠어요?

주원장 네. 토양체질은 생식기 질환도 많은 편이어서 난소나 자궁에 물혹, 근종 혹은 종양에 주의해야 합니다. 그리고 생리통이나 생리불순 같은 여성 질환도 빼놓을 수 없는 흔한 질환임은 말할 나위 없습니다.

또 하나 특기할 점은 불임이 다른 체질에 비해 흔하다는 것입니다. 이와 연관된 특징인데, 토양체질에 독신이나 신부, 수녀, 승려 등 결혼을 하지 않는 종교인이 많다는 면도 눈길을 끕니다. 이 모두가 한의학에서 생식을 관할하는 장기로 보는 신장이 작기 때문에 오는 현상이라고 할 수 있죠.

헤이연 그럼 길에서 신부님이나 스님을 보면 토양체질이겠구나, 하고 생각하면 맞겠네요.

주원장 그러면 안 됩니다!
종교인은 금체질, 특히 금양체질에도 많은 편이므로 역시 감별질단이 필요하죠.

헤이연 아, 네! 이번에도 제가 헛다리를 짚었군요!

주원장 하하하! 계속해서 토양체질의 면면을 살펴보겠습니다.
혹시 토양체질에서 차강장부, 그러니까 두 번째로 강한 장부가 뭔지 아세요?

헤이연 (얼굴 찡그리며) 윽! 기습질문이네요!
전에 알았는데… 기억이 잘… 안 나는데요!

주원장 (웃으면서) 하하하! 복습을 게을리했군요!
토양체질의 차강장부는 심소장이죠. 여기서 심장이 두 번째로 크다는 건데, 이게 심장이 잘 흥분하는 현상으로 잘 나타나요. 그래서 토양체질은 심계(心悸)라고, 심장이 두근두근거리는 증상이 흔해요. 그래서 조급증이 많은 사람들이 있는데, 이걸 두고 토양체질을 성격이 급하다고 많이 말하죠.

헤이연 아~! 그러면 성격이 급한 사람은 토양체질일 확률이 높겠네요!

주원장 하지만 그렇게 생각하면 큰일 나요!
이런 조급증은 토양뿐만 아니라 금양에도 많고, 금음, 목양, 목음, 심지어는 수양, 수음체질에도 종종 나타나므로, 성질이 급하다고 토양체질로 생각하는 건 절대 금물이에요.

헤이연 그래요?
이건 뭐 모든 체질이 다 성질이 급한 면이 있는 거네요!

주원장 그렇죠! 그러니까 체질별 성격유형, 이런 건 절대 믿으면 안돼요!
제 한의원에 온 사람들도 성격을 통해서 체질을 추측하고 있는 경우가 많아서, 제가 이를 교정하기 위해 상당한 시간을 허비하고 있어요.
생각해보세요! 요새 재벌 오너의 갑질 사례로 유명한 대한항공, 한진가의 조현아 같은 사람, 그분 아시죠? 땅콩 회황의 장본인.

헤이연 당연히 알죠! 얼마 전에도 티비 뉴스에 또 나왔잖아요!

주원장 그분 성격 장난 아니죠? 거의 짐승의 울부짖음을 연상케 하는, 그 소름끼치는 괴성 지르는 여자!
그분이 왜 그런 성격을 갖게 됐을까요? 체질 때문일까요?
제가 임상에서 무수히 많은 사람을 봤지만 그런 유형 한번도 본 적이 없어요.
그리고 그분의 모친 이명희 씨, 알죠?

혜이연 네! 그분도 인부들이나 운전기사들에게 폭언, 폭행 같은 갑질을 일삼아서 한동안 떠들썩했죠!

주원장 괴성은 원래 모친 이명희 씨 사례가 먼저 세상에 알려졌죠.
전에 동영상 녹취가 까발려졌는데, 그 때 온나라가 발칵 뒤집혔잖아요!
세상에 어떻게 이런 사람이 다 있나, 해서. 그런데 이번에 밝혀진 딸 조현아 씨의 동영상 녹취도 완전 판박이였죠! 남편한테 "죽어! 죽어! 죽어! 죽어!" 하면서 괴성을 지르는데… 그건 정말 끔찍한 공포영화의 한 장면을 방불케 했어요!
누구라도 그런 환경에서 자랐다면 그런 기이한 성격을 갖게 될 거란 생각이 들어요. 동영상에서 엄마 조현아의 악다구니 소리를 못 견뎌 귀를 막던 그 어린 아들도 심히 걱정돼요. 아마도 그런 환경에 계속 노출되면 그 아이도 자라서 비슷한 성격을 보일 공산이 무척 높으니까요. 결국 조현아 씨의 성격은 어렸을 적부터 무수히 보아온 그 모친 이명희 씨의 언행으로부터 영향받은 걸로 볼 수밖에 없죠.
그건 체질과 거의 무관한, 환경의 영향이라고밖에 할 수 없는 거예요!

혜이연 저도 그렇게밖에는 설명할 수 없을 것 같아요!

주원장 심지어는 조현아의 동생 조현민도 역시 같은 성향을 보였었죠.
회사에서 한 직원이, 고래고래 괴성을 질러대는 조현민의 목소리를 멀리서 녹취한 게 공개됐는데, 이 역시 조현아와 완전 판박이였잖아요.
결국 어린 시절부터 어머니 이명희로부터 딸 조현아와 조현민 자매가 나란히 비슷한 성격을 학습한 거로 추측할 수 있죠.

혜이연 그러니까 성격이란 배우는 거네요!

주원장 그렇죠! 주어진다기보다 학습, 다시 말해 배우는 거죠. 태어날 때 받은 기질에, 성장 과정에서 가정이나 사회의 환경적 요인에 의해 영향받은 성품이 합해져 그 사람의 총체적 성격이 형성된다고 보면 가장 정확할 거예요.

헤이연 그럼 성격은 계속 변할 수 있겠네요?

주원장 맞아요! 성격은 어떤 타입에 종속되어 불변하는 게 결코 아니에요. 거듭 말하지만 성격이란 체질보다는 환경의 산물이란 걸 보다 명확히 알아야 해요. 그러니까 체질과 성격은 그다지 관계가 없는 것이라고 이제부터라도 머릿속에 확실하게 입력해버리세요!

헤이연 알겠어요!
체질마다 특유의 성격이 있다는 얘기는 사실은 근거가 불분명한 거였군요?

주원장 그렇습니다! 그리고 성격에 대해 한 가지 더 첨언하면, 토양체질의 심장이 잘 흥분하는 경향이 있어 일부 성격이 조급한 면이 있지만, 같은 토양체질이라도 그렇지 않는, 매우 느긋한 사람도 있다는 사실을 반드시 기억할 필요가 있어요. 하여튼 체질에 어떤 성격을 일대일대응시키는 것은 매우 위험한 발상이라는 것만은 꼭 기억하세요.

헤이연 알겠습니다! 그럼 토양체질의 다른 특징은 또 뭐가 있어요?

주원장 아까 말한 대로 심장이 커서 심계항진, 즉 가슴 두근거림이나 불안증이 있을 수 있어요. 그래서 부정맥이나 흉통 같은 심장병을 앓는 사람들도 심심찮게 있구요. 이 때문에 불면증에 시달리는 사람도 종종 보입니다. 그리고 스트레스를 지속적으로 많이 받은 사람은 흔히 화병이나 우울증 같은 정신적인 고통을 심히 겪을 수 있어요. 이와 또 연관되는 거지만, 머리나 손발에 땀이 많이 나는, 다한증의 증상도 자주 있는 편이구요. 특히 긴장만 하면 덥지도 않은데 머리에 땀이 마구 흐르는 사람도 있어요. 물론 모든 토양체질이 다 이런 성향이 있는 건 아니에요. 건강한 사람은 전혀 이런 증상이 없죠. 앞에 말한 증상들은 금체질, 특히 금양체질에도 자주 발견되므로 역시 신중한 감별진단이 요합니다.

헤이연 그러고 보니 토양체질이 금양체질과 유사한 면이 곳곳에서 눈에 띄네요. 잘 구별해야겠어요!

주원장 그런 자세가 매우 중요해요! 앞으로 얘기할 특징들도 역시 금체질에 자주 나오는 것들이므로 역시 주의가 필요해요.

헤이연 그게 뭐죠?

주원장 골칫거리인 알레르기 질환들입니다.
예를 들면 천식이나 비염, 꽃가루, 먼지알레르기 등과 같은 호흡기 알레르기, 그리고 두드러기, 금속알레르기 같은 피부 알레르기가 있습니다.

헤이연 이것도 금체질에서 자주 나왔던 질환들이네요!

주원장 제가 그럴 거라고 했잖아요!

헤이연 토양체질에 또 특이할 만한 사항이 있어요?

주원장 마지막으로 약제 부작용을 들 수 있어요.
특히 항생제에 과민반응을 일으킬 수 있으니, 항생제를 써야할 때가 있으면 극히 주의해야 합니다. 만일에 있을 쇼크 상황에 만반의 준비를 갖춰놓고 써야해야 한다는 거죠. 그리고 항생제를 잘못 사용하면 위장장애는 물론, 눈이나 귀 등 감각기관 손상 등도 일으킬 수 있습니다.

헤이연 금체질에도 약물 부작용이 많았는데, 이 토양체질도 비슷하군요!

주원장 이는 토음체질에도 역시 잘 나타나는 부작용입니다.

헤이연 체질 이야기를 한참 하다 보니, 또 작별의 시간이 다가왔군요!
토양체질을 하면서 받은 인상은 많은 면에서 대체로 금체질과 상당히 유사하다는 느낌을 받았습니다.
그럼 여러분, 다음 시간에 또 뵙겠습니다.

헤이연&주원장 여러분, 안녕!

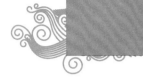

토양체질의 특징 요약

::: 체형의 특징 :::

대개 살찌거나 토실토실한 사람이 많다. 어릴 때는 마른 편이다가 성인이 되면서 살이 많이 쪘다는 사람도 있다. 일반적으로 얼굴이 둥글고 큰 편이며, 가슴둘레도 원통형으로 크다. 배가 나온 사람이 많고 팔다리, 허벅지도 굵다.

보통 체격 또는 날씬하거나 마른 사람도 있다.

::: 음식과 관련된 특징 :::

일반적으로 식욕이 좋고, 먹는 것을 즐기는 식도락가가 많다. 하지만 드물게 조금밖에 안 먹는 사람도 있다. 아무 음식이나 다 잘 먹는 편인데, 드물게 육식을 싫어하는 사람이 있다. 매운 음식은 이 체질에 해롭지만 아무 탈 없는 사람도 있고, 속이 쓰리거나 설사를 하는 사람도 있다. 대개 얼음이나 빙수 등 차가운 음료를 매우 좋아하며, 이런 찬 음식을 많이 즐겨도 탈이 나는 경우는 별로 없다. 드물게 찬 음식을 싫어하고, 먹으면 탈이 나는 사람도 있다.

::: 질병의 특징 :::

매운 음식을 즐겨하면 속이 쓰리거나, 위염 혹은 위궤양이 생길 수 있으며, 위암도 드물지 않다. 운동을 게을리 하면 비만이 잘 되는데, 살이 찌면 좀체 잘 빠지지 않는 경향이 있다. 당뇨병이 많은 편이다. 고지혈증, 고혈압과 같은 합병증이 동반되는 경우도 있다. 평소 몸이 잘 붓고 소변보는 횟수도 잦은 편이다. 여성의 경우 난소에 물혹이나 종양, 자궁근종, 생리불순, 생리통 등 생식기 질환이 많고, 타 체질에 비해 불임(infertility)도 많은 편이다.

심장이 잘 흥분하여 심계항진, 불안 등이 잘 나타나고, 가정불화나 장기적인 스트레스에 처하면 화병, 우울증 같은 정신적 고통을 잘 겪는다.

다한증을 가진 사람이 종종 눈에 띈다. 손발에 나는 사람도 있지만, 신체 상부, 특히 머리에 긴장하거나 신경을 쓰면 땀이 많이 흐르는 사람이 있다.

천식, 두드러기, 알레르기비염 등 알레르기 질환이 많은 편이며, 꽃가루, 동물털, 먼지, 햇빛, 금속 등에도 알레르기 반응을 보이는 사람이 가끔 있다.

아토피피부염과 유사한 피부질환이 나타날 수 있다. 흔히 닭살 같은 피부를 갖는 경우도 흔히 있다.

약물에 대한 부작용이 많으며, 특히 항생제에 과민하여 위장장애나 면역학적 과민반응, 눈이나 귀 등의 감각기관에 심각한 장애가 발생하기도 한다.

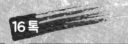

토음체질의 특징은?

헤이연 지난 시간에는 토양체질의 특징에 대해 좀 알아봤는데요, 그럼 오늘은 토음체질에 대해 알아보는 시간이 되겠네요?

주원장 네! 당연히 그래야지요. 바로 토음체질의 특징으로 들어가겠습니다.
먼저, 체형에 대해 말씀드리면, 토음체질도 마른 사람부터 비만까지 다양한 체형을 갖습니다. 따라서 일률적으로 말하기 어렵지만, 대체로 보통 또는 마른 체형이 더 많은 편입니다.

헤이연 음식에 대한 반응의 특징은 뭐가 있어요?

주원장 우선, 육식에 대해 소화장애를 일으키는 사람이 많다는 것을 들 수 있습니다. 닭고기가 특히 해롭고, 소고기도 역시 해롭습니다.

헤이연 그럼 돼지고기만 괜찮은 거네요.

주원장 네, 그렇습니다. 생선은 대개 좋은데, 등푸른 생선, 특히 고등어가 좀 불편 감을 많이 주는 편입니다. 고등어를 먹으면 흔히 생목이 많이 올라온다고 표현하 죠. 그 외의 생선들은 대개 좋습니다.

헤이연 그럼 바다에서 나는 것들은 몇 가지를 제외하고는 대개 좋은 것으로 보면 되겠네요.

주원장 단, 해조류는 예외입니다! 특히 김이나 미역이 해로우므로 주의를 요합니 다. 우리나라 사람들이 특히 해조류를 좋아하는데, 여기 토음체질과 앞의 토양체 질은 해조류가 생각보다 해로워요. 그리고 금양, 금음체질도 그 다음으로 좋지 않 습니다. 특히 출산 후에 미역국 많이 먹는데, 이는 특히 토체질에 산후풍(産後風) 을 일으킬 수 있으므로 깊이 명심해야 합니다.

헤이연 산후풍이 뭐죠?

주원장 여자들에게 출산 후에 오는 질환의 하나예요. 대개 전신의 관절통, 시린 증 상, 다한증 등의 증상을 보입니다. 심할 경우 바람만 쐬면 온몸이 시리고 뼈 마디 마디가 죄다 아파서 정말 견디기 어렵다고 해요.
증상 특징이 한 곳에 가만 안 있고, 바람처럼 여기저기 돌아다녀서 산후풍이란 이 름이 붙었어요. 어떤 사람은 땀을 계속 흘려서 하루에 내복을 10번도 넘게 갈아입어야 하는 경우도 있다고 해요. 이렇게 땀을 흘리면 또 체온이 뚝 떨어져 온몸에 지독한 냉기가 느껴진다고 하죠.

제 한의원에 왔던 환자 중에 심한 경우는 방에 불을 펄펄 때고, 옷이랑 이불로 온몸을 칭칭 감고 꼭 이집트 미이라처럼 지낸다는 사람도 있었어요.

헤이연 이 병도 진짜 무서운 병이네요.

제가 그분처럼 미이라 마냥 살아야 한다면, 정말 죽고 싶을 거예요!

그런데 그런 병이 진짜 미역국 때문에 걸린다는 거예요?

주원장 꼭 미역국 때문만은 아닌데, 이렇게 체질에 맞지 않은 음식을 많이 먹어서 면역력이 곤두박질친 경우 올 수 있어요. 대개 산후에 몸이 많이 허한데 냉방이나 선풍기로 인해 한기가 몸에 들어오거나, 혹은 외출 시 찬바람을 쐬어서 오는 경우가 흔해요. 8체질에서 미역국을 강조하는 건, 출산후 흔히 몸 조리를 위해 먹는 음식의 대표로서 대개 한두 번 먹고 끝내는 것이 아니라 거의 삼시세끼 모두, 그리고 몇 달을 줄기차게 먹다시피 해서 큰 영향을 받기 쉽기 때문이에요. 어떤 환자는 출산후도 아닌데 미역국을 몇 년을 한끼도 빠짐없이 먹었다는 경우도 있었어요.

헤이연 와~ 진짜 대단하네요! 물리지도 않은가 봐요!

주원장 그 환자는 폐섬유증(pulmonary fibrosis)●이라는 특이한 병으로 왔었는데, 남편이 세상을 떠난 후 충격으로 몸이 안 좋아지고, 우울증이 오고, 입맛도 없고, 그래서 몇 년 동안 매일 미역국에 밥을 말아 후루룩 먹었다고 해요. 미역국이 미끌미끌하니까 목으로 잘 넘어가잖아요. 그래서 밥맛

● 폐섬유증(pulmonary fibrosis) 폐가 섬유화되어 굳는 바람에 심각한 호흡장애를 불러오는 질환. 폐의 벽이 두꺼워져서 폐에 산소공급이 줄어들어 지속적인 숨가쁨이 발생한다.

없을 때 그냥 쉽게 먹을 수 있는 음식이었던 거죠.

헤이연 그래도 전 절대 그렇게 못할 것 같아요!
어떻게 한 가지 음식만 몇 년을 먹어요?

주원장 그건 그렇죠! 하지만 우리 같은 임상의에겐 그런 사례가 있다는 건 매우 중요하죠. 그것 때문에 토체질에 미역이 안 좋다는 걸 확인할 수 있으니까요.
그분은 폐섬유증으로 숨도 잘 쉬지 못하고 흉통으로 아주 고생 많이 했어요.
아마도 "내가 이렇게 해서 숨도 못 쉬고 죽는가 보다!" 했을 거니까요.

헤이연 그분은 어떻게 됐어요?

주원장 체질진단 후 토양체질에 맞는 체질약과 침치료, 그리고 체질식으로 많이 호전됐어요.

헤이연 참 다행이네요!
제가 폐섬유증의 증상을 들으면서 가슴이 참 갑갑했거든요.

주원장 다음으로 토체질에 부담을 주는 음식은 밀가루 음식을 들 수 있습니다.
특히 빵이나 피자, 자장면, 국수, 라면 같은 음식에 부작용이 많습니다.

헤이연 이런 건 금체질과 유사하네요. 닭이나 소고기 같은 육식이 안 좋고, 또 밀가루 음식도 잘 맞지 않고….

주원장 잘 캐치했어요! 그래서 체질진단할 때 금체질과 감별진단이 중요하죠. 그리고 비슷한 점이 이것 말고 또 있어요. 예를 들어 양약에 대한 부작용이 상당히 심해요. 특히 항생제에 부작용이 많고, 페니실린계에는 쇼크를 일으키는 경우까지 있으니까 아주 조심해야죠. 이런 건 토양체질하고도 매우 유사하죠.

헤이연 주원장님, 이런 약물 부작용에 대한 사례가 있어요?

주원장 네, 아주 기억에 남는 인상 깊은 환자가 있어요.
토음체질 여성이었는데, 자궁내막증(endometriosis)이라는 병으로 고생하다 병원에서 수술을 받기로 했다고 해요. 이 병은 자궁내막 조직이 자궁 이외의 곳에 발생하는 병이에요. 조직 유착이 오고 심한 월경통 증상을 보여서 상당히 괴로운 병이에요. 그분이 수술 전에 통증을 못 느끼게 하기 위해 마취 주사를 맞았죠. 그런데 마취 주사를 맞자 마자 바로 맥박이 멈춰버린 거예요!

헤이연 (놀란 표정) 혹시 맥박이 멈췄다는 말은 심장이 멈췄다는 말 아니에요?

주원장 그렇죠! 그래서 병원이 발칵 뒤집어졌죠!
의료진은 바로 심폐소생술(cardiopulmonary rescitation, CPR)● 들어갔어요. 흉부압박 하고, 자동 제세동기(automated external defibrillator, AED)라는 장비를 이용해서 심장에 충격을 가하고….

> ● 심폐소생술(cardiopulmonary rescitation, CPR)
> 심장 기능이 정지하거나 호흡이 멈췄을 때 사용하는 응급처치

헤이연 그거 혹시 가슴에 대고 전기충격을 쾅 주면 사람이 위로 팍팍 튀어오르는 거 말씀하시는 거 아녜요?

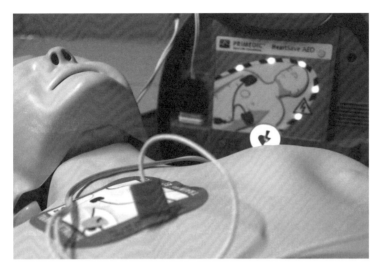

〈자동 제세동기〉

주원장 맞아요! 그래서 심장충격기라고도 불리죠.

헤이연 저 그거 보면 심장이 터져버리지 않을까 엄청 두려워요!

주원장 저도 그래요! 의학 드라마에서 많이 봤죠?
드라마에서는 자동보다 수동 제세동기를 쓰는 걸 주로 볼 수 있어요.
"클리어(Clear)!"라고 외치면서 쾅! 하고 충격을 주는데, 그 다이내미즘이 강렬해서 그런지 드라마에서 즐겨 쓰는 신이죠. 최근 누적된 과로로 안타깝게 돌아가신, 국립중앙의료원의 응급의료센터 윤한덕 센터장님 아세요?

헤이연 뉴스에서 들을 것도 같은데 솔직히 잘은 모르겠어요!

주원장 당시 윤한덕 센터장님은 설 명절인데도 남들처럼 가족과 즐거운 시간도 갖지 못한 채 응급상황에 대비해 비상근무를 계속하다가 병원 집무실에서 심장마비로 그만 돌아가시고 말았죠. 그분은 아주대학교병원의 권역외상센터장인 이국종 교수님과 함께 우리나라 응급의료를 이끈 양대 기둥이었어요.

생전에 그분이 바로 이 심장충격기에 '심쿵이'라고 별명을 붙였다고 해요. 평소 시민들이 친근하게 사용할 수 있도록 말이죠.

헤이연 (시무룩하게) 그런 좋으신 분이 그렇게 허무하게 돌아가셨다니 정말 안타까워요!

주원장 이 분이 갑작스레 돌아가시자 아주대병원의 이국종 교수님은 윤센터장님에 대해 "응급의료계에 말도 안 될 정도로 기여해온 영웅이자 버팀목이었다"면서 "어깻죽지가 떨어져나간 것 같다"고 비통해 했어요.

헤이연 정말 참담하다는 말밖에 할 수 없었을 거예요.
그런데 이국종 교수님은 또, 어떤 분이시죠?

주원장 이분은, 2011년 '아덴만의 여명'이라는, 소말리아 해적에게 붙잡힌 선원들 구출 작전에서 유명해진 분이에요. 우리 청해부대 요원들이 인질 구출작전을 하는 과정에서 해적들과 교전이 있었는데, 그 때 그 배의 선장 석해균씨가 무려 6발의 총알에 맞아 목숨이 경각에 달린 사건이 발생했어요. 이에 우리나라에서 외상외과 분야에서 최고의 권위자로 알려진 이국종 교수님이 석해균 선장의 치료를 위해 현지로 급파된 거죠. 이교수님은 석선장을 오만의 대학병원에서 일단 응급수술을 했어요. 그리고 우리나라로 촌각을 다투며 이송해 와서 재차 수술을 집도하여 극적으로 살려내어 일약 국민적 영웅으로 떠오른 분이죠.

그때 우리 국민들에게 응급의료의 중요성을 크게 일깨워 줬지요.

헤이연 (탄성을 지르며) 와! 진짜 대단한 분이네요!
완전 영화의 한 장면 같아요!

주원장 아까 제 한의원의 그 환자도 그런 삶과 죽음의 경계를 넘나들었는데, 그 원인이 알고 보니 수술할 때 쓰는 바로 그 마취제 때문이었어요. 깨어 보니 온몸이 부어 있고, 피가 도는 소리가 붕붕 나는데, 마치 보일러 소리 같은 것이 머리에서 계속 나서 정신이 하나도 없었대요.

헤이연 머리에서 소리가 나요?

주원장 그게 일종의 이명(tinnitus)이라는 병이에요. 직역하면 귀가 운다는 말인데, 귀나 머리에서 이상한 소리, 예를 들면 바람소리, 매미소리, 개미소리, 심지어는 기차 화통소리 등등이 환청처럼 들리는 질환이죠. 잠도 못자고 계속 신경이 쓰여서 생각보다 굉장히 괴로운 병이에요.

헤이연 별 이상한 병이 다 있네요! 왜 그런 병이 생기죠?

주원장 원인은 잘 알려져 있지 않아요. 다만 과로에 스트레스가 겹친 그런 힘든 상황에서 발생하는 경우가 많은 걸로 봐 몸이 허약해져서 오는 대표적 허증(虛證)의 병인 것 만은 확실하죠. 한의학에서는 신장과 귀가 연관이 있어 '신허이명(腎虛耳鳴)'이라는 말이 흔히 사용돼요. 신이 허해져서 이명이 온다는 말이죠.

헤이연 그럼 이 토음체질에 딱 들어맞네요!
토음체질은 신방광이 가장 약한 장부잖아요!

주원장 대단하네요, 헤이연님! 그런 생각까지 하다니!
그런 분석도 분명 생각할 수 있어요. 임상에서 보면 장부구조상 신장이 작은 체질
에 이명이 자주 발생하거든요. 예를 들면 토양체질, 금양체질도 신장이 작은 체질
인데 이런 체질에 이명이 꽤 많이 발견되고 있어요.

헤이연 그렇군요!

주원장 하지만 다른 원인도 있기 때문에 그것만으로 단정할 수는 없어요.
그분은 심장이 불규칙하게 뛰는 부정맥(arrhythmia)도 생겼어요. 아마 마취제
쇼크 때 심장에 충격이 간 모양이에요. 수술 한 번 하려다, 수술은 생각도 못하고
귀중한 건강만 크게 상한 거죠. 그래도 목숨은 건졌으니 그걸로 위안을 삼고 사
는 것 같아요.

헤이연 그분은 진짜 "죽다 살아났네요!"

주원장 그 말이 딱 맞아요!
이분은 마취제 쇼크로 그런 생사의 기로를 찾아 헤맸지만, 권도원 선생님에 따르
면 토음체질은 사실 페니실린 쇼크(penicillin shock)로 더 유명해요.

헤이연 페니실린 쇼크?

주원장 페니실린이란 세균을 죽이는 약인 항생제(antibiotics)의 효시가 되는 약이에요. 알렉산더 플레밍(Alexander Flemming, 1881~1955)이라는 스코틀랜드 출신의 미생물학자가 발견한 푸른곰팡이에서 추출한 물질이죠.

헤이연 (질색하는 표정) 윽! 전 곰팡이, 정말 싫어요!

주원장 곰팡이를 너무 싫어하지 마세요! 그 곰팡이 덕에 우리가 이렇게 안전하게 살 수 있는 거예요!

헤이연 그건 아는데요, 그래도 싫은 걸 어떡해요!

주원장 그런데 이 페니실린의 탄생비화에 대해선 좀 알고 있어요?

헤이연 위인전에서 본 것 같은데, 잘 기억이 안 나요!

주원장 아마도 인류사에서 가장 위대한 발견 가운데 하나인 페니실린의 발견은 사실은 정말 우연과 우연이 겹친, 절묘한 행운에서 시작됐어요.

헤이연 그래요?

주원장 그게… 플레밍이 실험실에서 연구에 몰두하던 때였죠. 그 때가 1928년이니까 지금으로부터 대략 90여년 전쯤 되네요. 이 말은 당시만 해도 인간이 세균에 무참히 당하고만 있었다는 말이에요.

헤이연 그랬어요? 전 그런 건 전혀 몰랐네요!

주원장 정말 지금 세균 걱정 없이 살고 있는 우리는 플레밍에게 천 번 만 번 감사해야 해요.

헤이연 그분이 그 정도까지나 훌륭하신 분인가요?

주원장 그럼요! 그 스토리를 제가 간단히 얘기해드리죠.
지금으로부터 90여 년 전, 플레밍은 당시 포도상구균이라는 세균을 연구하고 있었죠. 그러다 여름이 되어 휴가를 가게 되었죠. 그런데 포도상구균을 기르던 페트리 접시(Petri dish)를 깜빡하고 배양기 밖에다 두고 간 거예요.
휴가에서 돌아온 플레밍은 밖에 있던 접시를 보고 머리를 쳤죠.
"아! 이걸 깜빡 두고 갔었네!" 이렇게 말이죠.
그런데 그 접시를 확인하다가 이상한 점을 발견했어요!

헤이연 뭘 발견했죠?

주원장 푸른곰팡이!

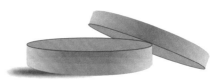
〈페트리 접시〉

헤이연 푸른곰팡이요?

주원장 아래층에서 라 투슈(C. J. La Touche)라는 학자가 곰팡이를 연구하고 있었는데, 거기에서부터 위층에 있던 플레밍의 연구실까지 나비처럼 날아와 그 접시에 살포시 안착한 거죠.

헤이연 곰팡이가 날아다녀요?

주원장 곰팡이는 포자라는 아주 미세한 가루로 바람에 날려 번식을 하거든요.
정말 신비로운 존재죠. 그게 플레밍이 깜빡하고 바깥에 둔 페트리 접시의 포도상
구균 배지에 살그머니 내려앉았던 거예요.

헤이연 근데 그게, 뭐가 그리 대단한 건가요?

주원장 진짜 대단한 사건이 발생한 거예요! 세상에, 푸른 곰팡이가 떨어진 부위에
있던 포도상구균이 물처럼 녹아 있었단 말이에요!
보통 학자 같으면 "AC! 배지가 곰팡이에 오염이 됐네!" 하면서 재수 없다고 집어던
져버렸겠죠. 실험을 망친 거니까요.

헤이연 저 같아도 반드시 그랬을 거예요! 제가 곰팡이라면 질색이거든요!

주원장 그런데 플레밍은 그걸 그렇게 생각하지 않았죠. 오히려 이렇게 생각했어요.
"가만, 이게 뭐지? 혹시 푸른곰팡이가 세균을 죽인 게 아닐까?" 이 단순한 물음이
말하자면, 훗날 인류를 세균의 공포로부터 구원한 거예요!

헤이연 아하, 그렇게 스토리가 시작된 거였군요!

주원장 플레밍은 그날부터 푸른곰팡이 연구에 몰입하죠. 곰팡이를 배양하고 그
것을 액체 배지에 옮기고, 배양액을 1000분의 1까지 희석하고, 그걸 포도상구균
에 다시 써봤어요. 그렇게 미량을 썼는데도 역시 포도상구균이 억제되는 거예요.

그건 푸른곰팡이에서 나온 어떤 물질에 강력한 항균작용이 있다는 걸 시사하는 거죠.

헤이연 플레밍 박사님 완전 신났겠네요!

주원장 당연하죠! 플레밍은 계속 연구하고 또 연구해서 마침내 푸른곰팡이를 죽이는 물질을 분리해내는 데 성공했어요. 더 나아가 그 물질을 다른 세균들에도 적용해봤어요. 그리고 그 과정에서 단지 포도상구균뿐만 아니라, 다른 무서운 세균들에도 역시 탁월한 항균작용을 일으킨다는 놀라운 사실을 또 발견한 거예요.

헤이연 진짜 흥분됐겠어요, 우리 플레밍 박사님!
저도 이렇게 가슴이 콩닥콩닥 뛰는데!

주원장 정말 흥분되는 발견이었죠! 그는 그 곰팡이가 생물 분류상 '페니실리움(Penicillium)속'에 속한다는 것에 착안해서 그 물질을 페니실린이라고 불렀어요. 그리고 마침내 그걸 1929년 영국 실험병리학회지에 발표했죠. 이게 바로 페니실린이 자신을 세상에 소개한 첫 순간이었어요.

헤이연 야~ 정말 흥미진진한 이야기네요!

주원장 하지만 불행히도 이것이 페니실린의 성공 스토리로 곧장 이어지진 못했어요.

헤이연 (의아해서) 왜요?

주원장 이후 동물 실험에서 나온 결과들이 그다지 좋지 않았거든요. 항균력이 오래 지속되지 않았고, 약이 조직으로 잘 침투해 들어가지 못해 약효가 불완전했죠. 그리고 페니실린이라는 물질을 인체에 쓰려면 약품으로 정제해야 하는데 이게 쉽지 않았어요. 상용화가 아직 걸림돌로 남아 있었던 거예요.

헤이연 진짜 세상에 쉬운 일은 하나도 없는 것 같아요!

주원장 플레밍의 발견이 아무리 위대해도 인간에게 유용하게 사용될 수 없다면 그건 무용지물이잖아요!
"구슬이 서말이라도 꿰어야 보물"이죠.

헤이연 그럼 구슬은 대체 누가 꿰었죠?

주원장 페니실린의 상용화는 오스트리아 출신의 옥스포드대 병리학자 플로리(Howard Florey)라는 학자와 그가 고용한 유태계 독일인인 생화학자 체인(Ernst Chain)에 의해 이뤄졌어요. 1939년 이들은 공동으로 연구하여 페니실린을 정제하는 데 성공하죠. 플레밍의 논문 발표 후 어언 10년이 지난 해였어요.

헤이연 10년이면 강산도 변한다는데, 참 긴 세월이 흘렀군요!

주원장 하지만 이걸로 끝난 건 아니었어요. 정제된 페니실린이 진짜 효력이 있는지 이제 실험을 해봐야지요. 대부분의 과학 이론은 이렇게 실험을 통해서 뒷받침되어야 그 정당성이 인정되는 거예요. 그래서 이들은 쥐를 가지고 실험을 했어요.

헤이연 (측은지심으로) 쥐들이 참 안 됐어요!
인간들을 위해 무참히 희생당하는 거잖아요.

주원장 미안하지만 할 수 없죠! 그래서 동물실험 윤리를 꼭 지켜야 하는 거예요.
플로리와 체인은 연쇄상구균에 감염된 10마리의 쥐들을 마련했어요. 그 중 5마리
에는 페니실린을 투여하고, 다른 5마리의 쥐에는 가짜약을 투여했지요.
그 결과 페니실린을 투여한 5마리의 쥐들은 모두 다 살아남고, 나머지 쥐들은 모
두 죽은 결과를 얻었어요. 페니실린에 강력한 항균작용이 있다는, 완전 '빼박' 증
거인 셈이죠. 이들은 1940년 세계적인 의학저널인 『란셋(Lancet)』에 페니실린의
세균 감염병 치료 효과를 발표했어요. 마침내 플레밍의 발견이 이들의 연구에 의
해 빛을 발하게 된 거죠!

헤이연 (환호하며) 와! 박수!

주원장 하지만 박수는 좀 더 미뤄야해요. 아직도 남은 일이 좀 있거든요.

헤이연 네? 또요?

주원장 이제 인간을 대상으로 한 임상시험이 필요해요. 결국 이 모든 건 사람을 위
한 거잖아요! 쥐를 위한 게 절대 아니죠.

헤이연 (머뭇거리며) 아, 네!

주원장 드디어 1941년 최초로 인간에게 페니실린이 직접 사용됐어요.

앨버트 알렉산더(Albert Alexander)라는 한 경찰에게 실시한 거죠.
이 분이 경찰서 정원에 있던 장미 가지치기를 하고 있었는데, 잘못해서 가시에 찔려 패혈증(sepsis)이란 치명적인 병이 발생한 거예요.

헤이연 패혈증이란 게 뭐죠?

주원장 패혈증이란 혈액에 세균이 대규모로 증식하는 아주 위중한 병이에요.
직역하면 피가 썩어버렸다는 말이죠. 피란 게 우리 몸을 방어하는 면역세포가 만들어지고, 이들로 하여 침입한 미생물이나 이물질을 제거하는 곳인데, 그곳이 세균들로 꽉 찼다면 말 다한 거죠.

헤이연 우리 아군 본거지가 적들로 꽉 찬 거네요!

주원장 맞아요! 그래, 가망이 전혀 없는 사람이었는데, 이 사람이 페니실린을 투여하자 곧 놀라운 회복을 보이기 시작한 거예요.

헤이연 야! 페니실린 정말 대단하네요!

주원장 문제는 당시의 페니실린이 체내에서 너무 빨리 배출되는 단점이 있다는 거였어요. 약효가 몸에서 지속되는 시간이 너무 짧았던 거죠. 최초로 페니실린을 200밀리그람 주사하고, 이후 거의 3시간 마다 300밀리그람을 계속 주사해야 했어요. 임상시험을 담당한 플로리(Florey) 교수는 그 과정을 마치 마개를 뺀 욕조에 계속 물을 채우는 것으로 비유했어요. 페니실린이 몸에 들어가자 마자, 곧바로 소변으로 나오는 양상이니까요.

그러니 어떠했겠어요? 페니실린이 금방 부족해질 수밖에 없잖아요? 그래서 하는 수 없이 환자의 소변을 급회수해서 근처 윌리엄 던 경(Sir William Dunn) 병리학 실험실로 쏜살같이 달려가야 했어요. 소변으로 배출된 페니실린을 재빨리 정제해서 재사용하기 위한 거였죠. 그렇게 필사적으로 버텼지만, 결국 역부족이었죠. 그런 식으로 5일 동안 계속 페니실린을 퍼붓다시피 하다 보니, 임상시험용으로 만든 약이 다 떨어지고 만 거예요. 그 경관은 다시 병이 악화돼 결국 사망하고 말았죠. 참으로 원통하게 말이에요.

헤이연 (탄식하며) 아, 그때 그 사람은 얼마나 한이 됐을까!
약이 좀만 더 있었으면 살았을 텐데….

주원장 그렇죠! 운이 너무 없었던 거예요.
하지만 이 시험은 의학사적으로 획기적인 사건이 됐어요. 페니실린이 사람에게도 효과가 있다는 게 실제로 증명된 사례니까요.

헤이연 그 경관님이 말 그대로 살신성인(殺身成仁)● 하신 거네요.

> ● **살신성인(殺身成仁)** 殺 죽일 살, 身 몸 신, 成 이룰 성, 仁 어질 인: 자신의 몸을 죽여 인을 이룬다. 자기의 몸을 희생하여 인을 이룸을 뜻하는 성어이다.

주원장 그렇죠! 그의 죽음이 결코 헛된 것이 아니었죠. 마침내 상용화에 성공하게 되거든요.

헤이연 그게 언제였죠?

주원장 페니실린이 본격적으로 상용화된 건 1943년 제2차 세계대전 때였어요.

전쟁터에서 부상당하고 세균에 감염돼 죽어가던 수많은 병사들이 페니실린의 사용으로 온전히 살아날 수 있었죠. 이듬해인 1944년에는 민간에도 사용돼 역시 많은 사람들이 죽음으로부터 구원받을 수 있었어요. 그리고 1945년, 플레밍, 플로리, 체인, 이 세 사람은 마침내 노벨 생리의학상을 공동 수상하는 영광을 안았죠.

헤이연 야, 이것도 정말 대단한 드라마네요!

주원장 하지만 이게 끝이 아니에요!

헤이연 아, 또 뭐가 남았어요?

주원장 그렇게 혁혁한 공을 세우던 페니실린이 가끔 생사람을 잡는 사건들이 발생하기 시작한 거예요.

헤이연 네엣? 그건 또 무슨 얘기에요?

주원장 예수님에 버금가는 위대한 구원을 베풀던 페니실린이 가공할 만한 부작용을 일으키는 거예요. 이름하여 '페니실린쇼크'!

헤이연 아하! 페니실린쇼크! 본론이 이제야 나오는군요!

주원장 가끔 페니실린 주사를 맞거나 복용한 사람들이 심각한 부작용을 보이며 쇼크로 죽는 일이 심심찮게 발생하는 거예요. 페니실린의 안전성에 비상이 걸린 거죠.

헤이연 살려고 먹는 페니실린이 오히려 죽음을 선사하는 거네요!

주원장 그렇습니다! 이런 경우 의료계나 제약회사는 참 곤란한 지경에 빠집니다.
약을 쓰긴 써야겠는데, 자칫 죽는 사람이 나올 수도 있고, 안 쓰자니 병이 심각해질 수도 있고…
그야말로 진퇴양난(進退兩難)●인 거죠!

● 진퇴양난(進退兩難) 進 나아갈 진, 退 물러날 퇴, 兩 두 양, 難 어려울 난: 나아가는 것도 물러서는 것도 다 어렵다. 이러지도 저러지도 못하는 궁지에 빠짐을 일컫는다.

헤이연 그럼 어떻게 해요?

주원장 사실 별 뾰족한 수가 없었어요. 미량의 페니실린으로 테스트를 해서 알레르기 여부를 알아보는 방법이 있는데, 그런 다음에 투여해도 쇼크를 일으키는 경우가 있으니까요. 그래서 요즘엔 페니실린을 잘 안 씁니다.
대신 그와 유사한 효능이 있는 다른 항생제를 개발해서 대신 사용하고 있죠.

헤이연 천하의 명약이 가끔 있는 부작용 때문에 퇴출됐군요!

주원장 그렇습니다. 약이란 뭣보다도 안전이 가장 중요하니까요.

헤이연 페니실린 스토리는 이제 대장정의 막을 내렸네요!

주원장 아니죠. 페니실린에 대한 체질적 관점에 대해 얘기해봐야죠.

헤이연 아직도 넘어야 할 고개가 또 남았군요!

주원장 페니실린이 체질의학에서는 꽤 상징적인 약물이에요. 권도원 선생님이 약물 부작용과 관련하여 페니실린 쇼크에 대해 항상 언급했거든요. 선생님에 따르면 페니실린 쇼크는 토음체질에 가장 잘 나타난다고 해요.

하지만 제 임상경험에 따르면, 토양체질과 금양체질에서도 심심찮게 페니실린 쇼크가 발견되는 걸 알수 있어요. 요즘엔 페니실린을 거의 안 쓰고 다른 항생제들을 다양하게 개발해서 쓰고 있다고 하죠. 그럼에도 여전히 항생제 부작용이 다수 보고되고 있고요. 따라서 약물 부작용이 많은 토체질과 금체질은 항생제 사용에 각별히 주의해야 해요. 잘못하면 찰나에 황천길로 갈 수도 있으니까요.

헤이연 들으면 들을수록 약이란 게 참 무섭다는 생각이 드네요!
될 수 있으면 약 안 먹고 살수 있으면 좋으련만….

주원장 그러려면 어떻게 해야 하겠어요?

헤이연 글쎄요? 체질에 맞게 먹고, 스트레스 받지 말고, 그리고 운동도 열심히 하고?

주원장 정답이에요!
체질의학을 창안한 가장 중요한 목적의 하나가 바로 그거예요! 평소 자기 체질에 맞춰 몸을 잘 관리하여, 평생 약 안 먹고도 건강하게 사는 삶 말이지요!

헤이연 약 안 먹고 잘 사는 법! 이것이 체질의학이다, 이거죠!

주원장 그렇습니다!

헤이연 주원장님 덕분에 저도 이젠 서당개처럼 풍월 읊는 수준까지는 된 거 같네요!

주원장 헤이연님이 열심히 따라와 준 결과죠!

헤이연 그럼 이어서 나머지 토음체질의 다른 특징들을 좀 살펴보고 마무리하도록 해요.

주원장 네! 전에 말한 대로 토음체질은 토양체질처럼 비위가 가장 강한 체질이기 때문에 위의 활성이 매우 세다는 건 알고 있을 겁니다. 그래서 토음체질 역시 뜨거운 음식을 먹지 말고 오히려 찬 음식을 먹는 게 좋아요. 얼음, 냉수, 찬밥, 냉면, 냉콩국수, 냉모밀, 이런 것들이 대개 좋죠. 그리고 토양처럼 음식도 될 수 있으면 익히지 말고 생으로 먹는 게 좋아요.

헤이연 찬 음식, 생식… 토양체질과 거의 똑 같군요!

주원장 그렇죠! 하지만 이렇게 위장의 활성이 세다 할지라도 역시 체질에 맞지 않은 식생활을 하면 소화불량이나 잦은 위장질환으로 고생하는 경우가 적지 않아요.

헤이연 그걸 비위기능항진증이라고 하셨죠?

주원장 그렇습니다! 역시 정리의 달인, 헤이연님!
다음으로, 토음체질은 알레르기 질환에도 유념해야 합니다.
두드러기, 가려움증, 접촉성 피부염 같은 피부질환이나 알레르기비염 같은 질환도 잘 올 수 있으니까요.

헤이연 그러고 보면 금체질, 토체질 모두 알레르기가 많은 편이네요!

주원장 제가 말씀드렸죠? 한 체질에만 나타나는 그런 병은 거의 없다고.
그래서 항상 여러 가지를 종합적으로 판단해서 체질을 봐야 하는 거예요.

헤이연 알겠습니다! 이상으로 토음체질의 특징에 대해 알아봤습니다.
저희는 다음 시간에 또 더욱 알찬 내용으로 여러분을 찾아뵙겠습니다.

헤이연&주원장 여러분, 안녕!

토음체질의 특징 요약

::: 체형의 특징 :::

토음체질은 비만에서 마른 사람까지 다양한 체형을 갖는다. 살찐 사람은 포동포동한 토양체질의 체형을 꼭 닮았고, 마른 사람은 금체질(금양, 금음) 또는 수체질(수양, 수음)의 체형을 닮았다. 보통 체격인 사람도 많다.

::: 음식과 관련된 특징 :::

돼지고기를 제외한 육식 중에 소고기나 닭고기에 소화장애를 일으키는 사람이 많다. 소화력이 좋은 사람의 경우 별 문제를 느끼지 않는 사람들도 많다.

밀가루음식에 대해서 소화장애를 일으키는 사람이 많다. 특히 밀가루 음식에 생목이 오른다는 사람이 많다. 밀가루 음식을 좋아하고 부작용이 없는 사람도 적지 않다.

평소 채식을 좋아하는 사람이 많으나 가끔 싫어하는 사람도 있다.

생선 중에는 꽁치나 고등어 같은 등푸른 생선들에 생목이 잘 오른다고 한다. 하지만 흰살 생선들에는 그런 문제가 없다.

대개 얼음이나 빙수, 냉한 음료 등 찬 음식을 좋아하고 자주 먹어도 별 탈이 없는 사람이 많으나, 간혹 찬 음식을 싫어하고 반응이 좋지 않은 사람도 있다.

::: 질병의 특징 :::

체하거나 소화불량으로 인한 잦은 위장 질환, 그리고 설사, 치질, 혈변, 대장염과 같은 장질환이 많다. 대개 매운 음식을 즐기거나, 육식, 밀가루 음식 등 체질에 맞지 않은 음식을 많이 먹을 때 그런 경우가 많다.

두드러기, 가려움증, 접촉성 피부염, 기타 알레르기로 인한 피부질환과, 알레르기비염과 같은 호흡기의 알레르기 질환이 잘 발생하는 편이다.

유사 아토피피부염이 가끔 확인된다.

머리, 손발 등 국소부위에 지나치게 땀이 많이 나서 일상생활에 큰 불편을 호소하는 사람이 있다.

항생제에 대한 부작용이 심한데, 특히 페니실린 쇼크는 이 체질이 주의해야 할 약제부작용이다. 마취제에 대한 쇼크로 사경을 헤맨 환자가 있는 것으로 봐 다른 약물에도 부작용이 심한 편이다.

금체질과 매우 유사한 바가 많다. 육식, 밀가루 음식, 유제품, 매운 음식 등에 부작용이 많은 점, 약물에 대한 부작용이 많은 점, 그리고 알레르기성 질환이 많은 점 등이 그렇다.

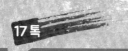

목양체질의 특징은?

헤이연 지난 시간까지 토체질에 대해 알아봤어요.
오늘은 어느 체질에 대해 말씀해주시겠어요?

주원장 오늘은 목체질 중 목양체질에 대해 알아볼까 해요. 혹시 목양체질의 장부
구조를 아세요?

헤이연 그건 '간담 〉 신방광 〉 심소장 〉 비위 〉 폐대장' 아니에요?

주원장 와! 오늘도 예습을 해오신 모양이군요!

헤이연 네! 항상 첫질문이 체질장부구조로 시작하셨잖아요.

주원장 그게 체질의학에서 제일 중요하다고 했죠? 항상 기본에 충실해야 한다는 것을 상기시켜드리기 위해 그런 겁니다.

자, 그럼 목양체질에 대해 얘기를 풀어나가 보겠습니다.

우선 목양체질은 간이 크기 때문에 육식에 유리한 조건을 가지고 있습니다. 특히 돼지고기나 소고기가 좋죠.

헤이연 금체질이 무척 부러워할 것 같네요!

주원장 그럴 거예요! 고기는 단백질과 지방의 풍부한 공급원이기 때문에 근육의 형성에 참 좋겠죠? 그래서 목체질은 근육이 잘 발달할 수 있는 조건을 가지고 있어요. 근육질 몸매를 가진 사람들 중에 목양체질이 꽤 많습니다. 영화배우 중에 마동석이란 사람 아세요? 전에 부산행이란 영화에 (윤상화라는 사람 역으로) 나온 근육질의 건달 같은 사람.

헤이연 아, 그 머리 크고 팔뚝 엄청 두꺼운 아저씨!

주원장 그런 사람이 근육질 목양체질의 전형적인 체형이라고 볼 수 있어요.

하지만 그런 목양체질은 현실에선 그리 보기 쉽지 않아요. 대부분은 배가 좀 나온 이웃집 아저씨 같은 이미지가 많죠. 예를 들면 '꽃보다 할배'에 나온 탤런트 백일섭 같은 사람.

헤이연 누군지 잘 모르겠어요.

주원장 그럼 백종원 아저씨는 알아요?

헤이연 그분 알아요. 티비에 엄청 나오잖아요!

주원장 네! 그런 분이 평상시에 흔히 볼 수 있는 목양체질 체형이라고 할 수 있어요.

헤이연 대략 어떤 체형인지 감이 오네요. 운동 열심히 하면 마동석 아저씨 같은 근육 몸매를 보이는데, 운동 안 하고 먹기 좋아하면 백일섭 '할배'나 백종원 아저씨 같은 몸이 된다, 이 말이죠?

주원장 제대로 짚었어요! 물론 개중에 날씬한 사람도 있어요. 하지만 대개는 좀 살이 찐 사람이 많죠.

헤이연 무슨 말인지 알겠어요.

주원장 목양체질은 밀가루 음식이 아주 잘 맞는 체질이에요. 솔직히 말하면 우리 주식인 쌀보다 밀이 더 좋아요. 밥 안 먹고 빵이나 분식을 하면 속이 참 편하다고 하죠. 그러니까 서양적인 식단이 제격인 체질이에요!

헤이연 요즘 같은 음식 트렌드에 가장 적합한 체질이네요. 어디 가나 삼겹살이나 치킨, 소고기 같은 고기에, 빵, 피자, 스파게티 같은 밀가루 음식 천지잖아요!

주원장 맞아요! 그래서 보면, 목양체질은 한의원에 그다지 오지 않아요.
고기나 빵, 국수 같은 음식 먹으면 되니까, 뭘 잘못 먹어 병원 신세질 일이 별로 없는 거죠. 단, 주의할 것은 있어요.

헤이연 그게 뭐죠?

주원장 티비 건강 프로예요.

헤이연 네? 왜 티비 건강 프로를 조심해야 해요?

주원장 아침 건강 프로 보면 대개 고기 먹지 말고 푸른 채소, 생선, 해산물, 현미, 이런 것들 먹으라고 권하는 게 대부분이거든요. 그걸 목양체질이나 목음체질이 보고 실천하면 오히려 건강이 크게 나빠질 수 있어요. 소화불량에 지방간, 간기능저하, 복부팽만, 피로 등의 질병이 올 수 있기 때문이죠.

헤이연 그래서 티비 조심하라고 하시는군요!
체질 무시하고, 약장사들이 장에서 약 팔 듯이 건강식품 선전하는 그런 프로들을 못하게 할 방도가 없나요?

주원장 정말 그렇게라도 했으면 좋겠어요! 얼마나 사람들이 혹했으면 그게 불로장생, 만병통치약이라도 된 듯 모든 사람들이 일제히 그거 사려고 줄을 서겠어요? 그런 게 있었으면 천하통일을 한 진시황이 그때 돌아가셨겠어요? 그런 게 진짜 있으면 재벌 회장님이 저렇게 인사불성(人事不省)●으로 누워계시겠냐구요?

● 인사불성(人事不省) 人 사람 인, 事 일 사, 不 아니 불, 省 살필 성: 사람의 일을 살피지 못한다. 의식을 잃어서 사람이나 사건을 알아차리지 못함을 일컫는다.

헤이연 하도 그럴싸하게 선전을 해대니까 사람들이 깜빡 넘어가는 것 같아요. 저도 가끔 홈쇼핑 보면 쇼호스트들이 몇 분 안 남았다고 재촉할 때, 가슴이 두근거리면서 막 사고 싶어지거든요!

주원장 그렇죠! 요즘 티비 프로란 게 완전 홈쇼핑 수준인 게 많아요.
공신력을 거의 상실했어요! 특히 종편 같은 채널은.
하여튼 체질을 알고, 자기 주관을 철저히 지키면서 살아야 요절하지 않고 제 명을
다할 수 있다는 것만 명심하세요!

헤이연 네! 잘 알겠습니다. 그럼 또 목양체질의 다른 특징들을 알아볼까요?

주원장 목양체질은 식탐이 많은 편인데, 반면 비위가 작은 체질이어서 생각보다 소
화력이 뛰어나지 않아요. 그래서 소화불량이나 위장질환이 적지 않아요.

헤이연 그럼 목양체질은 이렇게 위가 좋지 않을 땐 어떻게 해야 하지요?
고기나 밀가루 같은 것을 좀 줄여야 할까요?

주원장 그렇게 생각하는 게 보통이죠. 하지만 그렇게 하면 안돼요. 오히려 고기 먹
고 빵이나 면류를 먹는 게 더 소화에 도움이 돼요. 다만 과식은 피해야겠지요.

헤이연 아참! 그렇죠!
제가 아직도 체질의학에 철저한 생각을 못하고, 아까 티비처럼 영혼없이 생각하
는 실수를 저질렀네요.

주원장 그래서 제가 항상 정신 바짝 차리고 살아야 한다고 했죠!
"가장 최고의 소화제는 체질식이다!" 이걸 항상 가슴에 새기세요.

헤이연 (큰 소리로) "가장 최고의 소화제는 체질식!" 명심하겠습니다!

주원장 앞에서 말한 대로 목양체질은 먹기만 하고 운동을 게을리하면 금방 복부비만이 오므로, 항상 체질식을 잘 하고, 적절히 운동하며 생활하는 습관을 들여야 합니다. 그렇지 않을 경우 많지는 않지만 당뇨병 같은 대사성질환이나, 중풍, 심장병 같은 순환계질환도 올 수 있어요.

헤이연 당뇨병의 경우 토양체질이나 금양체질에 많다고 했는데, 목양체질도 당뇨가 있군요.

주원장 빈도는 낮지만 목양체질에도 있습니다. 따라서 살이 찌지 않도록 체중조절에 유의해야 하죠. 또, 목양체질은 폐가 가장 작은 체질이라 기침이나 가래, 천식 같은 호흡기 질환이 잘 걸리는 편입니다. 그래서 항상 몸을 따뜻하게 하고 목을 보호하는 습관이 필요해요.

헤이연 그럼 목양체질에 알레르기가 흔한 편인가요?

주원장 그렇지 않아요! 그 반대예요. 아마도 알레르기 질환이 가장 적은 체질이 목양이 아닌가 생각해요. 알레르기비염도 드물고, 알레르기 피부질환도 별로 호소하지 않으니까요. 다만 환절기에 감기에 걸려, 심하게 기침하고 가래가 많이 나와 아주 끔찍하게 고생하는 경우가 잦으니 주의해야죠.

헤이연 혹시 목양체질이 감기에 걸렸을 때 빨리 낫는 요령이 있으면 알려주세요.

주원장 항간에 흔히 감기 걸리면 콩나물 국 뜨끈하게 끓여 매운 고추가루 확 풀어 얼큰하게 먹고, 이불 푹 둘러쓰고 땀 좌악 내면 바로 낫는다는 말이 있는데, 여기에 딱 들어맞는 체질이 바로 이 목양체질과 목음체질이라고 할 수 있어요.

헤이연 그래요? 전 그런 말 들은 적도 없지만, 들었어도 안 믿었을 것 같은데요!

주원장 콩나물은 목양체질에 좋은 음식이고, 고추도 목양체질에 열기를 불어넣어 땀을 내는 데 도움을 주므로 역시 좋습니다. 원래 한의학에서 열성 감기에 대두황권(大豆黃卷)이라는 약재를 쓰는 경우가 있는데, 이것은 검은콩을 발아한 콩나물입니다. 이걸 민간방에서는 일반 콩나물로 대체한 거죠.

헤이연 아하! 그게 그냥 콩나물을 쓴 게 아니라 한약학의 이론을 응용해서 쓴 거였군요!

주원장 그렇습니다! 목양체질은 땀이 나면 몸의 컨디션이 좋아지는 체질인데, 감기에 걸리면 잘 나던 땀이 안 나게 돼요. 그래서 이런 경우 한방에서는 땀을 내서 감기를 물리치는데, 이런 방법을 해표법(解表法)이라고 해요. 피부를 느슨하게 풀어서 땀을 내게 하는 치료법이라는 뜻이죠. 이불을 둘러쓰고 몸에 열을 내는 건 땀을 내서 감기를 치료하는, 바로 이런 해표법을 응용한 지혜라고 할 수 있어요. 그러니까 고추가루 푼 뜨거운 콩나물국이나 이불 둘러쓰는 것이나 모두 해표법을 쓴 것이라고 할 수 있죠.

헤이연 한의학 이론을 우리가 흔히 구할 수 있는 음식과 건강법으로 응용한 거군요! 놀라워요! 소박한 서민 음식과 일견 우스꽝스런 행동이 사실은 오랜 시간 동안 축적된 의학적 전통에서 온 것이었다니!
실용적인 삶을 추구한 우리 선조들의 지혜가 물씬 느껴지네요!

주원장 우리 주위를 잘 돌아보면 이런 한의학적 지혜가 곳곳에서 번득이는 걸 발견할 수 있어요. 그럴 때마다 저도 소스라치게 놀라곤 하죠!
팔뚝에 닭살이 쫘악 돋으면서 말이죠.

헤이연 에이~ 과장이 너무 심하신 것 아니에요?

주원장 (큰 소리로) 하하하!
여기에서 발한(發汗)이라는 목양체질의 중요한 생리적 특징이 자연스레 등장했군요. 하여튼 목양체질은 땀이 중요한 체질이에요.
항상 땀이 나는 게 좋고, 몸이 안 좋으면 땀이 잘 나지 않게 됩니다. 그럴 때 땀을 내도록 하면 얼마 안 있어 건강이 회복됩니다.

헤이연 땀이 마치 마법 같은 능력을 부리는군요!

주원장 그렇습니다! 정말 마법이라고 할 수 있어요. 그리고 목음체질도 땀을 나는 게 좋고, 토양, 토음체질도 그래요. 이 모든 체질 중에서도 목양체질이야말로 땀 흘리면 가장 좋은 체질이라는 점을 꼭 기억하기 바랍니다.

헤이연 그렇다면 금체질과 수체질은 땀 흘리는 게 좋지 않다는 건가요?

주원장 그렇습니다. 금체질과 수체질은 반대예요. 이들 체질은 몸이 좋지 않을 때 대개 땀이 납니다.

헤이연 그럼 이 체질들은 고추가루 푼 콩나물국 먹으면 안 되겠네요!

주원장 절대 안 돼요! 감기 걸렸다고 고추가루 콩나물국 먹고 땀내면, 오히려 더 악화돼서 심하게 고생할 수도 있습니다. 수체질 같은 경우는 잘못하면 식은땀이 줄줄 비오듯 흐르면서 양기가 고갈되는 망양증(亡陽證, 수양체질에서 상술)으로 되어 위독할 수 있어요.

헤이연 땀 하나에도 이렇듯 체질적인 차이가 있군요!
모든 일상에서 항상 체질에 대한 관점으로 보는 습관이 필요할 것 같아요.
그래야 제대로 된 삶을 살 수 있을테니까요.

주원장 맞습니다! 그것 하나만 깨우쳐도 체질의학의 요체는 파악한 거나 마찬가지예요. 그리고 몸을 따뜻하게 하는 것과 관련해서 말씀드릴 게 생각났는데, 목양체질은 배를 항상 따뜻하게 유지하는 게 좋아요. 이건 뒤에 할 목음체질에도 해당되는 얘기죠.

헤이연 왜 그러죠?

주원장 목체질은 대장이 짧아서 장 기능이 저하되기 쉬운데, 그럴 때 보면 아랫배가 아주 차가워지는 경향이 있어요. 전에 왔던 목양체질 환자 얘기가 배가 그냥 찬 게 아니라 얼음처럼 차가워진다고 했어요. 그래서 수영장도 절대 안 들어간다고 하더군요. 들어가면 바로 설사 쫙 한다고. 이 사람 진짜 전형적인 목양체질이었는데, 고기를 한 동안 안 먹으면 입에서 침을 질질 흘린다고도 했어요.

헤이연 (속이 메스꺼운 듯) 아윽! 더러워!

주원장 (크게 웃으며) 하하하, 미안해요!

그런데 그분 말이, 고기를 먹으면 언제 그랬냐 싶게 침 흘리는 게 바로 딱 멈춘다는 거에요! 재밌는 것은 그분 큰아버지도 목양체질이었던지 고기 안 먹으면 침을 질 질 흘렸다고 해요. 그래, 부인이 고기를 안 해주면, 직접 마당에 내려가 돌아다니는 닭을 손수 잡아다 먹었다는 기이한 에피소드도 들려줬어요.

하여튼 정말 인상 깊은 환자였어요!

헤이연 기인열전 같은 얘기네요!

또 목양체질에 대해 말씀해주실 게 있어요?

주원장 거의 다 얘기한 것 같은데, 한 가지만 더 말씀드리겠습니다. 목양체질에 좀 특징적인 질환으로 환청(auditory hallucination)이란 정신질환이 있습니다.

헤이연 환청이라면 이상한 소리가 들리는 증상 아닌가요?

주원장 그런 건데요, 이것은 주위 사람이나 혹은 보이지 않은 데서 말소리가 들리는 것 같은 증상을 말합니다. 대개는 자기에 대해서 험담하는 듯한 말이 들리는 것과 같은 환상이 많습니다. 길거리에 나가면 사람들이 온통 자기에 대해 수군거리는 것이 현실처럼 아주 '리얼하게' 들리는 거죠. 조현병(schizophrenia)의 일종으로 간주됩니다.

헤이연 조현병이란 게 뭐죠?

주원장 이게 전에는 정신분열증이라고 했는데, 최근에 이 조현병이라는 말로 용어가 바뀌었어요. 정신분열이라는 말의 어감이 안 좋고, 오해를 살 수 있기 때문에 바꾼 것 같아요. 예전에 정신과 질환을 신경증(neurosis)과 정신증(psychosis)의 두 가지 범주로 구분하는 방법이 있었는데, 조현병은 말하자면 정신증에 속하는 병이라고 할 수 있어요.

헤이연 신경증과 정신증이란 게 뭐죠?

주원장 이 둘다 정신과 질환에 속하는데, 이들의 차이를 구분하는 핵심은 현실감의 유무예요.

헤이연 현실감?

주원장 그러니까 신경증은 현실감이 살아 있는 정신과적 질환이고, 정신증은 현실감이 상실된 정신과적 질환을 말해요.

헤이연 (어리둥절해서) 무슨 말씀인지?
우리말을 듣고 있는데도 무슨 말인지 도대체 알아듣지를 못하겠네요!

주원장 (큰 소리로) 하하하! 그럴 거예요! 원래 정신과 쪽 말들이 이렇게 헷갈리는 말들이 참 많죠. 그래서 정신과 의사들이 정신병 고치려다, 자신들 정신이 더 혼미해지는 경우가 많다고들 해요. 쉽게 말하면, 신경증은 자기가 정신적으로 문제가 있다는 것을 알고 있는 상태에 있는 정신병이고, 정신증은 자기가 정신적으로 문제가 있다는 것 자체를 자각하지 못하는 수준의 정신병이라고 할 수 있어요.

헤이연 예를 들면 어떤 게 있어요?

주원장 신경증의 가장 흔한 예로는 우울증(depression) 같은 걸 들 수 있죠. 이런 사람들은 대개 자신이 정서적으로 우울감이란 게 있고, 그래서 자신이 정신적으로 정상이 아니다는 것을 자각하고 있죠.
그런데 앞에 말한 환청 같은 것은, 자신이 정신적으로 뭔가 문제가 있다는 그런 자각이 없고, 진짜 그런 소리가 들리고 진짜 사람들이 자기에 대해 뭔가 수군거리고 있다고 생각하는 거예요.

헤이연 그러니까 신경증은 자신의 정신적 문제를 알고 있는데, 정신증은 자신의 정신적 문제를 모르고 있다는 거죠?

주원장 맞아요! 그럼 어느 게 더 중한 병이겠어요?

헤이연 정신증이 더 중하지 않겠어요? 자신에게 병이 있는 것조차 모르니….

주원장 그렇죠! 아까 목양체질에 환청이 있다고 했는데, 이게 그냥 헛소리가 들리는 정도가 아니라, 생각보다 꽤 심각한 질환일 수 있어요. 그래서 이 경우에는 아무래도 적극적인 약물 치료가 필요한 경우가 많아요. 더 심하게 악화되기 전에.

헤이연 주원장님 한의원에서 목양체질에 이런 환청의 사례가 있었어요?

주원장 아까 고기 안 먹으면 침 흘린다는 분 있었죠? 그분 형제자매가 정신과 질환이 많다고 했어요. 큰 형은 정신분열증(조현병), 둘째 누나는 환청, 둘째 형이 30년

간 신경정신과 질환, 셋째 형은 노이로제(신경증), 넷째 누나도 환청, 바로 위 누나도 급성정신분열증, 그리고 본인도 노이로제, 하여튼 7남매 중 첫째 누나를 제외하곤 전부가 정신과 질환으로 시달리는 참으로 기이한 집안이었어요.

그분 부친이 부인을 일찍 상처했는지, 아니면 이혼했던지 혼자였는데, 가족들에게 새엄마 데려오라고 엄청 스트레스를 줬다는 거예요.

이런 스트레스 심한 가정 환경이 많은 정신과 질환자를 만들었지는 확실하진 않지만, 어쨌든 가족들 가운데 환청이 있는 사람들이 많은 것으로 봐 이들 중 상당수가 목양체질일 확률이 많은 것 같아요.

헤이연 세상에는 참 희안한 병들도 많군요!

(현기증이 나는 듯) 듣기만 했는데 저도 머리가 좀 이상해지는 것 같아요.

이런 중한 병에 걸리지 않기 위해서라도 평소 체질섭생을 철저히 해야겠다는 생각을 다시금 해봅니다.

지금까지 주원장님을 모시고 목양체질의 특징에 대해 알아봤습니다.

다음 시간에 또 흥미로운 8체질이야기로 여러분을 다시 찾아뵙겠습니다.

헤이연&주원장 여러분, 안녕!

목양체질의 특징 요약

::: 체형의 특징 :::

대체로 살이 찐 튼실한 근육형의 몸매를 지닌다. 기골이 장대하고, 동시에 근육이 잘 발달된 사람이 종종 있으며, 키가 작고 배가 툭 튀어나온 사람도 많다. 젊을 때는 마른 사람도 있으나, 나이가 들면 대체로 살이 찐다.

::: 음식과 관련된 특징 :::

식성이 좋고, 식탐이 많은 편이다. 육식과 밀가루음식을 좋아하며 자주 먹어도 별 탈이 없다. 단, 과식하는 경우 속이 불편한 경우가 자주 발생한다.

유제품도 대부분 좋으나, 찬 우유에 배탈이 나는 사람이 가끔 있다.

생선이나 해물이 맞지 않은 체질이지만 좋아하는 사람이 많다. 자주 먹지 않으면 별 반응이 없으나 자주 먹으면 피로감이 심해지고 속이 불편하거나 대변 상태가 나빠질 수 있다.

배추와 같은 잎채소를 많이 먹으면 속이 불쾌하거나 복부 팽만이 올 수 있으며, 사람에 따라 가끔 목이 죄는 느낌이 발생할 수도 있다.

::: 질병과 관련된 특징 :::

평소 육식을 자주 해야 체력이 유지되는 체질이다. 육식을 하지 않으면 기운이 없어지고 입에 침이 고이는 사람이 있다.

운동을 게을리 하면 복부 비만이 잘 오며, 당뇨병 같은 대사성질환이나, 중풍·심장병 같은 순환계 질환에도 걸릴 수 있다.

정신적 충격으로 인한 불안이나 강박증 같은 정신과 질환을 앓는 사람이 종종 있다. 환청은 이 체질의 특징적 질환에 속한다.

호흡기가 약하여 기침이나 가래, 천식 등을 앓는 사람들이 많은 편이다.

자가면역이나 기타 면역계 희귀병은 상대적으로 적다.

알레르기비염이 있는 사람이 가끔 보이나, 전체적으로 볼 때 알레르기 질환이 상당히 적은 체질이다.

건강한 경우 땀이 매우 많으나, 병이 있거나 몸 상태가 나빠지면 땀이 별로 나지 않는다.

목음체질의 특징은?

헤이연 안녕하세요, 헤이연입니다!
오늘도 주원장님을 모시고 8체질에 대해 즐거운 이야기 나눠보겠습니다.
안녕하세요, 주원장님!

주원장 안녕하세요, 헤이연님!

헤이연 지난 시간에 목양체질의 특징에 대해 알아봤는데, 오늘은 그러면 목음체질 시간이 되겠네요?

주원장 네! 말씀대로 오늘은 목음체질의 특징에 대해 알아보겠습니다.
먼저, 얘기를 시작하기 전에 항상 묻는 질문이 있죠?

헤이연 장부대소구조 말씀하시는 거죠?
목음체질은 장부대소구조가 '간담〉심소장〉비위〉신방광〉폐대장'입니다.

주원장 이젠 척척 나오는군요! 맞았습니다!
여기서 이 체질을 특징짓는 장기는 바로 대장입니다.

헤이연 대장이요?
금음체질에서도 가장 주목한 장기가 대장이었는데, 목음체질도 그렇군요!

주원장 네! 바로 짚었습니다! 금음체질에서는 대장이 어떻다고 했죠?

헤이연 가장 길다고 했어요!

주원장 그랬었죠! 여기 목음체질은 그러면 대장이 어떻겠어요?

헤이연 금음체질과 목음체질은 서로 반대니까, 목음체질의 대장은 가장 짧겠네요?

주원장 또 맞췄어요! 목음체질은 대장이 가장 짧습니다.
그래서 가장 먼저 알 수 있는 특징은 장내 소화된 음식물이 오래 머물기 어렵다는
것입니다. 그러니 어떻겠어요?

헤이연 그럼 화장실에 자주 가야겠네요!

주원장 맞았어요! 그래서 목음체질은 몸에 별 문제가 없는데도 대변 보러 화장실

에 자주 갑니다. 먹기만 하면 화장실에 가는 사람도 많아서 하루 서너번, 심지어는 대여섯번까지 가는 사람도 있어요.

헤이연 하루 여섯번까지 간다면, 진짜 굉장히 귀찮겠네요!
하루 종일 똥 누러 가다 세월 다 보내는 셈이잖아요!

주원장 그렇죠! 하지만 어떡해요! 안 그러면 바지에 싸게 생겼는데….

헤이연 (박장대소) 하하하!

주원장 그래서 이 사람들은 밖에서 식사할 때면 항상 화장실 먼저 확인하는 버릇이 있어요. 먹고 나서 화장실 없으면 완전 비상 걸리거든요!

헤이연 근데 진짜 그런 사람이 있어요?

주원장 환자 중에 조카들이 모두 목음체질이란 사람이 생각나네요.
다들 키가 크고 골격이 좋은, 장사들이라고 했죠. 근데 이들이 군대에서 엄청 힘들었대요. 보초 서다가도 똥이 마려워서 싸러 가야했다는 거예요. 그래서 한번은 영창까지 갈 뻔했대요. 보초 서다 똥싸러 갔는데 주번사령한테 걸려가지고.

헤이연 (큰 소리로) 하하하! 그런데 가만 생각하니, 앞에 금음체질도 과민성대장증상이 있어 화장실 자주 간다고 하지 않았어요?

주원장 역시 헤이연님은 예리하군요!

둘다 대변을 자주 보는 것은 비슷하지만, 그 원인은 매우 다릅니다.

금음체질의 경우는 체질식을 잘 지키지 않을 때 몸에 맞지 않은 음식을 배출하기 위해 대장이 민감해져서 자꾸 대변을 보려는 것이고, 목음체질의 경우는 단순히 장이 짧아 소화기관에 아무런 문제가 없는데도 대변을 오래 두지 못해 배출해야 해서 대변을 자주 보는 것이죠.

금음체질은 병리적인 현상이고, 목음체질은 생리적인 현상이라는 거죠.

헤이연 아~ 그러니까 그게 금음체질에겐 병이고, 목음체질에겐 병이 아니라는 거네요!

주원장 그렇습니다! 이런 현상은 금양체질과 목양체질에도 대동소이(大同小異)하게 나타나죠. 한의원에 있으면 금양체질이 흔히 하는 말로 "외식만 하면 바로 화장실 가야한다"고 해요. 이는 대개 맞지 않은 음식을 먹었거나 화학조미료가 많이 든 음식을 먹을 때 그런 경우가 많죠. 반면 목양체질은 일반적으로 많이 먹었을 때 대장이 짧은 까닭에 빨리 배출하기 위해 급히 화장실에 가야 하는 경우가 많아요.

헤이연 그럼 이들을 구별하기가 꽤 까다롭겠네요!
이 네 체질이 다들 화장실 자주 간다니까요.

주원장 그렇죠! 이런 것 때문에 체질진단이 어려운 겁니다.
하지만 그 원인을 소상히 들여다 보면 체질을 구별할 수 있어요.
금체질은 일종의 배탈이 나서 화장실을 자주 가는 거고, 목체질은 그냥 정상적인 배변으로서 화장실에 자주 가는 차이가 있으니까요.

헤이연 그럼 구별을 위해 대변을 잘 살펴봐야겠네요!

주원장 맞습니다! 변 보기가 수월하고 변의 상태를 봐서 정상적이거나 약간 무른 정도면 목체질일 확률이 높고, 변 보기가 어렵거나, 상태가 가늘고 지저분하거나 설사에 가까우면 금체질일 확률이 높습니다.

헤이연 그럼 목음체질은 변비는 없겠네요!

주원장 그렇진 않아요. 체질식을 하지 않으면 목음체질도 변비가 올 수 있어요. 그런 경우 상당히 곤란한 지경이 될 수 있죠.

헤이연 왜요?

주원장 생각해보세요! 장이 짧은데 대변이 안 나가고 꽉 막고 있으니 얼마나 괴롭겠어요! 물론 다른 체질도 괴롭긴 매한가지지만 금음체질은 그 괴로움이 더 배가 될 수 있다는 거죠.

헤이연 근데 계속 얘기하다 보니 약간 식욕이 떨어지려고 하는데요?

주원장 하하하! 그럼 변에 대한 얘기는 그만하고 빨리 다른 얘기로 넘어가죠! 체형에 대해 잠깐 얘기해보죠. 전에는 피상적인 인상으로 목음체질은 목양체질과 비슷하게 좀 살이 찌고 배가 나온 이런 모습일 거라고 생각했는데, 임상을 하다 보니 의외로 마른 사람이 종종 눈에 띄어요. 그리고 보통 정도의 체격이 주류이고, 과체중이나 비만은 생각보다 많지 않습니다.

헤이연 그럼 목양체질과는 체형에 좀 차이가 있군요.

주원장 네! 그리고 아까 장과 관련해서 첨가할 얘기가 있는데, 목음체질은 장이 안 좋아지면 아랫배가 차가운 사람이 많아요. 이렇게 아랫배가 차가워지면 설사를 하거나, 또는 다리가 무거워지고 허리가 아픈 경우가 생길 수 있어요.
이런 점은 목양에도 공통적이죠.

헤이연 허리가 아픈 게 장 때문일 수 있다는 건 상당히 의외네요.
대개 허리 아프면 근육이나 신경 같은 문제로 생각하기 쉽잖아요!

주원장 예리한 지적이에요! 그래서 체질을 안다는 게 굉장히 중요합니다.
이런 경우 장을 치료해주면 되는데, 거기다 대고 또 허리에 물리치료나 약물 치료를 하면 별 효과가 없는 거죠.

헤이연 그런데 목음체질의 장 치료는 어떻게 하는 거죠?

주원장 여러 가지가 있어요. 체질침 치료를 할 수 있고, 또 목음체질에 좋은 체질약 처방을 쓸 수도 있어요. 물론 체질식을 잘 하는 건 기본이죠. 그리고 될 수 있는 대로 찬 음식을 먹지 않는 게 좋아요. 맥주나 찬 우유, 생선회, 조개, 해물을 먹으면 속이 아프거나 배탈이 날 수 있어요. 이런 점은 수양이나 수음체질과 비슷해서 감별진단이 필요해요. 아까 말했듯이 목양체질도 비슷한 증상이 있을 수 있어 역시 감별이 필요하죠. 집에서 할 수 있는 또 한 가지 좋은 방법은 배를 따뜻하게 해주는 거예요.

헤이연 어떻게 배를 따뜻하게 해주죠?

주원장 수단과 방법을 가리지 않고 뭐든지 배를 따뜻하게 할 수만 있다면 다 괜찮아요. 더운 찜질을 하거나, 뜨거운 물이나 음식을 먹거나, 뜨끈한 목욕을 하거나, 혹은 복대를 하는 거예요.

헤이연 복대가 뭐죠?

주원장 배에 대는 밴드 같은 거예요. 벨트처럼 생겼어요.
목음체질은 몸 컨디션이 안 좋으면 이렇게 복대를 하고 다녀도 좋아요.

헤이연 복대가 건강에는 좋겠는데 패션에는 좀….

주원장 아니에요! 배가 많이 나온 사람은 복대를 하면 체형교정 효과가 있어 오히려 몸매가 더 예뻐져요. 그리고 또 하나! 잘 때에 꼭 배를 덮고 자세요!
목음체질은 여름에 아무리 더워도 배만큼은 꼭 덮고 자는 게 건강을 유지하는 비결이에요. 이건 목양체질도 마찬가지고요.

헤이연 주원장님, 그런다고 그게 얼마나 보탬이 될까요?
더운데 그냥 시원하게 자는 게 낫지….

주원장 모르시는 말씀! 이게 비록 하찮아 보여도 의외로 건강에 상당히 도움이 됩니다! 이런 소소한 8체질의 지혜가 바로 여러분들이 병원 안 가고 건강하게 오래오래 사는 최고의 비결이 되는 거예요.

헤이연 죄송해요, 제가 잠시 방심했네요!

주원장 목음체질은 목양체질처럼 육식과 분식이 좋은데, 육식을 그다지 즐기지 않는 사람도 가끔 있어요. 반면 밀가루 음식은 대체로 좋아해요.
잎채소를 많이 먹으면 피로감을 느낀다고 하는 걸로 봐 잎채소가 간에 독성을 일으키는 것으로 추측할 수 있어요. 티비 같은 데서 대개 간이 안 좋으면 녹황색 채소 많이 먹으라고 권유하는데, 여기는 완전 반대죠?

헤이연 그래서 전에 목양체질에 대해 말씀하실 때 티비(TV)를 조심하라고 하셨죠! 그러니까 목체질은 될 수 있으면 티비 보지 말고, 보더라도 웬만하면 반대로 해야 되겠네요, 청개구리처럼!

주원장 말씀 잘 했어요! 목체질은 청개구리 작전이 필요해요!
잎채소 먹으라고 하면 뿌리 채소 먹고, 쌀밥 먹으라고 하면 밀가루 음식 먹고, 생선 먹으라고 하면 고기 먹고, 현미 먹으라고 하면 백미 먹고, 이렇게 말이죠!

헤이연 하하하, 재밌네요!

주원장 제가 체질과 관련해서 성격을 잘 말하지 않는 편인데, 목음체질에 엄청나게 성격 급한 분이 있었어요. 키가 160 정도고 좀 깡마른 느낌을 주는 체격이었죠. 목소리 톤도 약간 허스키하면서 높았어요.
심근경색이 와서 수술한 분이었는데, 내원했을 때 아직 협심증이 있었어요. 그 때문에 가슴 통증이 종종 왔었죠. 기분 나쁜 일이 있거나, 화가 나거나, 신경 쓰는 일이 있으면 흉통이 자꾸 재발하곤 했어요. 하여튼 "욱!"하는 성격의 끝판왕이랄까?

헤이연 주위 사람들이 항상 조마조마 하겠네요, 그렇게 화를 잘 내면은.

주원장 한번은 진료실 밖 대기실에서 큰 소리가 났어요. 그분이 왔는데 아마 좀 오래 기다리셨나봐요. 불 같이 화를 내면서 간호사에게 소리를 지르는 거예요!

헤이연 아니, 너무한 거 아니에요? 간호사가 무슨 죄가 있어요?

주원장 그러니까 말이에요! 간호사가 그분을 어렵사리 진정시키고 나서 진료실에 들어왔는데, 그때까지도 분이 안 풀려서 씩씩대다가 가슴이 아프다고 하시는 거예요. 저도 눈치 보면서 어떻게 잘 구슬려서 치료를 하고 보내드렸죠.

헤이연 혹시 분노조절장애가 있으신 거 아니에요?

주원장 하여튼 감정 컨트롤이 잘 안 되는 분이었죠.
본인도 그런 성격 때문에 인생에서 참 손해도 많이 봤대요.

헤이연 그분 자신도 그걸 잘 아시는군요!

주원장 알죠! 그런데도 그걸 고치지 못하니 참 딱한 거죠.
그분이 한동안 뜸 하다가 어느 날 또 흉통으로 내원했어요. 또 무슨 화나는 일이 있었나 해서 물어보았죠. 며칠 전 축구를 보다가 흥분해서 흉통이 왔다는 거예요.

헤이연 축구를 보다가요? (큰 소리로) 하하하!
아참! 이렇게 웃으면 안 되는데….

주원장 저도 실소가 나오는데 그걸 참느라 참 힘들었어요. 제가 웃으면 그분은 또 화가 날 것이고, 그러면 또 흉통이 더 심해질 수 있으니까요. 그래서 이렇게 물었죠: "아니, 그냥 가벼운 마음으로 보시지 왜 그렇게 흥분하셨어요?"

헤이연 그러니까 뭐라고 그러셨어요?

주원장 우리나라 대표팀이 콜롬비아와 유소년 축구 시합에서 전후반 90분 동안 승부가 나지 않아 결국 승부차기를 했는데, 너무 손에 땀을 쥐고 잔뜩 긴장해서 보다 보니 그랬다는 거예요. 사실 승부차기라는 게 보통 사람도 엄청 가슴 졸이며 보잖아요. 근데 협심증이 있는 분이 그걸 봤으니 얼마나 심장에 부담이 갔겠어요! 사실 그분도 그런 위험성을 잘 알면서도 워낙 재밌으니 죽음을 무릅쓰고 승부를 지켜본 거죠.

헤이연 (웃음을 참으며) 죽음을 무릅쓰고!

주원장 어쨌든 그분의 사례로 목음체질도 매우 성질 급한 사람이 있다는 걸 확인한 거죠. 그러니까 성격은 체질적으로 분류되는 게 아니라, 그 사람의 개인적 성향인 경우가 많다라고 이해해야 한다는 점을 이 자리에서 분명히 해두고 싶습니다.

헤이연 잘 알겠습니다!
그럼 이상으로 목음체질의 특징에 대한 이야기를 마치겠습니다.
다음 시간에 또 보다 흥미진진한 얘기로 여러분을 찾아뵐 것을 약속드립니다.

헤이연&주원장 여러분, 안녕!

목음체질의 특징 요약

::: 체형의 특징 :::

근육이 잘 발달하거나 살찐 체격이 많으나, 의외로 마르고 날씬한 사람들도 자주 눈에 띈다.

::: 음식과 관련된 특징 :::

식욕이 좋으며, 육식, 밀가루 음식뿐만 아니라, 채식, 생선, 해물도 잘 먹는다.

생선 중에 고등어 먹고 생목이 오르거나 두드러기가 날 수 있다.

찬 우유나 생선회, 해물을 먹으면 속이 불편해지거나 배탈이 날 수 있다.

육식이나 밀가루음식이 좋은 체질이나, 이를 즐겨하지 않는 사람들도 드물지 않게 있다.

건강상 문제가 없어도 대변을 하루 서너 번씩 자주 보는 사람이 많다. 대변 횟수가 하루 1번 혹은 2번 정도로 보통 사람과 비슷한 빈도를 보이는 사람도 적지 않다.

::: 질병의 특징 :::

맥주나 찬 음식을 먹으면 설사를 하거나 뱃속이 불편함을 잘 느낀다. 아랫배를 찬 데 두면 설사를 하거나, 또는 다리가 무거워지고 허리가 아픈 경우가 있다. 과민성대장증상이나 대장 용종(polyp)이 있는 사람이 종종 있으며, 드물게 궤양성대장염을 앓는 사람도 있다.

운동을 게을리 하면 배가 나오거나 살이 잘 찌며, 그로 인해 고혈압 혹은 당뇨가 발생할 수 있다.

피부가 예민하여 음식이나 약물, 먼지, 꽃가루 등에 갑자기 두드러기가 나거나 가려움증이 발생하는 사람이 종종 있다. 찬 물이나 찬 공기만 닿아도 피부가 붉어지는 사람도 있다.

피부 자극을 받으면 그 부위가 붉혀 오르는 피부묘기증(dermographism)도 종종 나타난다.

폐가 약해 가래가 잘 끼는 사람이 있고, 천식이 있는 사람도 있다.

배가 차서 여름에도 배를 꼭 덮고 자는 사람이 많으며, 복대 등을 이용해 배를 따뜻하게 해주면 컨디션이 좋아진다.

수양체질의 특징은?

헤이연 지난 시간까지 금체질, 토체질, 그리고 목체질의 특징에 대해 알아봤습니다. 그럼 오늘은 당연히 마지막 남은 수체질 이야기를 해야 할 것 같네요.

주원장 그렇습니다! 오늘은 그 중 먼저 수양체질에 대해 이야기를 풀어가 보죠. 수양체질은 일반적으로 보통 체격 아니면 마른 체형이 많습니다. 키가 크고 몸매가 예쁘고 균형미가 있어 패션모델감인 사람도 종종 보입니다.

헤이연 그럼 연예인들 중에 많겠네요?

주원장 아마 그럴 겁니다. 하지만 드물게 비만이 심한 사람도 있으므로 날씬한 체형으로 단정해선 안 돼요.

그리고 수음체질, 금체질 역시 마른 사람들이 꽤 있으므로 역시 주의해야 합니다.

헤이연 체질별로 특징적인 체형이 있으면 체질을 구분하는데 참 좋겠는데, 그게 아니니 참 어려운 것 같아요.

주원장 그렇죠! 수양체질도 장부구조상 신방광이 커서 엉덩이가 크고 하체가 발달했을 거라는 얘기가 많은데 실제 보면 전혀 그렇지 않아요.
그런 임상적 근거가 부족한 말에 현혹돼 체질진단이 잘못된 게 아니냐고 의심하는 분이 가끔 있는데, 되도록이면 인터넷에 떠도는 말은 믿지 않는 게 좋아요.
뭔가 상업적 목적을 가지고 낚시하는 기사를 올리는 경우가 많으니까요.
그런 말에 혹하면 괜히 혼동만 가중될 수 있어요.
하여튼 특정 체질에 고유한, 그런 체형은 없다는 점 꼭 명심하세요!

헤이연 (큰 소리로) 명심!

주원장 그럼 이제 본격적으로 수양체질에 대해 탐구해보겠습니다.
수양체질의 장부대소구조는 알다시피 '신방광〉폐대장〉간담〉심소장〉비위'죠.
여기서 주목할 장부는 역시 비위예요. 비위가 장부구조상 가장 끝에 있죠?
이 말은 뭘 의미하겠어요, 헤이연님?

헤이연 (자신감 있게) 비위가 가장 작은 체질이니 당연히 소화력이 약한 체질 아니겠어요?

주원장 맞았어요, 헤이연님!

역시 그동안 열심히 저의 8체질 강의를 따라온 보람이 확실히 느껴지네요.

네, 수양체질은 소화력이 약한 체질입니다. 모든 수양체질이 소화력이 약한 것은 아니나, 상당수가 소화계 문제를 안고 살아간다는 사실은 맞아요. 그래서 제가 앞선 강의에서 수체질의 체질식에서 가장 주의해야 할 강령으로 과식, 찬 음식, 날음식을 꼽았죠. 이 중에서도 특히 주의할 것은 바로 과식, 즉 지나치게 많이 먹는 거예요. 이는 당연히 수음체질에도 해당되죠.

헤이연 참 이상해요! 저는 뭘 먹다가 배가 부르면 더 이상 먹기 싫어 안 먹게 되는데, 왜 사람들은 감당도 못하면서 그렇게 많이 먹죠?

주원장 아녜요! 대개의 수체질들도 헤이연님처럼 그래요. 그리고 일반적으로 식욕이 그다지 강한 편도 아니죠. 어떤 사람은 정말 쬐끔만 먹어요. 눈꼽만큼만 먹는단 말이죠. 그런데 일부지만 수체질 중에 상당히 과식을 하는 사람들이 있어요. 전에 말했죠? 폭식증이 있던 수양체질 환자 얘기.

헤이연 아~ 그, 목젖까지 찰 정도로 먹은 여자~!

주원장 맞아요! 그런 정신과적 수준까지 가진 않았지만, 일반인 중에도 상당히 과식하는 수체질이 있어요. 그리고선 결국 체해가지고 늘상 바늘로 손가락을 따고 그러는 거예요.

헤이연 (눈 휘둥그레) 바늘로 손가락을 따요? 왜요? 아프지 않아요?

주원장 물론 아프죠! 하지만 체해서 여기 가슴이랑 명치가 꽉 막혀 숨도 못 쉬게 답답하고, 위가 아픈 것보단 훨씬 낫죠.

헤이연 그런데 위장하고 손가락 따는 거 하고 무슨 관계가 있어요?

주원장 손가락을 따는 건 혈액순환을 도와 기가 멈춘 걸 다시 돌려주는 역할을 하는 거라고 할 수 있어요. 한의학 이론에 "기행즉혈행(氣行卽血行), 기체즉혈체(氣滯卽血滯)", 이런 말이 있거든요. 직역하면 기가 가면 피도 가고, 기가 멈추면 피도 멈춘다, 이런 말이죠.

헤이연 그래도 아직 무슨 말인지 딱 와닿지가 않은데요?

주원장 한의학에서는 혈액순환을 '기(氣)가 피(血)를 운행시킨다'고 생각해요. 혈액순환의 원동력을 '기'라고 보는 거죠.

헤이연 여전히 피가 도는 것하고 소화하고 무슨 상관인지 모르겠어요.

주원장 한의학적으로 보면, 음식을 먹다가 체한 것은 실은 기가 멈춘 거예요. 그래서 기체즉혈체, 즉 기가 멈춰서 피도 멈춘 거죠. 그럼 체한 게 내려가려면 어떻게 해야겠어요? 기행, 다시 말해 기가 다시 움직여야죠! 근데 기가 지금 멈춰서 움직이지 않으니까, 역으로 혈행, 즉 피를 움직여서 기가 가게 하는 걸 고안한 거예요. 손가락에서 피를 따면 멈춘 피가 다시 움직이고, 피가 움직이면 기도 역시 움직여서 여기 체기가 쑥 내려가게 되는 거죠.

헤이연 아하! 그거 참 신기하네요! 옛날 사람들은 이런 걸 어떻게 알아냈지?

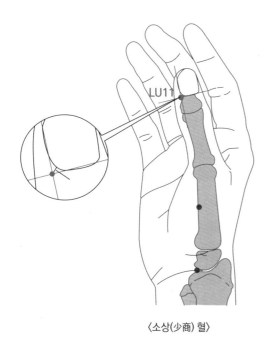

〈소상(少商) 혈〉

주원장 그러게 말이에요! 참으로 놀라운 지혜라 하지 않을 수 없죠!

헤이연 그런데 정확하게 어느 부위를 따는 거예요?

주원장 대개는 '소상(少商)' 혈이라고 해서 엄지손톱의 내측 모서리에서 1~2미리 떨어진 부근을 따 주면 돼요. 이렇게 피를 내는 치료법을 한의학에서는 사혈(瀉血)요법이라고 합니다.
이 소상혈 외에도 아무 손가락이건 그 끝 부근에서 소량의 피를 내면 대개는 효과가 있어요.

헤이연 바늘로 손톱 부근을 따려면 꽤 아프겠네요? 저는 무서워서 못할 것 같아요!

주원장 이런 사람들을 위해 사혈을 편하게 할 수 있는 사혈기가 시중에 나와 있어요. 일반 바늘 대신 란셋(lancet)이라는 의료용 바늘이 있는데 그걸 넣어서 사용하면 돼요. 하지만 사혈기를 쓰건 그냥 바늘을 이용하건, 뭐든 뾰족한 것으로 피를 약간만 내면 돼요. 잊지 말 것은 사혈 전후에 그 부위를 알코올솜으로 소독하는 거예요.

헤이연 알겠습니다! 그럼 또 다른 수양체질의 특징은 뭐가 있어요?

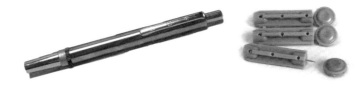

〈사혈기와 란셋〉

주원장 수양체질은 찬 음식을 잘 먹지 못하고, 또 아주 싫어하는 사람이 많습니다.
찬 것을 먹으면 탈이 잘 나고 또 아주 질겁을 하죠.
당연한 말이지만 수음체질도 마찬가지예요.

헤이연 저는 냉수나 얼음 같은 찬 것을 좋아하고 잘 먹으니까 수체질은 아니겠네요?

주원장 헤이연님! 전에 수차례 말씀드린 것 같은데요!
좋아하고 잘 먹는 것은 체질진단에 오류를 일으킬 수 있으니 주의해야 한다고요.

헤이연 이크! 죄송합니다. 깜빡했어요!

주원장 수체질인데도 또 찬 것을 좋아하고 잘 먹는 사람도 있으므로 그렇게 접근
하면 절대로 안돼요! 알았죠?

헤이연 넵!

주원장 거듭 얘기하지만, 좋아하거나 잘 먹는 건 체질진단에 별로 중요한 정보가
되지 못합니다. 좋지 않은 증상이 분명하게 나타날 때가 체질진단에 훨씬 더 중요
하다는 점을 항상 상기하시기 바랍니다.
이렇게 안 좋은 증상이 나타날 때, 이를 토대로 배제되는 체질이 무엇인가를 먼저

봐야한다고 거듭 얘기했던 것 기억하죠?

헤이연 넵!

주원장 그럼 이렇게 찬 음식을 먹었을 때 좋지 않은 증상을 보인다면 어떤 체질을 배제할 수 있겠어요?

헤이연 그럼, 에… 찬 음식이 좋은 체질이 배제될 테니까… 그렇지! 토양체질이나 토음체질이 배제되겠네요!
맞아요?

주원장 맞았어요! 그렇게 항상 배제를 위주로 생각하고 그런 다음 가능 체질을 찾아보는 거예요. 알았죠?

헤이연 넵!

주원장 그런데 이렇게 찬 음식 먹으면 좋지 않은 체질은 사실은 수체질 이외에도 많이 있어요. 금체질에도 있고, 목체질에도 있어요. 그러니 체질진단에 얼마나 신중해야 하는지 알겠죠?

헤이연 넵!

주원장 다음으로, 수체질은 날 것, 예를 들면 대표적으로 회를 싫어하고 먹으면 탈나는 사람들이 많아요. 이 외에 생굴도 매우 해롭고, 또 육회도 상당히 위험할 수 있어요. 그러니 모든 날 것은 하여튼 제 1로 조심해야 해요.

헤이연 과일은 그래도 생 것으로 먹어야겠죠?

주원장 과일도 사실은 익혀 먹으면 더 좋아요.

헤이연 (화들짝 놀라) 네엣? 어떻게 과일을 익혀 먹어요!

주원장 예를 들어 사과가 수체질에 좋은 과일로 분류되는데, 위가 매우 약한 수체질은 이런 유익한 과일도 소화불량을 일으킬 수 있어요. 그래서 수체질은 대체로 과일을 싫어하는 사람들이 많죠. 그럴 경우 과일을 좀 익히거나 살짝 쪄서 먹으면 소화가 잘 되어 문제가 많이 줄어들어요. 물론 과일을 익히면 거기 든 영양소의 파괴나 손실이 있게 되므로 너무 오래 익히면 좋지 않겠지요.

헤이연 (고개를 좌우로 흔들며) 아무리 그래도 어떻게 과일을 익혀 먹어요!
전 차라리 안 먹고 말겠어요!
과일은 냉장고에서 바로 꺼내서 시원하게 먹어야 제 맛이지!

주원장 수체질이 과일을 익히지 않고 그냥 먹는다면 보관은 냉장고에 하더라도, 먹을 땐 몇 시간 전에 꺼내서 차지 않은 상태로 먹는 게 좋아요.

헤이연 수체질도 생각보다 금체질 못지 않게 먹는 데 제한이 많은 것 같네요.

주원장 그렇게 부정적인 쪽만 보지 말고, 항상 자기 체질의 좋은 측면을 좋아하고 긍정적으로 생각하는 게 훨씬 건강과 삶에 좋아요. 알겠죠?

헤이연 네, 잘 알겠습니다!

주원장 수체질은 비위가 작기 때문에 전반적으로 기름진 음식이 좋지 않아 싫어하는 사람이 많습니다. 고기 중에는 돼지고기가 특히 해롭죠. 그래서 돼지고기만 먹으면 체하거나 설사를 심하게 하는 사람이 종종 있어요. 하지만 개중에는 돼지고기를 무척 좋아하고 먹어도 큰 탈을 느끼지 않는 사람도 있으므로 역시 잘 살펴보는 게 필요합니다.

헤이연 이렇게 항상 예외가 있으니 체질진단이 생각보다 매우 어려워지는 것 같아요.

주원장 물론 그런 면도 있지만, 이런 예외가 있어 인간의 다양성이 확보되는 거라고도 볼 수 있어요. 말하자면 이건 인간을 강하게 만드려는 진화의 법칙 같은 거예요. 다양성 속에 인간이라는 종의 영속 가능성이 높아지거든요.

헤이연 다양성이 높아지면 인간이라는 종이 더 오래간다는 말이에요?

주원장 맞아요! 인간이라는 종의 형질이 다양해지면 다양한 환경의 변화에 적응할 수 있는 능력이 올라가기 때문이죠.

헤이연 다양성이 나쁜 것만은 아니군요.
체질을 알아내는 데 좀 불편하긴 하지만….

주원장 또 다른 특징으로, 수양체질은 알레르기가 많은 편이에요.
피부가 예민해서 두드러기나 피부건조증, 발진 등이 잘 나는 사람이 있어요. 주위 역한 냄새에 매우 민감한 사람도 종종 눈에 띄어요. 금속, 햇빛, 꽃가루, 먼지 등에 알레르기를 일으키는 사람도 드물지 않아요.

헤이연 이 말만 들으면 얼핏 금체질과도 상당히 유사하네요.

주원장 그래요! 또, 수양체질은 화장품 부작용도 꽤 많은 편이에요.
전에 수양체질 환자 중에 화장품에 대한 트러블이 심한 사람이 있었어요. 하여튼 거의 모든 화장품이 다 부작용을 일으키는 거예요. "고급 기능성 화장품이나 명품 화장품일수록 더 트러블이 심하다"고 한 말이 지금도 기억에 남아요.
"차라리 평범한 싸구려 화장품이 훨씬 더 낫다"고 했어요.
그리고 "웬만하면 기초 화장품만 바른다"고 했어요.

헤이연 충격이네요! 피부에 좋다는 고급 화장품이 피부에 더 해가 많다는 말이니!

주원장 그분 말에 의하면 그렇죠.
금체질에도 화장품 부작용이 많은 사람들이 꽤 있는데, 다들 비슷한 반응이에요.
그들도 역시 그냥 평범한 기초 화장품이 제일 낫다고 해요.

헤이연 이거 참 멘붕이네요! 훨씬 더 많은 돈을 주고 더 해로운 걸 쓰다니….

주원장 하여튼 체질에 맞지 않으면 아무리 좋은 것도 좋은 게 아니다, "돼지 목에 진주"나 마찬가지다, 이렇게 가슴에 새기고 살아야죠.

헤이연 주원장님이 "항상 정신 바짝 차리고 살아라"고 하신 말씀이 이제 좀 이해가 가네요. 그렇지 않고 장사꾼이나 판매원들 말만 들으면 자칫 비싼 돈만 날리고 더 해로운 걸 살 수도 있으니까요.

주원장 그래서 체질이란 우리 삶의 나침반 같은 거예요.
항상 길을 잃지 않게 빛을 비춰주거든요.

헤이연 그 말이 딱이네요! 체질이란 삶의 나침반이다!

주원장 수체질의 또 하나의 특징은 정신적 스트레스에 상당히 취약하다는 거예요. 심한 정신적 충격을 받거나, 분노가 일거나, 크게 슬퍼하거나, 심한 스트레스를 받았거나, 골치 아픈 문제에 장시간 골몰하면 몸 컨디션이 급전직하 하는 경우가 많아요.

헤이연 몸 컨디션이 나빠진다는 게, 구체적으로 어떻게 나빠진다는 거죠?

주원장 피곤해지고 소화가 안 되고 식욕이 떨어지고, 심하면 사람이 시름시름 앓게 돼요. 어떤 경우엔 식은땀을 줄줄 흘리면서 위중한 환자처럼 몸져 누어요.
이런 걸 이제마 선생은 '망양증(亡陽證)'이라고 해서 매우 위험한 증후라고 했죠.

헤이연 위험한 증후라면?

주원장 생명을 잃을 수도 있다는 거죠! 수체질은 땀을 많이 흘리면 양기(陽氣)가 심하게 빠져나가요. 이 체질은 원래 땀을 거의 안 흘리는 게 정상이거든요.

수체질의 양기를 보하기 위해 그런 건데, 정신적인 스트레스가 심하게 오면 단 시간에 양기가 죄다 누설되어 위중한 상태에 떨어질 수 있어요.

헤이연 양기란 게 뭐죠?

주원장 생명의 에너지 같은 거로 이해하면 돼요. 그래서 수체질은 사우나 같은 데 가서 땀을 빼면 안돼요. 이건 금체질도 마찬가지예요. 이 체질들은 목욕탕에 가서 땀을 인위적으로 내지 말고, 적당한 샤워 정도로만 하면 돼요. 수체질과 금체질은 몸이 안 좋아지면 땀이 나게 되는 경우가 많아요.
식은땀처럼, 덥지도 않은데 땀이 줄줄 나면 아주 안 좋은 사인이어요.

헤이연 저는 열감기 같은 것에 걸리면 땀을 내면 좋아지는데, 수체질이나 금체질은 그게 안 좋은 거군요.

주원장 그렇죠.
하여튼 목욕 하나도 체질에 따라 맞게 하는 게 건강의 비결이 되는 거죠.

헤이연 네, 잘 알았습니다! 수양체질에 대해 또 언급할만한 게 있어요?

주원장 생리전증후군이 있어요. 생리가 오기 전에 얼굴이 홍조를 띠고 붓거나, 목구멍이 붓고 아프거나, 몸에 열이 나서 더위를 참지 못하거나, 식욕이 마구 증가하여 과식으로 고생하거나, 온몸이 두들겨 맞은 듯 아파서 꼼짝 못하거나, 극심한 피로로 몸을 가누지 못하는 등의 증상이 있어요.

헤이연 (한탄하며) 아! 여자는 왜 이런 고생을 해야 하는지 참!

주원장 신기한 건 생리가 끝나면 언제 그랬냐 싶게 증상이 싹 사라져요!
마법 같이 말이죠!

헤이연 그러니까 살기는 하지만, 그래도 그런 마법 같은 것은 애초부터 없었으면
좋겠어요!

주원장 저도 동감이에요!

헤이연 지금까지 주원장님을 모시고 8체질에 대해 알아봤습니다.
그럼 다음 시간에 또 여러분을 찾아 뵙겠습니다.

헤이연&주원장 여러분, 안녕!

수양체질의 특징 요약

::: 체형의 특징 :::

일반적으로 보통 체격, 혹은 날씬하거나 마른 체격이 많다. 비만인 사람도 있으나 드물다.

::: 음식과 관련된 특징 :::

대개 식욕이 별로 없어 잘 먹지 않는 사람들이 많다. 간혹 식욕이 좋고 과식을 자주 하는 사람도 있다(이런 사람은 식사를 거르다가 폭식을 하는 경향이 있다). 과식을 하면 체하거나 속이 부대끼며, 설사를 하는 경우가 흔하다.

찬 음식을 싫어하거나 전혀 먹지 못하는 사람이 많다. 어릴 때부터 찬 것을 잘 먹지 못하고 따뜻한 것을 좋아하면 이 체질일 확률이 높다.

열증(熱證)이 있는 사람은 오히려 뜨거운 것을 싫어하고 찬 것만 찾는데, 아주 좋지 않은 증후이다.

돼지고기 먹고 탈나는 사람이 많다. 하지만 평소 돼지고기를 즐기며 별 탈을 느끼지 못 하는 사람도 있다.

생선이나 해물을 싫어하는 사람이 많다. 특히 생선회나 생굴은 큰 탈을 일으킬 수 있다.

전반적으로 기름진 음식이나 육식을 싫어하는 사람이 흔하다. 반대로 육식을 좋아하는 사람도 드물지 않다. 육식 중에 닭고기가 가장 잘 맞는다.

비·위가 약하여 느끼한 맛이나 냄새에 매우 민감한 편이다.

채소나 과일을 싫어하는 사람도 많다.

::: 질병의 특징 :::

식욕부진, 식체, 설사 등 위나 장의 소화나 흡수에 장애가 많다. 설사를 하거나 소화가 잘 되지 않으면 심한 피로를 느낄 수 있다.

대변 횟수가 적은 편이어서 며칠에 한 번 대변을 보는 경우가 흔하다. 대개 이삼 일에 한 번 정도 보는데, 그래도 변보기를 별로 어려워하지 않는다. 매일 대변을 보는 사람도 있으나 드물다.

수양체질 중에 식욕이 왕성하여 과식을 하는 사람이 있는데, 이런 사람들 중에 가끔 당뇨병이 생길 수 있다.

대부분의 화장품에 트러블을 일으킬 정도로 피부가 예민한 사람이 있다. 두드러기나 피부건조, 피부발진이 나는 사람도 종종 있다. 금속·햇빛·꽃가루·먼지 등에 알레르기를 일으키는 사람도 있다.

심한 정신적 충격을 받으면 두통이나 수전증, 강박증, 그리고 기타 정신분열증에 걸리는 사람이 있다. 스트레스를 많이 받거나, 분노하거나, 깊은 생각에 장시간 골몰하면 건강이 매우 나빠진다.

스트레스를 심하게 받거나 소화장애가 많을 경우 몸에서 식은땀이 많이 나는 경우가 있다. 손발 또는 겨드랑이 등 국소에만 땀이 많이 나는 경우도 있다.

자궁이나 난소 질환으로 생리통, 생리불순을 앓는 사람이 많다. 생리 때 안면홍조, 부종, 인후통, 발열, 식욕증가, 신체 통증, 극심한 피로가 나타나는 사람이 있다(대개 생리가 끝나면 호전된다).

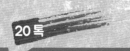

20 톡

수음체질의 특징은?

헤이연 지난 주까지 수양체질에 대해서 알아봤습니다.

그럼 오늘은 말할 것도 없이 수음체질에 대해 이야기해주시겠죠?

주원장 네, 맞습니다! 항상 8체질의 마지막을 장식하는 수음체질 시간이네요.

언제나처럼 먼저 장부구조에 대해 먼저 알아보죠.

수음체질의 장부구조는….

헤이연 (재빨리 받아서) '신방광 〉 간담 〉 심소장 〉 폐대장 〉 비위'입니다!

주원장 아니, 제가 할 말을 이렇게 낚아채 가시다니!

헤이연 오늘이 8체질의 특징을 알아보는 마지막 시간이라 예습 좀 하고 왔습니다. "서당개 3년이면 풍월을 읊는다"고, 주원장님과 무려 20번 가까이 이렇게 8체질 시리즈를 하다 보니 "척하면 3천리"가 됐죠!

주원장 눈치가 백단이셔! 하여튼 열심히 따라와줘서 그저 감사할 따름입니다! 그러면 이 수음체질의 장부구조에서 가장 주목할 장부는…

헤이연 (또 재빨리 받아서) 당연히 비위겠죠!

주원장 야, 이거 참! 유구무언(有口無言)●이네요!

● 유구무언(有口無言) 有 있을 유, 口 입 구, 無 없을 무, 言 말씀 언: 입은 있으나 말이 없다. 뭐라고 마땅히 할 말이 없음을 일컫는 말이다.

헤이연 (계속 잘난 체하며) 그래서 수음체질은 소화기능이 상당히 약한 체질이죠!

주원장 청출어람(靑出於藍)이라더니 이는 헤이연님을 두고 한 말이군요!

헤이연 청출어람이 무슨 말이죠?

● 청출어람이청어람(靑出於藍而靑於藍) 靑 푸를 청, 出 날 출, 於 어조사 어, 藍 쪽 람, 而 말 이을 이: 푸른색이 쪽풀에서 나왔으나, 쪽풀보다 더 푸르다. 제자(청색)가 스승(쪽풀)보다 뛰어난 것을 일컫는 말이다.

주원장 원래는 '청출어람이청어람(靑出於藍而靑於藍)●'이란 말에서 나온 말이에요. 직역하면 청색은 쪽(풀)에서 나왔지만, 쪽보다 더 푸르다는 말이죠.

헤이연 (아리송해서) 에잉? 쪽, 쪽이라니, 무슨 수수께끼같은 말씀이세요?

주원장 쪽은 풀이름이에요. 청출어람이란 말은 재밌게도 이 쪽풀의 염색 과정에서 나온 말이에요. 녹색(green)인 쪽풀이 발효되면 놀랍게도 아름다운 파란색(blue)으로 변신한단 말이에요! 그래서 이 말은 스승(쪽풀)보다 제자(청색)가 더 뛰어나다는 표현으로 잘 쓰이는 말이죠.

헤이연 (손사래를 치며) 제가 주원장님보다 낫다뇨, 에이, 무슨 말씀을!

주원장 (웃으면서) 방금 전에 말씀하신 대로 수음체질은 소화기관, 특히 위가 아주 약한 체질입니다. 그래서 수양체질과 매우 유사한 특징을 지닙니다.
하지만 또 수음체질만의 독특한 특징이 있으니 그걸 잘 캐치해야겠지요.

헤이연 수음체질의 체형은 어떤 특징이 있어요?

주원장 수양체질과 유사하게 마르거나 보통체격인 사람이 많아요. 비만인 사람은 거의 없죠. 그래도 좀 통통한 정도의 느낌을 주는 사람은 가끔 있습니다.

헤이연 금체질과도 좀 유사한 편이군요!

주원장 그걸 눈치 채다니 대단합니다!
조금만 더 열심히 공부하면 곧 8체질의 전문가 반열에 오를 것 같네요.

헤이연 너무 올려주지 마세요, 주원장님!
잘못하면 이카로스(Icaros)처럼 날개가 녹아서 그냥 추락할 수도 있거든요!

주원장 (큰 소리로) 하하하!

자~ 그럼 수음체질에 대해 본격적으로 들어가보겠습니다. 좀 전에 수음체질이 소화기능이 약한 체질이라고 했는데, 수양체질이나 수음체질이나 소화 문제가 상당히 핸디캡이지만, 좀 자세히 들여다보면 둘 사이에 차이가 있습니다.

수양체질은 비, 즉 췌장의 소화효소 분비가 부족한 느낌이라면, 수음체질은 위장 자체가 약하다고나 할까요? 그래서 위무력이나 심하면 위하수증(gastroptosis) 같은 증상이 다른 체질보다 자주 발생할 수 있어요.

헤이연 위하수증이 뭐죠?

주원장 위가 무력해지는 증상이 더욱 심해져 위가 아예 아래로 축 늘어지는 증상이에요. 이럴 경우 늘상 소화장애를 달고 살게 돼 식생활이 아주 고역이 될 수 있어요. 이런 사람들은 식후 누워 있는 버릇이 생길 수 있죠.

헤이연 왜요?

주원장 위가 탄력이 없어 아래로 축 늘어져 있어서 제대로 운동을 못하니까, 위에 가해진 중력을 줄여주기 위해서 그런 행동을 하는 거죠. 누우면 위가 위로 좀 올라가 소화를 위한 연동운동에 힘을 좀 더 보탤 수가 있는 거예요.

헤이연 (놀란 표정으로) 그 정도예요? 생각보다 심각한 병이네요!

그런데 위하수증은 왜 일어나는 거예요?

주원장 과식이 가장 큰 이유예요!

물론 체질에 맞지 않은 음식을 과식했을 때 가장 잘 일어나겠죠?

헤이연 위하수가 있다는 건 어떻게 알 수 있어요?

주원장 배를 눌러보면 어느 정도 알 수 있어요. 이런 진단법을 복진(腹診)이라고 하는데, 위하수가 있는 사람은 복부의 맨아래 부근에서 위가 느껴져요. 원래 위는 여기 명치에서 약간 왼쪽에 있는 장기거든요. 물론 위장조영술 같은 사진을 찍어보면 가장 정확하겠죠.

헤이연 그럼 위하수증이 있다면 바로 수음체질로 진단하면 되겠네요?

주원장 그건 아니에요! 이 경우에도 수음체질일 확률이 높다는 거지, 다른 체질에 없다는 건 아니죠. 임상을 해보면 수양, 금양, 금음, 심지어 토양, 토음체질까지 위하수증이 나타나요.

헤이연 하여튼 어떤 한 체질에만 나타나는 병은 거의 없다고 보는 게 가장 맞겠네요.

주원장 그렇습니다! 그런데 수음체질에 재밌는 특징이 하나 있습니다.

헤이연 그게 뭐죠?

주원장 그것은 육식이 매우 좋다는 것입니다!

헤이연 (눈이 휘둥그레) 그래요? 그건 좀 의외네요!

위가 가장 약한 체질인데, 일반적으로 소화가 쉽지 않은 육식이 가장 좋다니….

주원장 저도 그건 참 의외라고 생각해요. 하지만 아무리 육식이 좋아도 과식하면 안 되죠. 아까 말한 대로 위가 무력해질 수 있기 때문입니다.

헤이연 모든 고기가 다 좋은가요?

주원장 아니요, 그렇지는 않습니다! 돼지고기를 제외한 다른 육식들, 예를 들면 소고기나 닭고기, 양고기, 오리고기 등이 좋습니다. 수양체질도 이런 것들이 좋지만, 수음체질에 비길 바가 못되죠.

헤이연 같은 수체질인데 이런 차이가 있다니, 역시 참 의외네요!

주원장 육식이 좋다고는 하지만, 그래도 기름기가 많은 부위는 피하는 게 좋아요. 지방을 제거하고 살코기 위주로 먹는 게 안전하죠.

헤이연 저도 기름기 많은 고기는 싫어하는데 그건 제 취향이군요!

주원장 권도원 선생님은 돼지고기가 수음체질에 독이라고 하셨어요. 그래서 돼지고기에 대해 지독한 부작용을 보일 수도 있지만, 모든 수음체질이 돼지고기에 탈을 일으키는 건 아니에요. 수음체질인데도 돼지고기 잘 먹고 별 탈 없는 사람도 생각보다 많거든요.

헤이연 그러니까 돼지고기에 부작용이 없다고 해서 수음체질이 아닌 건 아니네요?

주원장 그렇습니다! 항상 그렇게 예외의 상황을 염두에 두고 체질을 확인해보는 습관을 갖는 게 매우 중요합니다.

헤이연 항상 하는 말이지만, 왜 그렇게 예외가 많은 거예요?
체질 대로 딱딱 맞게 나타나면 오죽 좋아요?

주원장 저도 그게 가장 안타깝습니다!
다음으로, 채소나 과일, 생선, 해물 등에 대한 반응은 수양체질과 비슷해요.
이런 음식들을 그다지 좋아하지 않고, 자주 혹은 많이 섭취하면 체하거나 복통, 설사 같은 소화장애를 일으킬 수 있죠.

헤이연 오히려 이런 면은 금체질과 상당히 다르네요!

주원장 그렇습니다! 그리고 밀가루음식도 소화가 상당히 어려운 편이에요.
빵이나 분식에 잘 체하거나 소화불량을 보일 수 있어요.

헤이연 이런 건 금체질과 유사하구요!

주원장 헤이연님, 이젠 체질식을 꿰고 있군요!

헤이연 금체질에 대해서만 그래요! 다른 체질들에 대해선 아직도 많이 헷갈리죠!

주원장 그리고 빙과류나 냉수, 맥주, 보리밥, 참외, 수박 등의 비위의 활성을 떨어뜨리는 음식들은 당연히 해롭겠죠?

헤이연 (자만하는 태도로) 당연하죠!

주원장 또 하나 들 수 있는 수음체질의 특징이 있는데, 그것은 매운 음식이 매우 좋다는 것입니다. 고추, 마늘 이런 매운 음식을 먹으면 소화도 잘 되고 컨디션도 상당히 좋아지는 걸 느낄 수 있죠!

헤이연 우리나라 사람들이 매운 음식을 참 좋아하는데, 그럼 수음체질이 꽤 많겠네요?

주원장 그럴 것 같지만, 실상은 그렇지 않아요!
매운 음식은 금체질도 좋아하고, 목체질도 좋아하고, 심지어는 토체질도 매운 음식을 좋아하는 사람들이 꽤 있어요.

헤이연 매운 음식에 대한 반응 역시도 예외 투성이네요!

주원장 전에 얘기했듯이 이 매운 음식을 좋아하는 습성이 우리나라 사람들의 건강을 심하게 갉아먹고 있는 실정이죠. 금체질이나 토체질이 매운 음식을 많이 먹으면 결국 위나 장 질환을 앓을 수 있고, 심하면 위암, 대장암 같은 위중한 질환에 걸릴 수 있어요.

헤이연 거듭 말하지만, 좋아하는 것과 체질식이 서로 일치하지 않는다는 것이 참 문제 중의 문제네요!

주원장 그렇죠! 하지만 수음체질은 다행히도 이 매운 음식이 좋아요.

그냥 좋은 게 아니라 아주 좋아요! 꽤 매운 음식을 먹어도 위에 별 탈이 없고, 오히려 위의 소화력을 크게 증진시켜 주죠.

헤이연 그럼 수양체질은 매운 음식에 어떤 반응을 보여요?

주원장 수양체질도 매운 음식이 좋아요.
하지만 수음체질보다는 덜하죠! 가끔 매운 음식에 속이 쓰리다는 사람이 있는 걸로 봐서 너무 맵게 먹지는 않는 게 좋을 것 같아요.

헤이연 수음체질에 잘 일어나는 병은 뭐가 있어요?

주원장 당연히 소화기 질환이 많죠! 과식이나 체질에 맞지 않은 음식으로 인해 오는 소화불량, 식체, 복통, 설사 등이죠. 설익은 음식이나 상한 음식은 체질에 맞는다 해도 큰 병을 일으킬 수 있으니 항상 주의해야 해요. 특히 돼지고기, 생선회, 상한 우유, 이런 것들은 식중독까지 일으켜 토사곽란(吐瀉癨亂)이 날 수도 있어요.

헤이연 토사곽란이 뭐죠?

주원장 위로 마구 토하고 아래로 쫙쫙 설사하면서 배가 지독하게 아픈, 급성 위장병이죠. 한 번에 그치지 않고 하루 종일 수십번 그럴 수도 있어요.
이런 경우는 거의 죽다 살아나는 느낌이라고 하죠!

헤이연 구토, 설사를 하루에 수십 번까지? 말만 들어도 소름이 쫙 돋네요!

주원장 이런 토사곽란까지는 아니어도 만성으로 구토를 자주 하는 사람도 있어요. 전에 왔던 환자 중에 전날 먹은 걸 아침에 일어나 상습적으로 토하는 사람이 있었어요. 먹을 당시엔 괜찮은데 시간이 지난 다음에 토하는 거죠.

헤이연 왜 그러죠?

주원장 아마 위가 무력해서 음식을 다 으깨기 전에 힘이 다 빠져버리는 것 같아요. 그래서 음식물이 내려가지 않고 위에 계속 머물다가 아침에 게워내는 거죠.

헤이연 (얼굴을 찌푸리며) 으! 그런 말을 계속 들으니 제 속이 좀 메슥거리는데요! 이제 다른 얘기로 넘어가면 안 돼요?

주원장 (크게 웃으면서) 하하하! 비위가 상하는 모양이죠? 하지만 수음체질은 이런 소화기 질환이 주라서 이런 얘기를 좀 더 계속해야 하는데….

헤이연 (괴로운 표정으로) 어, 언제까지 이런 얘기를….

주원장 뭐, 거의 다 끝났어요. 위장에 대한 얘기는 이 정도 하고, 이제 그럼 대장으로 내려가보죠. 헤이연님, 대장 하면 맨 먼저 떠오르는 게 뭐죠?

헤이연 배탈 설사?

주원장 맞아요! 수음체질은 설사로 고생하는 사람도 많아요. 말 그대로 만성설사죠. 그러니 이런 사람은 살이 잘 찌지 않아 매우 마른 체형을 보이는 경향이 많아요. 배를 찬 공기나 찬 물에 노출해도 바로 설사하는 사람도 있어요.

헤이연 그건 전에 말한 목체질의 특징과 비슷하네요.

주원장 그렇죠! 바로 맞혔어요! 헤이연님 기억력은 알아줘야겠네요!

헤이연 (거만한 표정으로) 제가 뭐, 한 기억력 좀 하죠!

주원장 (크게) 하하하! 특이한 건 수음체질에도 변비가 있다는 사실이에요. 심지어는 설사는 거의 안 하고 변비만 있다는 사람도 있죠.

헤이연 그것도 역시 체질진단을 헷갈리게 하는 증상이네요!

주원장 게다가 알레르기도 있어요!
갑자기 두드러기가 나거나, 피부를 긁으면 붉혀 오르거나, 금속, 먼지, 꽃가루 등에 알레르기를 일으키기도 하죠. 당연히 알레르기비염도 있구요.

헤이연 이건 또 금체질과 유사하고….

주원장 금체질뿐만 아니라 토체질도 그런 증상이 있으니, 그 가능성도 역시 열어 둬야 합니다. 또 해산물 알레르기도 가끔 있어요. 새우나 게 같은 갑각류 알레르기, 혹은 문어나 조개 알레르기 같은 거죠.

헤이연 진짜, 알레르기는 모든 체질에 다 있는 것 같네요!

주원장 이런 걸 보면 알레르기 체질이 따로 있는 게 아니란 건 분명히 알 수 있어요. 결국 평소 체질에 안 맞는 음식을 많이 먹어서 면역체계가 민감하게 되면 모든 체질에 다 알레르기가 생길 수 있는 거예요.

헤이연 결국 체질식이 관건이네요!

주원장 맞았어요! 그것만이 만고불변의 진리라고 할 수 있죠!

헤이연 수음체질에 또 말씀하실 게 있어요?

주원장 수음체질이 건강이 나빠지면 다한증이 올 수 있어요.
이건 앞에 수양체질에서도 말한 바 있는데, 수음체질이 몸이 심하게 허해지면 역시 일어나는 증상이에요. 머리나 얼굴에 흠뻑 젖을 정도로 땀이 나는데, 그 아래는 전혀 땀이 나지 않는 경우도 있어요. 일반적으로는 겨드랑이나 사타구니, 손발바닥 등에 잘 나죠. 긴장만 하면 손에 땀이 흥건해지는 사람도 있어요.

헤이연 그런 경우는 더위를 많이 타겠네요?

주원장 그렇지 않아요! 오히려 추위를 타는 경우가 더 많죠. 그러니까 땀은 나는데 몸은 추운 거죠. 이게 심해지면 수양체질처럼 망양증(亡陽證)이 올 수 있어요. 식은땀이 줄줄줄 흐르면서 몸이 시름시름 앓고 아주 위중한 상태에 이를 수 있어요. 이럴 땐 머리나 가슴 같은 몸의 상부는 열이 나는데 배나 손발은 엄청 차가워지는 경향이 있으니, 평소 이런 특징을 잘 기억해 둘 필요가 있죠.

헤이연 이런 말을 들을 때마다 드는 생각이지만, 세상엔 참 별의별 병이 다 있네요!

주원장 그래요, 정말 많아요! 그리고 수양체질 설명할 때 말했죠?
수체질은 스트레스에 상당히 취약하다고. 걱정, 근심, 슬픔, 분노 등을 심하게 하면 식욕을 잃게 되고 몸이 크게 상할 수 있어요. 골치 아픈 문제에 오래 골몰해도 역시 소화가 안 되고, 기운이 쫙 빠지면서 몸이 아주 안 좋아질 수 있어요. 신경쇠약이라는 말이 있는데, 꼭 그런 증상처럼 나타나기도 해요.

헤이연 근데 사람이 스트레스를 안 받을 수가 없잖아요!
도대체 어떻게 해야 해요?

주원장 그 문제에 관해선 이제마 선생님의 '동의수세보원'에 소개된 소음인(수체질)의 사례를 살펴볼 필요가 있어요. 어떤 아이가 노심초사(勞心焦思)●해서 심한 병에 걸린 임상례예요. 11세 된 아이였는데 평소 설사가 잦아, 이 때문에 항상 근심 하여 음식을 먹을 때마다 얼굴에 온통 땀을 흘리곤 했죠. 그러다 하루는 머리가 아

> ● 노심초사(勞心焦思) 勞 일할 로, 心 마음 심, 焦 탈 초, 思 생각 사: 마음을 힘들게 하고 생각을 태우다. 애를 쓰고 속을 태운다는 말이다.

프고 열이 나면서 식은 땀이 나더니 대변이 꽉 막혀 꼼짝달싹 못하게 된 거예요. 이제마 선생님이 망양증의 한 사례로 소개한 거죠.

헤이연 아, 전에 말씀하신 그 망양증이란 위중한 병이군요!

주원장 맞아요! 사람들이 똥을 매일 별 생각 없이 누고 그러니까 똥을 우습게 알지만, 사실 똥이 막힌다는 것은 몸의 입장에서 보면 아주 큰 문제가 발생한 거예요.

헤이연 (눈을 휘둥그레) 그래요?

주원장 똥이란 게 사실 내 몸에게는 상당히 강력한 독이거든요.
그 아이에겐 그래서 일단 대변이 막힌 걸 뽑아내는 게 급선무였죠. 그래서 파두라는 아주 맵고 열성이 강한, 맹독성 약을 썼어요. 거기다 부자(附子)라는 또 다른 아주 맵고 열성이 강한, 맹독성의 약이 든, 황기계지부자탕(黃芪桂枝附子湯)이라는 처방도 같이 썼어요. 이건 사실 그 아이가 위가 냉한 소음인이라는 확신이 없었으면 결코 쓸 수 없었던 초강수의 처방이였죠. 일반적으론 변비가 있으면 열증으로 보고 대개 찬 성질의 약으로 대변을 빼는데, 이제마 선생님은 소음인이라는 체질적 관점에서 전혀 반대의, 열성의 약을 쓴 거죠. 소음인은 위가 허냉, 즉 허약하고 냉하거든요. 그래서 찬 약을 쓰지 않고 더운 약을 쓴 거예요.

헤이연 (놀라면서) 와! 사람들은 불 났는데 부채질 한 것으로 오해할 수도 있었겠네요? 그래서요?

주원장 아이가 약을 2첩 정도 먹고 드디어 똥이 쫙 나오기 시작했어요!

헤이연 (탄성을 지르며) 와! 만세!

주원장 (웃으면서) 그렇게 똥이 나오니 마침내 몸의 열이 떨어지고 땀이 멈추면서 오줌이 맑게 나오기 시작했어요. 오줌이 맑게 나온다는 건 몸의 열이 제거되고 있다는 아주 중요한 사인이거든요. 그렇게 한 달 가량 약을 꾸준히 써서, 마침내 아이는 음식도 먹을 수 있게 되고, 몸을 움직이고 또 걸을 수 있게 됐죠.

헤이연 겉으로는 열증으로 보이는데도, 열을 끄는 찬 약을 쓰지 않고 오히려 열성의 약을 써 치유한 사례군요. 생각하면 생각할수록 체질의학이 정말 대단하다고 느껴져요!

주원장 중요한 것은 이 모든 사달이 결국 아이가 걱정, 근심으로 골치 아픈 생각에 계속 골몰한 데서 온 거란 거죠. 그래서 저는 수양이나 수음체질 환자들한테 농담조로 이렇게 얘기하곤 해요. "생각하지 말고 살아라!"

헤이연 (웃으면서) 에이~ 어떻게 사람이 생각을 안 하고 살 수가 있어요! 너무 하시는 거 아녜요?

주원장 (웃으면서) 그래서 농담이라고 했잖아요! 환자들도 꼭 그렇게 반문해요, 사람이 어떻게 생각도 안 하고 사냐고. 하여튼 제말 뜻은 될 수 있는 대로 스트레스 받지 않고 사는 생활방식을 터득하란 말이죠.

헤이연 주원장님은 스트레스 받지 않는 무슨 비결이 있어요?

주원장 뭐, 저 같은 경우는 음악으로 스트레스를 푸는 편이에요. 좋아하는 노래를 듣거나, 기타 들고 노래를 크게 부르거나, 이렇게요. 그리고 재미있는 영화도 봐요. 책을 읽기도 하고…. 헤이연님은 어떻게 스트레스를 해소하세요?

헤이연 저는 비티에스(BTS) 아미(army)예요. 그래서 항상 비티에스 노래 듣고, 부르고, 그러죠. 그리고 길고양이 돌봐주는 것도 스트레스 날리는 데 도움이 돼요. 아파트 주위에 길고양이 가족이 있는데 제가 맛있는 걸 들고 가서 먹여주고, 재밌는 놀이하면서 놀아주면 좋은 일 했다는 마음이 들어 가슴이 뿌듯하고, 기분이 한결 업되죠. 그리고 틈나는 대로 제가 가장 좋아하는 취미인 그림 그리기도 하고요.

주원장 헤이연님은 스트레스 관리를 참 잘하는 편이네요. 그런 식의 취미 활동이 사람들에겐 반드시 필요해요. 그래서 쌓이는 스트레스를 시원하게 날려버려야 사람이 건강하게 살 수 있죠.

헤이연 잘 알겠습니다! 오늘까지 해서 장장 20부 작으로 여러분과 함께 8체질의학에 대해 소상히 알아봤습니다. 그동안 8체질 토크쇼를 성원해주신 여러분께 진심으로 감사드립니다. 그리고 어려운 8체질을 저처럼 아무 것도 모르는 사람도 알아듣기 쉽게 성심껏 설명해주신 주원장님께도 깊이 감사드립니다.

주원장 (손사래치며) 아닙니다! 저야말로 헤이연님께 감사드립니다.
쉽지 않았을 내용임에도 열심히 귀 기울여 주셔서 너무너무 고마웠습니다.
하루 하루 8체질에 대해 조금씩 알아가고 변화해 가는 모습이 보기에 참으로 아름다웠어요.

헤이연 (천진난만한 표정으로) 정말요? 역시 주원장님밖에 없군요!
다시 한번, 이번 8체질 토크쇼를 통해 너무도 많은 것을 배울 기회를 마련해 주신 독자 여러분들께도 감사 또 감사 드립니다.
그럼, 다음에 또 알찬 기획으로 여러분을 다시 찾아뵐 수 있기를 기원합니다.

헤이연&주원장 여러분, 안녕!

수음체질의 특징 요약

::: 체형의 특징 :::

마르거나 보통 체격인 사람이 많다. 비만은 거의 없다.

::: 음식과 관련된 특징 :::

일반적으로 육식을 매우 좋아한다.

채소나 과일을 싫어하는 사람이 많으며, 생선이나 해물도 그다지 선호하지 않는다. 과식하면 탈이 잘 나므로 대개는 적게 먹는 편이다.

기름진 음식, 밀가루 음식, 우유에 소화장애를 일으키는 사람이 많다.

돼지고기에 체하는 사람이 많지만, 위가 많이 나빠지기 전에는 그런 증상을 일으키지 않는 경우도 흔하다. 차가운 음식을 먹으면 속이 불편한 사람이 많으며, 특히 빙과류나 냉수, 맥주, 보리밥, 참외, 수박과 같이 비·위를 냉하게 하는 음식에 배탈 나는 사람이 흔하다. 대개 고추나 마늘과 같이 매운 음식을 먹으면 소화가 잘되고 몸 컨디션이 좋아진다.

::: 질병의 특징 :::

체질에 맞지 않은 음식이나 찬 음식을 먹었을 때, 또는 과식했을 때 설사하는 경우가 종종 있다. 특히 돼지고기나 생선, 해물 등을 많이 먹으면 심한 설사병을 앓을 수 있다. 체하거나 설사를 하는 경우 기력이 많이 저하된다.

과식을 자주 하면 중증의 위하수증이 발생할 수 있다(위하수증은 다른 체질에도 나타날 수 있지만, 특히 이 체질에 심하게 나타날 수 있다).

상습적으로 구토를 하는 사람도 있는데, 음식을 먹을 땐 문제가 없으나 먹은 후 일정 시간이 지나면 토하는 사람이 있다(아침에 일어나 전날 먹은 음식을 토하는 경우가 이에 해당되는 예이다).

배가 찬 공기나 물에 노출되면 설사를 하는 사람이 있다. 평소 설사를 자주 하고 변비는 거의 없는 사람이 있는가 하면, 반대로 평소 변비는 있으나 설사는 거의 하지 않는 사람이 있다.

두드러기, 피부묘기증, 금속·먼지·꽃가루 알레르기 등을 일으키는 사람이 있다. 새우나 게 등 갑각류에 알레르기가 있거나, 문어나 조개 등 해산물에 알레르기가 있는 사람도 있다. 알레르기비염을 가진 사람도 드물지 않다.

스트레스에 민감하며, 스트레스가 오래 지속되거나 소화장애가 심할 때 가슴이 답답하거나 두근거리는 사람이 있다.

머리에 땀이 흠뻑 젖을 정도로 두부에 땀이 많이 나는 반면, 그 아래에는 전혀 땀이 나지 않는 사람이 있다. 겨드랑이나 사타구니, 손발바닥 등 국부에 땀이 많은 사람이 있다. 긴장하면 특히 손바닥에 땀이 흥건히 젖는 사람이 있다.

가슴이나 머리 등 신체 상부는 뜨겁고 복부와 손발 등 신체 하부는 매우 찬 사람이 있다.

주원장의
간단 체질진단법

체질진단은 어떻게?

뒤에 제시하는 체질진단 핵심 문항을 읽고
자신에게 해당되는 문항에 제시된 대로 해당되는 체질에는 O표 하고
해당되지 않는 체질에는 X표를 한다.
자신에게 해당되지 않는 체질을 우선 제거, 즉 '배제'한 다음,
남은 체질들 중에서 자신의 체질을 가려내는 것이 이 체질진단의 포인트다.

체질진단 설문

다음은 체질진단에 핵심이 되는 문항들을 따로 간추려 정리한 것이다. 각 문항에는 그에 해당될 경우 가능한 체질과 그렇지 않은 체질이 제시되어 있다. 자신의 체질을 알고자 하는 독자들은 한번 그 지시를 잘 따라가보기 바란다.

1. 배추나 양배추를 먹으면 속이 불편함을 잘 느낀다➞(이 말이 본인에게 해당된다면) 금체질과 토체질은 아니고, 목체질이나 수체질일 확률이 높다. 체질진단표 기재요령은 다음과 같다(아래 그림 참조). 금체질: X, 토체질: X, 목체질: O, 수체질: O. (만일 이 항목이 자신에게 해당되지 않는다면 아무 것도 기재하지 말고 바로 다음 항목으로 넘어간다.)

금체질(태양인)		토체질(소양인)		목체질(태음인)		수체질(소음인)	
금양	금음	토양	토음	목양	목음	수양	수음
X	X	X	X	O	O	O	O

2. 소고기를 먹으면 속이 거북하다➞(이 말이 본인에게 해당된다면) 목체질: X, 수체질: X, 토체질: X, 금체질: O. (자신에게 해당되는 항목에 한하여 같은 방식으로 체질진단표에 계속 누적하여 기재한다.)

금체질(태양인)		토체질(소양인)		목체질(태음인)		수체질(소음인)	
금양	금음	토양	토음	목양	목음	수양	수음
O	O	X	X	X	X	X	X

3. 닭고기를 먹으면 속이 거북하다→수체질: X, 목체질: X, 금체질: O, 토체질: O (이하 진단표 기재는 생략한다. 각자 해보기 바란다.)

4. 돼지고기를 먹으면 속이 거북하다→토체질: X, 목체질: X, 수체질: O, 금체질: O

5. 오리고기를 먹으면 속이 거북하다→수체질: X, 금체질: O, 토체질: O, 목체질: O

6. 양고기를 먹으면 속이 거북하다→수체질: X, 목체질: X, 토체질: O, 금체질: O

7. 빵이나 면을 먹으면 속이 거북하다→목체질: X, 금체질: O, 수체질: O, 토체질: O

8. 매운 음식을 먹으면 속이 불편하다→수음체질: X, 수양체질: O, 토체질: O, 금체질: O

9. 얼음이나 차가운 음식을 먹으면 속이 불편하다→토체질: X, 수체질: O, 목체질: O, 금체질: O

10. 인삼을 먹으면 몸이 불편한 느낌 있다→수체질: X, 토체질: O, 금체질: O

11. 귤이나 오렌지를 먹으면 속이 불편하다→수체질: X, 목체질: X, 토체질: O, 금체질: O

12. 고등어를 먹으면 속이 불편하다→금체질: O, 토체질: O, 수체질:O, 목음체질: O

13. 육식하면 몸이 가렵다→목체질: X, 수음체질: X, 금체질: O, 수양체질: O, 토체질: O

14. 육식 중에 개고기만 먹는다→목체질: X, 토체질: X, 수체질: O, 금체질: O

15. 민물장어 먹으면 속이 좋지 않다→토체질: X, 목체질: X, 금체질: O, 수체질: O

16. 보리밥 먹으면 속 좋지 않다→토체질: X, 수체질: O, 금체질: O

17. 알로에 먹으면 속이 안 좋다→토체질: X, 수체질: O, 목체질: O

18. 까스명수나 콜라, 박카스에도 취한다→목체질: X, 금체질: O, 토양체질: O, 수양체질: O

19. 새우나 게를 먹으면 입 또는 몸이 간지럽다→토체질: X, 금체질: O, 수체질: O

20. 복숭아 알레르기 있다→금양체질: O, 토양체질: O

21. 꽃가루 알레르기 있다→목양체질: X, 금체질: O, 토체질: O, 목음체질: O, 수체질: O

22. 항생제에 쇼크 일으킨 적 있다→목체질: X, 토체질: O, 금체질: O

23. 대부분의 양약에 부작용이 있다→목체질: X, 금체질: O, 토체질: O

24. 메밀 든 음식을 먹고 심하게 고생한 적 있다→금체질: X, 토체질: X, 수체질: O, 목체질: O

25. 포도당 주사 맞으면 몸이 도리어 안 좋다→금체질: X, 목체질: O

26. 대부분의 한약에 부작용 있다→목체질: X, 금체질: O, 토체질: O, 수양체질: O

27. 매우 심한 비만이다→수체질: X, 금체질: O, 토체질: O, 목체질: O

28. 질병이 없는데도 매우 심하게 말랐다→토체질:X, 목체질: X, 금체질: O, 수체질: O

29. 아토피피부염이 있다→목체질: X, 수음체질: X, 금양체질: O, 토음체질: O

30. 중증근무력증(myasthenia gravis)이 있다→토체질: X, 목체질: X, 수체질: X, 금음체질: O

31. 휴대폰이나 컴퓨터 등 전자기기를 오래 쓰면 몸컨디션이 나빠진다→금체질: O, 토체질: O

32. 평소 병치레가 잦았는데 수영장 다니고 나서 매우 건강해졌다→토체질: X, 금체질: O

33. 수영을 자주 하면 감기가 잘 걸리고 몸이 무척 피곤해진다→토양체질: O, 목체질: O

34. 수술 후 상처가 잘 아물지 않아 켈로이드(keloid) 증상이 있다→금체질: O, 토양체질: O

35. 파킨슨병이 있다→목체질: X, 수체질: X, 금체질: O

체질진단 요령

첫째, 위 체질진단 핵심 문항을 읽고 자신에게 해당되는 문항을 모두 선택한다 (해당 번호에 체크한다).

둘째, 자신에게 해당되는 문항에 제시된 대로 체질진단표에 가능 체질에는 O표 하고, 그렇지 않은 체질에는 X표한다.

셋째, X표 된 체질들을 제거한다(O표와 X표가 동시에 기재된 경우도 제거한다).

넷째, 나머지 O표 된 체질들 중에서 자신에게 가장 가깝다고 생각되는 체질을 확정한다.

다섯째, 확정된 체질에 따라 체질식과 다른 섭생을 엄격히 준수하여 그 체질이 맞는지 틀린지를 확인한다(맞지 않을 경우 다른 가능 체질을 택하여 다시 확인한다).

예로써, 어떤 사람이 위 문항을 모두 풀었더니 그 중에 2와 10, 18, 22, 31번이 해당되었다. 이 사람은 무슨 체질일까? 우선, 이 사람의 체질진단표는 2, 10, 18, 22, 31번에 제시된 대로 O·X 표시를 모두 기재하면 다음과 같이 작성된다.

금체질(태양인)		토체질(소양인)		목체질(태음인)		수체질(소음인)	
금양	금음	토양	토음	목양	목음	수양	수음
O, O, O, O, O	O, O, O, O	O, X, O	O, X, O	X, X	X, X	O, X, O	X, X, O

이 작성된 진단표에서 먼저 주목할 것은 X표의 향방이다. X표가 된 체질들을 보면, 목양, 목음, 수음체질이 X표가 2개이고, 토양, 토음, 수양체질은 X표가 1개이다. 이렇게 X표가 있다면 그 개수에 관계없이 모두 배제해야 한다. 따라서 이 사람에게 가능한 체질 목록에서 토체질, 목체질, 수체질은 제거된다. 결국 남은 것은 금양체질과 금음체질. 결국 이 사람의 체질은 금체질(태양인), 다시 말해 금양체질 아니면 금음체질일 것이다.

사실, 결과가 이 정도만 나와도 그런 대로 만족할 만하다. 실제 생활하는 데 이 두 체질의 차이는 별로 없기 때문이다. 따라서 체질의학에 갓 입문한 초심자들은 일단 이 4체질 체계—금체질, 토체질, 목체질, 수체질—로만 체질을 알아도 좋다는 가벼운 마음으로 임하는 것도 그리 나쁘지 않다. 하지만 금양체질이냐 금음체질이냐를 꼭 구분하고 싶은 경우 어떻게 결정할 수 있을까?

위에 예시로 작성한 체질진단표의 결과를 보면 금양체질은 O표가 다섯 개가 찍혔고, 금음체질은 O표가 네 개가 찍혀 있다. 4와 5라는 숫자는 큰 차이를 나타내는 것이 아니기 때문에 이것만으로는 금양체질로 진단하기에 적절하지 않다.

이런 경우는 금양체질과 금음체질의 일반특징을 참조하는 것이 좋다. 이렇게 두 체질의 일반특징을 면밀히 검토하여 자신에게 더 맞다고 생각되는 체질을 자신의 체질로 확정하면 된다.

끝으로, 체질이 확정되면 그 체질에 맞춰 식생활과 섭생을 철저히 준수해보는 것이 반드시 필요하다. 그렇게 해서 그 체질이 실생활에서 확실하게 검증된 연후에야 비로소 그 체질이 자신의 체질로서 확진되는 것이다.

다만, 여기 진단법으로는 충분하지 않아 자신의 체질을 알기 어려운 사람이 있을 것이다. 정확한 체질진단을 원하는 사람은 한의원에 내원해서 정밀한 진단을 받아보길 권한다.

주원장 체질진단표

체질진단을 원하는 사람은 아래와 같은 표를 만들어 위 설문에 따라 O 또는 X를 표시해 보라.

금체질(태양인)		토체질(소양인)		목체질(태음인)		수체질(소음인)	
금양	금음	토양	토음	목양	목음	수양	수음

8체질식 표

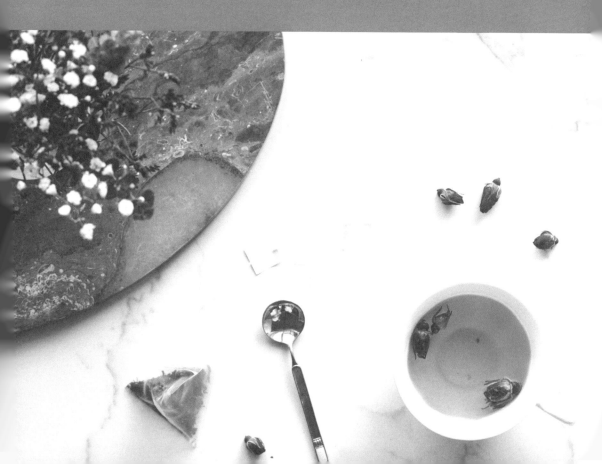

• 이로운 음식

채소: 배추, 미나리, 깻잎, 숙주나물, 참나물, 고사리, 청경채, 취나물, 양상추, 오이, 양배추, 가지, 셀러리, 케일, 브로콜리, 세발나물, 비름나물, 겨자채, 쑥, 콜리플라워

곡식: 백미, 메밀, 녹두, 현미, 조, 차조, 호밀(rye), 기장

육식: 거의 없다.

생선과 해물: 가자미, 민어, 청어, 전어, 꽁치, 돔(참돔, 돌돔, 옥돔, 줄돔 등), 연어, 복어, 우럭, 병어, 방어, 참치, 도다리, 삼치, 광어, 숭어, 쥐포, 양미리, 열빙어, 멸치, 뱅어포, 문어, 조개류(바지락, 고막, 키조개, 맛조개, 대합, 가리비, 피조개), 전복, 해파리, 게(꽃게, 대게, 킹크랩), 새우, 바다가재, 해삼, 멍게, 붕어

양념: 감식초, 포도당분말, 현미식초, 발사믹식초, 양파, 겨자, 고추냉이(와사비), 천일염, 죽염, 아가베시럽, 케이퍼(caper)

식용기름: 현미유, 아마씨유, 캐놀라유, 해바라기씨유

과일: 키위, 바나나, 딸기, 복숭아, 파인애플, 체리, 앵두, 감, 청포도, 자두, 블루베리, 블랙베리, 망고스틴(mangosteen), 파파야(papaya)

기호식품: 코코아(무가당), 다크초콜릿, 모과차, 감잎차, 메밀차, 매실차, 솔잎차, 유자차, 카모마일, 루이보스티, 현미차

• 해로운 음식

채소: 무, 당근, 콩나물, 감자, 고구마, 고추, 고춧잎, 호박, 연근, 우엉, 버섯, 피망, 파프리카, 고들빼기

곡식: 모든 밀가루음식(빵, 냉면, 라면, 칼국수, 수제비, 자장면, 우동, 국수, 스파게티, 피자, 비스킷 등), 메주콩, 옥수수, 수수, 두류(흑태, 서목태, 서리태, 두부), 검은깨

육식: 돼지고기, 쇠고기, 닭고기, 양고기, 모든 유제품(우유, 치즈, 버터, 요구르트, 저지방우유, 무지방우유, 아이스크림, 케이크), 가공육(햄, 소시지, 핫도그, 햄버거 등)

생선과 해물: 메기, 가물치, 잉어, 민물새우, 재첩, 해조류(김, 미역, 다시마, 파래)

양념: 마늘, 고추, 설탕, 화학조미료, 사과식초, 후추, 카레, 생강, 칠리소스(chili sauce), 꿀, 물엿, 간장, 마요네즈

식용기름: 콩 식용유, 옥수수유, 호박씨유, 마가린

과일: 사과, 배, 밤, 멜론, 감귤, 오렌지, 수박, 견과류, 망고, 롱간(龍眼), 살구

기호식품: 커피, 녹차, 인삼차, 율무차, 옥수수차, 가공음료수, 이온음료수, 국화차, 홍차, 생강차, 치커리차, 칡차, 결명자차, 둥굴레차

금음체질식표

• 이로운 음식

채소: 배추, 미나리, 깻잎, 숙주나물, 참나물, 고사리, 청경채, 취나물, 양상추, 오이, 양배추, 가지, 셀러리(celery), 케일(kale), 브로콜리(broccoli), 세발나물, 비름나물, 겨자채, 쑥, 콜리플라워(cauliflower)

곡식: 백미, 메밀, 녹두, 찹쌀, 호밀(rye), 기장

육식: 거의 없다.

생선과 해물: 가자미, 민어, 돔(참돔, 돌돔, 옥돔, 줄돔 등), 복어, 우럭, 방어, 참치, 도다리, 삼치, 광어, 쥐포, 멸치, 뱅어포, 꽁치, 청어, 전어, 명태류(명태, 동태, 코다리, 황태, 북어, 노가리), 조개류(바지락, 고막, 키조개, 맛조개, 대합, 가리비, 피조개), 전복, 해파리, 게(꽃게, 대게, 킹크랩), 바다가재, 소라, 붕어

양념: 겨자, 생강, 양파, 고추냉이(와사비), 천일염, 죽염, 포도당분말, 화이트 발사믹식초, 레드 발사믹식초, 아가베시럽, 레몬, 케이퍼(caper)

식용기름: 포도씨유, 아마씨유, 캐놀라유, 해바라기씨유

과일: 포도, 복숭아, 앵두, 파인애플, 딸기, 자두, 체리, 키위

기호식품: 메밀차, 생강차, 모과차, 매실차, 유자차, 카모마일, 루이보스티, 레몬차

• 해로운 음식

채소: 무, 당근, 콩나물, 감자, 고구마, 고추, 고춧잎, 호박, 연근, 우엉, 버섯류, 파프리카(paprika), 고들빼기

곡식: 모든 밀가루음식(빵, 냉면, 라면, 칼국수, 수제비, 자장면, 우동, 국수, 스파게티, 피자, 비스킷 등), 메주콩, 옥수수, 수수, 두류(흑태, 서목태, 서리태, 두부), 보리, 찰보리, 팥

육식: 돼지고기, 쇠고기, 닭고기, 양고기, 모든 유제품(우유, 치즈, 버터, 요구르트, 저지방우유, 무지방우유, 아이스크림, 케이크), 가공육(햄, 소시지, 핫도그, 햄버거 등)

생선과 해물: 장어, 메기, 가물치, 잉어, 재첩, 민물새우, 새우, 굴, 해조(김, 미역, 다시마, 파래)

양념: 마늘, 설탕, 고추, 칠리소스, 후추, 화이트페퍼, 간장, 꿀, 물엿, 사과식초, 마요네즈

식용기름: 콩식용유, 호박씨유, 옥수수기름, 마가린

과일: 배, 사과, 멜론, 밤, 수박, 견과류, 오렌지, 감귤, 롱간, 살구

기호식품: 커피, 녹차, 율무차, 이온음료, 가공음료수, 홍차, 국화차, 인삼차, 칡차, 구기자차, 대추차, 두충차, 결명자차, 박하차, 옥수수차, 둥굴레차

토양체질식표

• 이로운 음식

채소: 배추, 오이, 당근, 호박, 참나물, 우엉, 취나물, 양배추, 청경채, 아욱, 콩나물, 비름나물, 치커리, 케일, 셀러리, 숙주나물, 브로콜리, 콜리플라워, 고사리, 미나리, 고구마

곡식: 백미, 보리, 두류(흑태, 메주콩, 강낭콩, 완두콩, 서목태, 서리태, 두부), 팥, 면류(칼국수, 수제비, 우동, 국수 등), 찰보리, 녹두, 귀리, 메밀

육식: 돼지고기, 쇠고기, 우유, 치즈, 요구르트

생선과 해물: 가자미, 민어, 복어, 장어, 삼치, 대구, 광어, 도다리, 병어, 방어, 숭어, 양미리, 쥐포, 돔(참돔, 돌돔, 옥돔, 줄돔 등), 아귀, 우럭, 미꾸라지, 뱅어포, 새우, 게(꽃게, 대게, 킹크랩), 바다가재, 조개류(바지락, 홍합, 고막, 키조개, 대합, 가리비 등), 소라, 해파리

양념: 마늘, 감식초, 된장, 전통간장, 일본간장, 천일염, 죽염, 양파, 메이플시럽, 아가베시럽, 케이퍼, 레몬, 박하

식용기름: 콩식용유, 호박씨유, 올리브유, 아마씨유, 해바라기씨유, 캐놀라유

과일: 감, 바나나, 배, 참외, 수박, 멜론, 딸기, 파인애플, 견과(호두, 아몬드, 피스타치오, 마카다미아, 캐슈넛, 도토리, 밤), 블랙베리, 블루베리, 리쯔, 롱간, 망고스틴, 파파야

기호식품: 보리차, 감잎차, 구기자차, 이온음료, 커피, 두충차, 국화차, 백련차, 루이보스티, 자스민차, 치커리차, 복분자주스

• 해로운 음식

채소: 감자, 고추, 상추, 고춧잎, 부추, 피망, 파프리카, 겨자채, 갓, 쑥

곡식: 현미, 찹쌀, 누룽지, 참깨, 옥수수, 수수, 검은깨, 일부 밀가루음식(빵, 라면, 자장면)

육식: 닭고기, 염소고기, 계란, 양고기, 오리고기, 개고기

생선과 해물: 해조류(김, 미역, 다시마, 파래), 고등어, 홍어

양념: 고추, 후추, 생강, 파, 카레, 겨자, 꿀, 계피, 사과식초, 현미식초, 마요네즈, 물엿, 고추냉이(와사비), 칠리소스, 설탕

식용기름: 참기름, 포도씨유, 현미유, 옥수수기름, 마가린

과일: 사과, 감귤, 오렌지, 망고, 토마토, 포도, 복숭아, 키위, 땅콩

기호식품: 인삼차, 벌꿀차, 대추차, 생강차, 계피차, 탄산음료수, 칡차, 옥수수차, 모과차, 결명자차, 솔잎차, 율무차, 녹차, 홍차, 둥굴레차

토음체질식표

• 이로운 음식

채소: 배추, 오이, 호박, 참나물, 우엉, 취나물, 양배추, 청경채, 아욱, 콩나물, 비름나물, 케일, 셀러리, 숙주나물, 브로콜리, 콜리플라워, 고사리, 미나리, 고구마

곡식: 백미, 보리, 두류, 팥, 찰보리, 녹두, 귀리, 호밀, 메밀

육식: 돼지고기

생선과 해물: 가자미, 민어, 복어, 장어, 참치, 방어, 연어, 숭어, 삼치, 병어, 도다리, 대구, 광어, 열빙어, 양미리, 뱅어포, 돔(참돔, 돌돔, 옥돔, 줄돔 등), 아귀, 우럭, 조개류(바지락, 홍합, 고막, 키조개, 대합, 맛조개, 가리비 등), 게(꽃게, 대게, 킹크랩), 새우, 오징어, 문어, 굴, 전복, 바다가재

양념: 전통간장, 일본간장, 된장, 천일염, 죽염, 양파, 포도당분말, 아가베시럽, 감식초, 발사믹식초, 케이퍼, 박하

식용기름: 콩식용유, 호박씨유, 포도씨유, 아마씨유

과일: 감, 배, 참외, 파인애플, 딸기, 바나나, 포도, 수박, 복숭아, 블루베리, 블랙베리, 망고스틴, 땅콩, 리쯔, 파파야, 롱간

기호식품: 보리차, 감잎차, 다크초콜릿(dark chocolate), 코코아(무가당), 이온음료, 구기자차, 두충차, 유자차, 백련차, 루이보스티, 복분자주스

• 해로운 음식

채소: 감자, 고추, 상추, 고춧잎, 부추, 피망, 파프리카, 겨자채, 갓, 쑥

곡식: 현미, 찹쌀, 누룽지, 옥수수, 수수, 참깨, 검은깨, 밀가루음식

육식: 닭고기, 염소고기, 계란노른자, 양고기, 오리고기, 쇠고기, 가공육(햄, 소시지, 핫도그, 햄버거 등), 대부분의 유제품(우유, 치즈, 버터, 요구르트, 아이스크림, 저지방우유, 무지방우유, 케이크), 개고기

생선과 해물: 해조류(김, 미역, 다시마, 파래), 고등어, 꽁치, 홍어

양념: 고추, 후추, 생강, 파, 카레, 겨자, 계피, 현미식초, 사과식초, 꿀, 마늘, 고추냉이(와사비), 칠리소스, 설탕, 물엿, 마요네즈

식용기름: 참기름, 현미유, 옥수수기름

과일: 사과, 감귤, 오렌지, 망고, 토마토, 멜론, 견과류, 키위

기호식품: 인삼차, 대추차, 벌꿀차, 계피차, 생강차, 탄산음료수, 커피, 녹차, 홍차, 결명자차, 옥수수차, 국화
차, 율무차, 모과차, 칡차, 솔잎차, 둥굴레차, 카모마일

목양체질식표

• 이로운 음식

채소: 무, 감자, 고구마, 당근, 연근, 우엉, 버섯류(송이, 표고, 싸리, 팽이, 느타리, 새송이), 고추, 호박, 고춧
잎, 콩나물, 고들빼기, 파프리카, 달래, 냉이, 부추

곡식: 밀가루음식(빵, 칼국수, 수제비, 우동, 국수), 백미, 메주콩, 수수, 옥수수, 두류(흑태, 서목태, 서리
태, 두부), 참깨

육식: 돼지고기, 쇠고기, 닭고기, 양고기, 우유, 치즈, 버터, 요구르트

생선과 해물: 민물장어, 미꾸라지, 메기, 해조류(김, 미역, 다시마, 파래), 조기, 굴비

양념: 마늘, 설탕, 고추, 생강, 후추, 카레, 칠리소스, 전통간장, 일본간장, 된장, 꿀

식용기름: 콩식용유, 호박씨유, 옥수수기름, 올리브유, 참기름, 마가린

과일: 배, 수박, 사과, 견과(호두, 아몬드, 피스타치오, 마카다미아, 캐슈넛, 밤), 오렌지, 토마토, 망고, 멜
론, 롱간, 살구

기호식품: 커피, 이온음료, 국화차, 칡차, 율무차, 결명자차, 인삼차, 옥수수차, 둥굴레차, 녹차, 홍차, 보이차

• 해로운 음식

채소: 배추, 양배추, 오이, 양상추, 깻잎, 청경채, 취나물, 고사리, 참나물, 미나리, 케일, 근대, 셀러리, 브로
콜리, 세발나물, 비름나물, 겨자채, 숙주나물, 가지, 콜리플라워

곡식: 메밀, 보리, 찰보리, 녹두, 팥, 호밀, 현미

육식: 개고기

생선과 해물: 가자미, 민어, 고등어, 꽁치, 삼치, 참치, 방어, 병어, 숭어, 연어, 광어, 도다리, 쥐포, 뱅어포, 양
미리, 돔, 복어, 우럭, 문어, 성게알젓, 해파리, 게, 새우, 바다가재, 조개류, 굴, 전복, 소라, 멍게, 해삼, 붕어

양념: 감식초, 겨자, 고추냉이(와사비), 천일염, 죽염, 포도당분말, 현미식초, 발사믹식초, 마요네즈, 케이
퍼, 아가베시럽, 레몬

식용기름: 포도씨유, 현미유, 아마씨유, 해바라기씨유, 캐놀라유

과일: 감, 체리, 청포도, 포도, 바나나, 파인애플, 딸기, 키위, 복숭아, 자두, 앵두, 땅콩, 망고스틴, 파파야,
블랙베리, 블루베리

기호식품: 코코아, 초콜릿, 모과차, 감잎차, 탄산음료수, 메밀차, 매실차, 솔잎차, 두충차, 구기자차, 루이보
스티, 카모마일

목음체질식표

• 이로운 음식

채소: 무, 감자, 고구마, 당근, 연근, 우엉, 버섯류(송이, 표고, 싸리, 팽이, 느타리, 새송이), 고추, 호박, 고춧
잎, 콩나물, 고들빼기, 파프리카, 달래, 냉이

곡식: 밀가루음식(빵, 칼국수, 수제비, 우동, 국수), 두류(메주콩, 흑태, 서목태, 서리태, 두부), 수수, 옥수
수, 참깨, 보리, 찰보리

육식: 돼지고기, 쇠고기, 양고기, 우유, 치즈, 버터, 요구르트

생선과 해물: 민물장어, 미꾸라지, 메기, 해조류(김, 미역, 다시마, 파래), 조기, 굴비, 굴, 새우

양념: 마늘, 설탕, 된장, 고추, 칠리소스, 전통간장, 일본간장, 물엿, 마요네즈

식용기름: 콩식용유, 호박씨유, 옥수수기름, 올리브유, 참기름, 마가린

과일: 밤, 배, 멜론, 사과, 수박, 오렌지, 감귤, 견과(호두, 아몬드, 피스타치오, 마카다미아, 캐슈너트, 도토
리), 롱간, 살구

기호식품: 커피, 율무차, 이온음료, 국화차, 칡차, 결명자차, 옥수수차, 녹차, 홍차, 보이차, 둥굴레차

•해로운 음식

채소: 배추, 상추, 양배추, 오이, 양상추, 깻잎, 청경채, 취나물, 고사리, 참나물, 미나리, 케일, 근대, 셀러리, 브로콜리, 세발나물, 비름나물, 겨자채, 숙주나물, 가지, 콜리플라워

곡식: 메밀, 녹두, 호밀

육식: 개고기

생선과 해물: 가자미, 민어, 고등어, 꽁치, 삼치, 참치, 방어, 병어, 숭어, 연어, 광어, 도다리, 쥐포, 뱅어포, 양미리, 돔, 복어, 우럭, 명태류, 문어, 성게알젓, 해파리, 게(꽃게, 대게, 킹크랩), 바다가재, 조개류, 전복, 소라, 붕어

양념: 감식초, 생강, 계피, 겨자, 고추냉이(와사비), 죽염, 아가베시럽, 포도당분말, 발사믹식초, 레몬, 케이퍼

식용기름: 포도씨유, 캐놀라유, 아마씨유, 해바라기씨유

과일: 포도, 청포도, 체리, 감, 복숭아, 앵두, 땅콩, 바나나, 딸기, 파인애플, 키위, 블루베리, 블랙베리, 망고스틴, 파파야, 자두, 토마토, 망고

기호식품: 코코아, 초콜릿, 모과차, 탄산음료수, 감잎차, 메밀차, 구기자차, 매실차, 두충차, 루이보스티, 카모마일

수양체질식표

•이로운 음식

채소: 무, 감자, 상추, 고추, 고춧잎, 달래, 냉이, 부추, 생강, 피망, 파프리카, 갓, 겨자채, 가지, 버섯류(송이, 표고, 팽이, 느타리 등), 우엉, 도라지, 쑥

곡식: 백미, 현미, 찹쌀, 참깨, 옥수수

육식: 닭고기, 염소고기, 양고기, 오리고기, 계란, 개고기

생선과 해물: 해조류(김, 미역, 다시마, 파래), 조기, 굴비

양념: 고추, 후추, 파, 카레, 생강, 계피, 겨자, 꿀, 칠리소스, 고추냉이(와사비), 파프리카, 설탕, 물엿, 쌀엿,
　　　포도당분말, 사과식초, 현미식초, 발사믹식초

식용기름: 참기름, 현미유, 옥수수기름, 포도씨유

과일: 사과, 오렌지, 토마토, 망고, 감귤, 포도, 복숭아

기호식품: 인삼차, 계피차, 생강차, 벌꿀차, 대추차, 옥수수차, 현미차, 홍차, 둥굴레차

• 해로운 음식

채소: 오이, 배추, 콩나물, 미나리, 참나물, 고사리, 케일, 청경채, 호박, 브로콜리, 콜리플라워, 숙주나물

곡식: 보리, 팥, 찰보리, 녹두, 밀가루음식(빵, 칼국수, 수제비, 우동, 국수, 라면, 자장면)

육식: 돼지고기, 돼지가공육(햄, 소시지, 핫도그)

생선과 해물: 가자미, 민어, 복어, 장어, 고등어, 참치, 삼치, 연어, 광어, 방어, 병어, 대구, 쥐포, 도다리, 돔,
　　　아귀, 우럭, 게(꽃게, 대게, 킹크랩), 새우, 바다가재, 굴, 전복, 조개류(바지락, 홍합, 고막, 키조개, 대합,
　　　맛조개, 가리비 등), 오징어, 문어, 소라, 해파리

양념: 감식초, 간장, 천일염, 죽염, 박하

식용기름: 아마씨유, 해바라기씨유, 캐놀라유, 호박씨유, 마가린

과일: 감, 참외, 수박, 딸기, 바나나, 파인애플, 배, 멜론, 자두, 키위, 앵두, 체리, 견과류, 파파야, 롱간, 블루
　　　베리, 블랙베리

기호식품: 보리차, 구기자차, 이온음료, 감잎차, 커피, 국화차, 코코아, 초콜릿, 복분자차, 두충차, 솔잎차, 칡
　　　차, 모과차, 카모마일, 루이보스티

수음체질식표

• **이로운 음식**

채소: 무, 감자, 상추, 고추, 고춧잎, 달래, 냉이, 부추, 생강, 피망, 파프리카, 갓, 겨자채, 가지, 버섯류(송이, 표고, 팽이, 느타리 등), 도라지, 쑥

곡식: 백미, 현미, 찹쌀, 참깨, 옥수수

육식: 닭고기, 염소고기, 소고기, 양고기, 오리고기, 계란, 우유, 치즈, 버터, 요구르트, 개고기

생선과 해물: 해조류(김, 미역, 다시마, 파래), 미꾸라지, 조기, 굴비

양념: 고추, 후추, 파, 카레, 생강, 계피, 꿀, 마늘, 칠리소스, 겨자, 고추냉이(와사비), 파프리카, 고량강, 설탕, 쌀엿, 물엿, 사과식초, 현미식초, 마요네즈

식용기름: 참기름, 현미유, 옥수수기름, 마가린

과일: 사과, 감귤, 오렌지, 토마토, 망고, 밤

기호식품: 인삼차, 계피차, 생강차, 대추차, 벌꿀차, 옥수수차, 현미차, 커피, 둥굴레차, 카모마일

• **해로운 음식**

채소: 오이, 배추, 콩나물, 미나리, 참나물, 고사리, 케일, 청경채, 호박, 브로콜리, 콜리플라워, 숙주나물

곡식: 보리, 팥, 찰보리, 녹두, 밀가루음식(빵, 칼국수, 수제비, 우동, 국수, 라면, 자장면)

육식: 돼지고기, 돼지가공육(햄, 소시지, 핫도그)

생선과 해물: 가자미, 민어, 복어, 장어, 고등어, 삼치, 도다리, 돔, 병어, 연어, 방어, 쥐포, 참치, 광어, 대구, 열빙어, 아귀, 우럭, 오징어, 문어, 조개류(바지락, 홍합, 고막, 키조개, 대합, 맛조개, 가리비 등), 게(꽃게, 대게, 킹크랩), 새우, 바다가재, 굴, 전복, 소라, 해파리

양념: 감식초, 천일염, 죽염, 간장, 박하

식용기름: 포도씨유, 호박씨유, 아마씨유, 해바라기씨유, 캐놀라유

과일: 감, 참외, 바나나, 딸기, 포도, 청포도, 키위, 파인애플, 복숭아, 자두, 앵두, 체리, 수박, 배, 견과류, 파파야, 블루베리, 블랙베리

기호식품: 보리차, 초콜릿, 코코아, 이온음료, 감잎차, 솔잎차, 두충차, 구기자차, 모과차, 칡차, 녹차

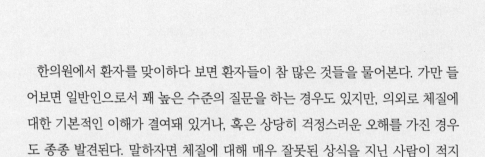

한의원에서 환자를 맞이하다 보면 환자들이 참 많은 것들을 물어본다. 가만 들어보면 일반인으로서 꽤 높은 수준의 질문을 하는 경우도 있지만, 의외로 체질에 대한 기본적인 이해가 결여돼 있거나, 혹은 상당히 걱정스러운 오해를 가진 경우도 종종 발견된다. 말하자면 체질에 대해 매우 잘못된 상식을 지닌 사람이 적지 않은 것이다.

필자는 그동안 총 7권의 8체질 관련 대중서를 세상에 선보여왔다. 물론 내 책을 보고 인체에 대해 많은 것을 깨우치고, 또 건강을 되찾았다는 사람들도 적지 않았다. 하지만 결국 사람들이 8체질에 대해 가진 깊은 갈증을 진정으로 풀어주지는 못했음을 고백하지 않을 수 없다. 나름 8체질의학의 대중화에 많은 기여를 해왔다고 자부했는데, 8체질에 대한 나의 알림이 사실은 아직도 많은 사람에게 두루 전달되는 데까지는 미치지 못했던 것이다.

어느날 문득 유튜브를 주목했다. 그냥 '심심풀이 땅콩' 같은 가십거리로 스트레스를 날리는 데 집중하는 채널도 물론 있지만, 내가 평소 궁금해하던 것들이나, 혹은 특정 분야에 꽤나 전문적인 정보 같은 것들을 찾을 때 생각보다 매우 요긴하다는 사실을 발견했다. 전 세계 네티즌들의 집단지성이 용광로처럼 이글거리는, 그야말로 명실상부, 진정한 정보의 거대한 바다라 하지 않을 수 없었던 것이다. 나는 혼잣말로 외쳤다. "얼마 안 가 유튜브가 인터넷을 접수하겠구나! 아니, 이 세상을

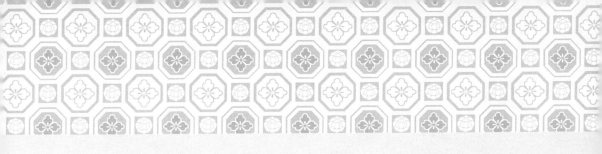

완전히 접수하겠구나!"

왜 유튜브에 이렇게 사람들이 '꽂혔을까'? 이유야 여러 가지가 있겠지만, 가장 핵심은 역시 눈이라는 감관을 통해 거침없이 들어오는 즉각적 시각 정보와 그를 설명하는 이해하기 쉬운 우리 일상 언어의 구어적 표현이 강한 접착력으로 결합한 때문이라는 결론에 도달했다.

그래서 또 생각했다. 책을 통해서 이런 효과를 구현할 수는 없을까? 결론은 의외로 쉽게 나왔다. 대화체로 말하듯이 글을 쓰는 것이다! 그와 같은 연유로 나는 이 책을 대화하는 형식을 빌려 쓰기로 한 것이다. 연극 대본처럼, 영화 시나리오처럼. 치밀하게 플롯을 짜고, 그동안 환자들이 궁금해 묻곤 했던 질문들을 저 깊은 기억의 창고에서 하나 둘 끄집어 내고, 차트에 매 순간 적어뒀던 켜켜이 쌓인 나의 환자들의 숱한 기록들을 하나하나 찾아서 정리했다. 웃고 울던 옛날의 장면들이 서서히 내 가슴속에 되살아났다.

이 책은 8체질 대화록이다. 체질에 대해 선지식이 거의 없는 항간의 보통 사람과의 스스럼없는 수다요, 대화의 향연이다. 그래서 쉽게 쓰려고 젖 먹던 힘까지 다해 필사의 노력을 경주했다. 사람들의 이해를 극대화하기 위해 대화자도 '헤이연'이라는 중학생 수준의 평범한 청소년을 내세웠다. 평소 독서를 좀 심도 있게 한 경우라면, 심지어 초등학생이라 할지라도 그리 어렵지 않게 이해할 수 있을 것이다.

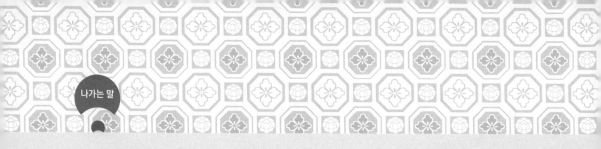

　이 책은 겉으로 보면 평범한 언어의 왕래 같지만, 사실은 그동안 피땀 흘려 쌓아온 나의 임상의 족적의 소리이다. 나의 환자들은 여기 헤이연이라는 소녀의 몸을 통해 극적으로 환생하였다. 그리하여 그들의 몸에 얽힌 희로와 애락을 숨김없이, 진실되게 내게 토로해 주었다. 독자들은 이 책을 통해 그동안 품어왔던 8체질에 대한 숱한 궁금증을 우리의 어린 친구 헤이연의 질문을 통해 대신 물어보고 대신 답을 구할 수 있을 것이다.

　나는 감히 자부한다. 이 책 하나에 8체질에 관한 모든 질문이 망라돼 있다! 체질에 대해 조금이라도 궁금함이 있는 사람이라면 당장 이 책을 집어라! 당신이 가진 질문이 이 책 한권에 다 들어있다!

　　　체질미담 끝

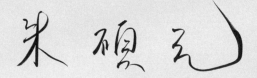